全国中医药高等教育中医儿科学专业规划教材

儿科急症医学

主　编

任献青　　陆国平

全国百佳图书出版单位

中国中医药出版社

·北京·

图书在版编目（CIP）数据

儿科急症医学／任献青，陆国平主编 . —北京：中国中医药出版社，2022.12（2023.4重印）

ISBN 978-7-5132-7828-7

Ⅰ.①儿…　Ⅱ.①任…　②陆…　Ⅲ.①小儿疾病—急性病—诊疗

Ⅳ.① R720.597

中国版本图书馆 CIP 数据核字（2022）第 175427 号

中国中医药出版社出版

北京经济技术开发区科创十三街 31 号院二区 8 号楼

邮政编码　100176

传真　010-64405721

保定市西城胶印有限公司印刷

各地新华书店经销

开本 889×1194　1/16　印张 15　字数 390 千字

2022 年 12 月第 1 版　2023 年 4 月第 2 次印刷

书号　ISBN 978 - 7 - 5132 - 7828 - 7

定价　58.00 元

网址　www.cptcm.com

服 务 热 线　010-64405510

购 书 热 线　010-89535836

维 权 打 假　010-64405753

微信服务号　zgzyycbs

微商城网址　https：//kdt.im/LIdUGr

官 方 微 博　http：//e.weibo.com/cptcm

天猫旗舰店网址　https：//zgzyycbs.tmall.com

如有印装质量问题请与本社出版部联系（010-64405510）

全国中医药高等教育中医儿科学专业规划教材

编审委员会

主　任

汪受传（南京中医药大学）

副主任

丁　樱（河南中医药大学）

熊　磊（云南中医药大学）

马　融（天津中医药大学）

委　员（以姓氏笔画为序）

王　茹（河北中医学院）

王孟清（湖南中医药大学）

王俊宏（北京中医药大学）

王雪峰（辽宁中医药大学）

艾　军（广西中医药大学）

任献青（河南中医药大学）

许　华（广州中医药大学）

孙丽平（长春中医药大学）

李新民（天津中医药大学）

杨　昆（成都中医药大学）

张　伟（黑龙江中医药大学）

张葆青（山东中医药大学）

赵　霞（南京中医药大学）

尚莉丽（安徽中医药大学）

姜之炎（上海中医药大学）

唐　彦（云南中医药大学）

彭　玉（贵州中医药大学）

翟文生（河南中医药大学）

全国中医药高等教育中医儿科学专业规划教材

《儿科急症医学》编委会

主 编

任献青（河南中医药大学）

陆国平（复旦大学附属儿科医院）

副 主 编

王 莹（上海交通大学医学院附属上海儿童医学中心）

许 峰（重庆医科大学附属儿童医院）

张喜莲（天津中医药大学）

彭 玉（贵州中医药大学）

编   委（以姓氏笔画为序）

甘 娜（广西中医药大学）

艾 斯（福建中医药大学）

田 君（河北中医学院）

史长松（河南省人民医院）

冯 刚（河南中医药大学）

戎 萍（天津中医药大学）

朱晓东（上海交通大学医学院附属新华医院）

刘 华（广州中医药大学）

刘玉清（北京中医药大学）

孙香娟（成都中医药大学）

杨子浩（浙江大学医学院附属儿童医院）

吴金勇（山东中医药大学）

冷 丽（贵州中医药大学）

张雪荣（湖北中医药大学）

张新光（上海中医药大学）

陈 扬（复旦大学附属儿科医院）

陈文霞（河南中医药大学）

陈玉燕（浙江中医药大学）

赵丽斯（北京中医药大学）

姜永红（上海中医药大学）

袁雪晶（南京中医药大学）

郭彦斌（安徽中医药大学）

黄　莉（广州市妇女儿童医疗中心）

蒋　锴（长春中医药大学）

学术秘书

冯　刚（河南中医药大学）

前　言

新中国中医药普通高等教育中医学专业自 1956 年以来，已经为中医药行业培养了大批人才。为了适应社会对儿科医生的迫切需求，教育部 2017 年起又陆续批准了一批中医药院校新设中医儿科学本科专业，同时有一些中医药院校自主设置了中医学专业中医儿科学方向。为了新设立中医儿科学专业本科人才培养的需要，2018 年 7 月在南京召开了全国相关中医药院校与中国中医药出版社联席会议，初步统一了中医儿科学专业培养方案。2019 年 3 月在郑州召开了第二次联席会议，就中医儿科学专业的专业课课程设置达成一致意见，确定开设《中医儿科学》《儿童保健学》《小儿推拿学》《儿科学》《儿科急症医学》五门课程，研究决定了教材编写分工，启动了教材编写工作。

中医儿科学专业的培养目标是：培养思想进步，品德优良，事业心强的中医儿科专门人才。系统掌握中西医基础理论、基本知识和基本技能，能应用中医学思维和手段熟练处理儿科临床问题，具有一定的科研、教学工作能力。具备熟练阅读本专业古文、外文资料的能力。具备现代信息技术应用技能。身心健康。

中医儿科学专业的专业课教材具有以下特色：

1. 切合本专业培养目标

教材以中医儿科学专业本科人才培养目标为导向，按照"政府指导，院校联办，出版社协办"的运作机制，结合以往培养中医儿科学各层次人才的经验，要求这一套全新的教材必须面向社会需求、切合中医儿科学本科人才的培养要求。本套教材要区别于中医学专业《中医儿科学》教材，在涵盖其基本学术内容的基础上，设置为五门专业课，扩大与中医儿科学专业相关知识的深度和广度，增强儿科临床动手能力的培养；同时区别于中医儿科学研究生教材，以中医儿科住院医师为要求，侧重打好比较扎实的临床基础。

2. 提高学生的专业素养

中医儿科医师作为一个服务于儿童特殊群体的专业工作者，有着较高的职业素养要求。本专业学生必须具备从事儿科医疗工作需要的中西医基础理论、基本知识和基本技能，还要接受人文、科学、职业素养教育，掌握开展儿科临床工作的基本能力。关注儿童健康成长是全社会的共识，儿科医师要以"幼吾幼，以及人之幼"的仁爱之心，体贴家长、关怀患病儿童。要学习和践行孙思邈"大医精诚"的医师道德、钱乙倾心服务基层儿童的榜样，热心、耐心、细心地做好患病儿童的诊治工作。

3. 打好扎实基础，提高专业技能

为了使中医儿科学专业的学生具有更扎实的专业基础和工作能力，开设了五门专业课程。《中医儿科学》培养学生以中医学思维和方法认识和处理儿科临床问题的能力，《儿童保健学》弘扬"治未病"思想要求学生系统掌握中医、西医儿童保健防病知识，《小儿推拿学》让学生学

习应用具有中医特色的推拿疗法防治儿科疾病，《儿科学》教授现代中医儿科临床医师必须掌握的西医儿科学知识，《儿科急症医学》培养学生初步具备处理儿科急症的能力。

4. 开阔学术视野，培养自学能力

在围绕本专业培养要求开设多门课程的基础上，拓宽学生的儿科知识范围，要求学生熟悉历代中医古籍对于儿科疾病防治的相关论述、了解现代中医儿科学术进展、掌握采用中西医两套手段处理儿科临床问题的能力，开阔学生的学术视野，成为一名适应时代发展需要的儿科临床医师。同时，提出儿科临床问题，培养学生获取和更新知识的意识、自主学习和终身学习的能力，为将来的事业发展打下良好的基础。

中医儿科学专业教材编写以国内中医药院校长期从事中医儿科学教学经验丰富的专家组成团队，得到中西医结合、西医儿科专家的大力协同，历经一年多的砥砺研讨，教材的编写思路日渐成熟、方法不断完善，教材陆续出版，适应了本专业教学的迫切需要。但是，因新专业、新教材编写提出的新问题还需要时间来求得更完满的解决，所以，迫切希望各院校在教材使用过程中继续探索、提出意见，以便使本套教材在修订时质量得到进一步的提升。

全国中医药高等教育中医儿科学专业规划教材编审委员会

2021 年 1 月

编写说明

我国现代中医药高等教育体系经过半个多世纪的建设，已经取得了卓越的成绩，为中医药的医教研等培育了大量的人才。作为国家和社会未来希望的儿童，他们的卫生健康需求也是美好生活的重要组成部分，因此，为了满足儿童的卫生健康需求，同时也为了继续适应我国 21 世纪高等医学教育改革和发展的需求，国家批准设立了中医儿科专业，部分中医药院校已率先成立了儿科医学院，使得中医儿科学专业的发展更上一层楼。

中医药院校多年来缺乏专门的儿科急症教材，中医药院校医学生对于儿科急症的识别、处理及预后判断等方面的知识较为欠缺。为了弥补这一不足，中国中医药出版社决定组织编撰《儿科急症医学》教材，以供全国高等中医药院校使用。

依据国家相关政策和临床实际需求，本教材内容参考了对学生西医学及中医学急症知识的培养要求、国家医师资格考试大纲的部分要求，并在其中增加了中医药在儿科临床急症医学中的应用。

本教材共分为五章。第一章概述中简要介绍了我国儿科急症医学的发展历程、儿科急诊的特点及病种特点、病情危重分级、人员及相关配备、儿科重症监护的基本特点等；第二章儿童急症常见症状与体征中，对儿科急诊临床常见的疾病症状及体征进行了详细阐述；第三章主要介绍儿科常见的急危重症及救治；第四章主要介绍儿科常见的各种意外及救治；第五章介绍了临床常用的诊疗技术及部分中医药治疗项目。其中多数章节由西医专家和中医专家合作撰写。

本教材的特点主要在内容和形式上体现出"精、新、实、简"。在形式上以症状、疾病和急诊技术为主。除了西医学的急症医学处理之外，又添加了中医学诊疗技术在儿科急症医学中的应用。同时，在内容编排方面，对于本专业其他教材，如《中医儿科学》《儿科学》等中重复的内容不再赘述，相关内容可参照相关教材的内容。由于供中医儿科学专业应用的《儿科急症医学》没有成熟的教材可供参考，因此本教材具有极高的创新性。

本教材的编写分工如下：第一章由陆国平、任献青编写；第二章由张喜莲、陈扬、赵丽斯、陈玉燕、黄莉、刘华、张雪荣、杨子浩、袁雪晶、艾斯、戎萍撰写；第三章由王莹、冯刚、甘娜、陆国平、刘玉清、陈扬、陈文霞、姜永红、黄莉、蒋锴、冷丽、许峰、郭彦斌、杨子浩、孙香娟、田君、张新光、吴金勇撰写；第四章由史长松、田君、朱晓东、张新光、吴金勇、刘玉清、郭彦斌、戎萍、彭玉、黄莉、杨子浩、陈玉燕、陈文霞撰写；第五章由陆国平、王莹、冷丽、赵丽斯撰写。

本教材编写过程历经两年余，凝聚了数十名中西医儿科急症专家的心血、经验与智慧，希望本教材的出版不仅能够帮助中医儿科学专业医学生提高对儿科急症医学的认识，同时也能够作为参考书使从事儿科急症医学的临床医师在临床工作中获益。望应用本教材的同道提出宝贵的意见，以便再版时修订提高。

《儿科急症医学》编委会

2022 年 5 月

目 录

第一章 概 述

第一节 儿科急症概述

急症医学是一门新兴的跨专业学科，其发展适应了医学发展规律和社会的需求，从开始建立就受到全社会的关注，并得以迅速发展，使危重患者的抢救成功率得到了明显提高。

我国急症医学的发展时间还比较短，1974 年天津第一中心医院率先建立了急性三衰（心、肺、肾）抢救研究室，创建了我国的第一个 ICU 监护病房，并举办了全国危重病急救学术会议。1987 年我国正式批准成立中华医学会急诊分会。1984 年，在联合国儿童基金会提供物质条件和培训技术人才的资助下，我国首次建立了一批儿童急救中心，为我国儿童急诊事业发展起到了积极的作用。1988 年中华医学会急诊分会儿科学组成立，1993 年中华医学会儿科分会急救学组成立，并定期举办全国性的小儿急诊学术会议，对普及儿科急诊专业知识、开展学术活动、沟通急救信息，起到了积极有益的推动作用。

急症医学由现场急救、院内急诊和急诊监护病房三大部分组成，实践证明，这三大部分必须紧密配合，构成统一的整体，才能发挥巨大的抢救效能。急诊科或急诊中心处于医院抢救的第一线，危重患者到达医院急诊科或急诊中心进行救治之前，多数已在现场进行了初步的抢救和转运过程中的救护，即院前急救，这一环节处理是否及时恰当，直接影响了抢救的成功率。急诊科对一些危重症患者进行重要生命器官功能快速稳定；配备有急诊监护室（儿童可为重症医学科），可进行后期的器官功能支持等，三者可合称为急诊医疗服务体系（emergency medical service system，EMSS）。只有在完备体系的配合下，抢救成功率才能得到保障。因此，组成这一体系的各个部分，都是构成整个急救系统的重要环节，必须配套齐全、紧密协作，共同发挥其应急性、机动性和协调性的作用。

第二节 儿科急诊的特点

儿科急诊的特点是起病急、变化快、病死率高，而患儿又常常不能自诉疾病的症状，可能延误救治，错失抢救时机，可造成严重后果或者难以治愈的后遗症。如果抢救及时、处理得当，可争得救治时间，降低病死率和减少后遗症的发生。

一、儿科急诊常见疾病谱

儿科急诊的主要诊疗范围，不同年龄阶段的儿童发生危重症的病因有所不同。主要包括以下几项：①心跳呼吸骤停或严重呼吸循环衰竭。②急性呼吸急促、呼吸困难或呼吸窘迫，包括严重喘息、哮喘急性发作。③各种原因引起的急性循环功能不全如休克、急性心律失常。④各种原因引起的脑损伤如惊厥、意识障碍、急性偏瘫或昏迷。⑤严重呕吐、腹泻、腹痛、急性消化道出血。⑥急性中毒、溺水、窒息、创伤等各种意外伤害。⑦严重内环境紊乱。⑧急性新生儿疾病及早产儿。⑨高热（腋温≥39℃，肛表温度≥39.5℃）或低体温（肛温<36℃）。⑩其他需要急诊救治或监护的疾病或症状，包括不明原因来院死亡、儿童猝死等。⑪外院转诊过来的危重患儿。

二、预检分诊

1. 急诊预检分诊目的　目的是合理安排医疗人力和物力资源，检出危重患儿。依据患者的症状和体征，区分病情的轻重、缓急及所属专科，按照分诊系统，初步诊断、安排救治的过程。儿科急诊室拥堵现象较为常见，有研究显示，大部分急诊就诊的患儿仅有20%属于急诊诊疗范围，其余属于"非急诊"，非急诊患儿严重占用公共医疗资源，影响其他急诊患儿的救治。因此如何依据不同的疾病进行分诊分流，是急诊工作的一个重要环节。

2. 预检分诊体系　国际、国内依据急诊患者病情的严重程度有过三级、四级和五级分诊方法，以决定患者就诊及处置的优先次序。我国曾经推广应用"三区四级"预检分诊制。三区是指：红区：抢救监护区，适用于1级（濒危）和2级（危重）患者，快速评估和初始化稳定；黄区：密切观察诊疗区，适用于3级（急症）患者，原则上按照时间顺序处置患者，当出现病情变化或分诊护士认为有必要时可考虑提前就诊，病情恶化的患者应被立即送入红区；绿区：即4级（非急症）患者诊疗区；并设定了患者四级病例生命指标分级标准。国际上也有很多预检分诊方案如加拿大方案、美国方案、曼彻斯特方案等，有三级、四级、五级分法；目前比较被国内接受的是加拿大五级分诊制：加拿大急诊分诊量表（the canadian triage and acuity scale, CTAS），分为濒危、危重、急症、非急症、普通。儿童预检分诊所采用的指标包括各系统危重指标如反应性、肌张力、面色/肤色、体温、气道开放、呼吸、呼吸/心率、呼吸力度及空气进入情况、血压、毛细血管再充盈等。

第三节　儿科急诊科的基本要求

一、儿科急诊科的空间与硬件配置

急诊工作的三个环节包括快速急救稳定、转运、住院进一步治疗。急诊室承担快速抢救，待儿童病情允许后再转病房和重症监护室，继续进行诊断和治疗。急诊科空间设置可依据各个医院具体情况制定，一般来说包含以下部门。

1. 急诊预检分诊处　目的在于筛检出危重患儿，限制非急诊就诊，确保急危重患儿得到及时救治，同时防止传染病患儿误入急诊室就诊；预检岗位一般由工作 3 年以上有丰富急重症救治临床经验的护理人员担任。

2. 急诊抢救室 用于抢救危急重症患儿。应尽量靠近楼宇入口，有鲜明的提醒标志，并接近检验科室、药房、收费处等辅助科室。急诊室内要求面积充足，应设药品柜、器械柜、急救器械、耗材与药品，除有明显标签外，各种急救物品应位置固定、方便取出，以保证随时可用；同时应配备墙式氧气、空气和真空吸引器、插管包、复苏器、呼吸机、洗胃机、心电图机、除颤仪、输液泵、心电监护等医疗设备；有条件的单位应该配置床旁即时检验仪器（point of care testing，POCT）检测条件、便携式超声、床旁血气分析和移动 X 光机等。

3. 急诊诊室 除了可接诊急诊患儿外，每一诊室最好均配置氧源和负压吸引装置，实行一人一诊室，并配置符合要求的院感消毒物品。

4. 急诊留观室或 / 和急诊病房或 / 和急诊 ICU（EICU） 为防止病情恶化或突然变化，需留急诊观察室继续观察同时给予必要的治疗。对不符合住院条件，但依据病情尚需要急诊观察和治疗的患者，可留急诊留观室进行观察。留观时间三级医院一般不超过 72 小时。遇到专科性较强的患者治疗时，急诊医师应依据情况，与专科联系，及时转至专科进行治疗。

5. 急诊治疗室和清创室 可依据情况配置，进行：①腰穿、骨穿、胸穿、灌肠、导尿、十二指肠引流、取咽拭子等标本的采集。②外科的扩创、缝合、穿刺、切开排脓等治疗。治疗室应严格划分清洁区、污染区，并有治疗准备室，做准备输液和灭菌、放置治疗器械用。

6. 其他 条件较好的单位应该配置附属于急诊的独立药房、财务、检验和放射部门；并设有医护休息室、杂物间、卫生间、洗浴间等。

急诊应该对急诊抢救、急诊诊疗和普通患者实行物理分区诊疗（三区分开），设立早期预警评分（pediatric early warning score，PEWS）；对创伤病例也要依据规定实行四区分开（红色为濒危、黄色为危重、蓝色为一般和黑色为死亡），并实行儿童创伤评分（pediatric trauma score，PTS）。

二、儿科急诊科的人员配置

儿科急诊科应当依据每日就诊人次、病种和急诊科医疗和教学功能等配备医务人员。急诊科应当配备足够数量、受过专门训练、掌握基本医学的三基、具备独立工作能力的医护人员。

1. 急诊科医师 急诊科需有固定的急诊医师，原则上不少于在岗医师的 75%，医师梯队结构合理。除正在接受住院医师规范化培训的医师外，急诊医师当具有 3 年以上的临床工作经验，具备独立处理常见急症病证的基本能力，熟练掌握心肺复苏、气管插管、动静脉穿刺、心脏电复律、无创 / 有创呼吸机、血液净化及创伤急救等基本技能，拥有急救技能基础生命支持和高级生命支持技术证书，并定期接受再培训，间隔时间原则上不超过两年。

2. 急诊科主任 三级综合医院急诊科主任，应由具备急诊医学副主任医师及以上专业技术职称任职资格的医师担任。二级综合医院的急诊科主任应当由具有急诊医学中级及以上专业技术职称任职资格的医师承担。急诊科主任负责本科的医疗、教学、科研和行政管理工作，是急诊科诊疗质量、患者安全管理、医德医风和学科建设的第一负责人。

3. 急诊科护士 急诊科应当有固定的急诊护士，不少于在岗护士的 75%，护士结构梯队合理。急诊护士应当具有 3 年以上临床护理工作经验，规范化培训合格，掌握急诊危重症患者的急救护理技术、常见急救操作技术的配合，以及急诊护理工作内涵与流程并定期接受急救技能的培训，培训间隔时间原则上不超过两年。

4. 急诊科护士长　三级综合医院急诊科护士长，应当由具备主管护师及以上任职资格和两年以上急诊临床护理工作经验的护士承担。二级综合医院的急诊科护士长，应当由具备护士以上的任职资格和一年以上急诊临床护理工作经验的护士承担。护士长负责本科的护理管理工作，也是本科护理质量的第一负责人。

5. 资质要求　儿科急诊医师必须取得《医师资格证书》并注册，二级医院儿科急诊医师须具备执业助理医师资格，其执业范围为儿科方可执业。护士必须取得护士执业证书，方可执业。

6. 人员安排　儿科急诊为急诊患儿服务，实施24小时接诊制，承担来院儿科急诊患儿的紧急诊疗服务。医护人员配备必须充足，结构合理，依据就诊人数安排好医护人员。危重患儿抢救应由高年资主治医师及以上的儿科医师现场主持抢救工作，负责患儿转运工作，保证医疗安全。

7. 其他人员　依据各医院的实际情况配置适当数量的保洁人员、护理人员、保安人员等，有条件者可设置社会工作者。

三、儿科急诊科医护人员的技术要求

急诊科医师应掌握的基本技能和技术：①独立处理各种急症（包括高热、心跳呼吸骤停、胸痛、呼吸困难、咯血、休克、急腹症、消化道大出血、黄疸、血尿、抽搐、晕厥、头痛等）的初步诊断和处理原则；②掌握下列心脏疾病和心律失常心电图诊断：心室颤动、宽QRS、心动过速、房室传导阻滞、严重的心动过缓等；③掌握创伤的初步诊断处理原则和基本技能；④掌握急性中毒的诊断和救治原则；⑤掌握暂时未明确诊断的急危重症抢救治疗技能；⑥掌握心肺脑复苏术、气道开放技术、电除颤、动静脉穿刺置管术、胸腹腔穿刺术、腰椎穿刺术等操作；⑦熟练使用呼吸机、多种生理监护仪等仪器及快速床边检验技术如血糖、血气快速检测和分析等。

急诊科护士应掌握的基本技术：①掌握急诊护理工作流程、急诊分诊；②掌握急诊科院内感染预防和控制原则；③掌握常见急危重症的急救护理；④掌握创伤患儿的急救护理；⑤掌握急危重症患儿的监护技术和急救护理操作技术；⑥掌握急诊各种抢救设备、物品及药物的应用和管理；⑦掌握急症患儿心理护理要点及沟通技巧；⑧掌握突发事件和群伤事件的急诊急救及配合协调和管理。

四、儿科急诊科的功能要求

1. 急诊功能　诊治急危重症疾病是急诊科的主要功能。临床学科的分类虽以解剖学为基础，如呼吸系统、心血管系统等，但患儿在就诊时，往往是以症状的急缓、病情的轻重为依据的，故各系统的急危重症如休克、急性呼吸困难、多器官功能衰竭等就相对集中在急诊科。此外，不能明确属于某系统的疾病或综合征如急性中毒、窒息、异物、创伤等意外伤害的患儿，也多在急诊科诊治。急诊科的急诊功能要求急诊科医护人员具备及时诊治各科急危重症和应付突发事件的能力。

2. 急诊科制度　应该严格建立相关制度，如新生儿就诊流程，异物吸入处置流程，上气道梗阻处置流程，心衰、心肺复苏等相关处置流程；同时执行首诊负责制、预检分诊制、单病例抢救流程、群发病例抢救流程、院内转运流程、重要专科会诊流程（接紧急会诊呼叫后 5 ～ 10 分钟达到）等；检验科、放射科、超声、麻醉、心电图等辅助科室应随叫随到。

3. 培训制度　建立培训制度，尤其是实践操作技术、现场急救能力等岗位适任力培训，提高快速应急能力。急诊科医护必须获得美国心脏协会的基础生命支持（basic life support，BLS）证书，医生必须同时获得儿童高级生命支持（pediatric advanced life support，PALS）证书，有条件单位应该获得儿童创伤生命支持（pediatric trauma life support，PTLS）证书，并开展日常模拟培训。

第四节　儿科急诊日常工作

一、急诊工作量

儿科急诊是整个急诊医学中的一个重要组成部分。在我国的综合医院中，儿科急诊数量占全院急诊总量的 18.5%；在儿童专科医院中急诊量常占全院门诊量的 11.64% ～ 15.5%。面对如此繁重的基本任务，既要及时有效地完成诊治工作，又要提高抢救成功率，就必须各部门紧密配合、相互协作，以及具备必要的设备条件、技术力量和管理水平，才能完成这一艰巨的任务。患儿能否在急诊就诊常依据临床表现特点或家属文化程度而定；不少符合急诊条件的患儿由于各种因素的影响，常常混杂在普通门诊就诊患儿群中；由于多种因素的影响，当前我国儿童医疗机构或部门中普遍存在门诊工作超负荷运转现象，门诊量常处于饱和状态，因此造成候诊时间长，以致有急诊需求的儿童未能得到及时诊治，这些问题应引起高度重视。如何建立健全的分诊制度，把需要急诊抢救的危重患儿从普通候诊人群中分诊出来，及时予以急诊诊治，是提高抢救质量、避免不幸事例发生的重要措施。儿科急诊工作量大、急诊患儿往往病情危重、变化快，处理操作比较多，对医护人员压力大，家长过于焦虑、要求过急，因此急诊科不仅是全院最繁忙的科室，也是医患矛盾最集中的地方，同时也是医疗纠纷的多发区及社会和媒体的关注焦点。针对这些特点，做好儿科急诊工作，需尽快解决上述问题。

二、儿科急诊的高峰期

儿科急诊的高峰期常与疾病的流行发病季节相一致，全国各地因为地理环境和温度差异而有所不同，一般来说冬季和夏季是急诊就诊人数最多的季节。在一日之中，一般规律与门诊的高峰时间一致。普通门诊停诊时间如中午和晚上，也会有大量的患儿集中到急诊进行就诊。因此高峰时期，适当安排急诊人员、保持值班人员精力充沛，才能使危重患儿能够得到及时的救治和处理，完成急诊抢救任务。急诊医生应该明确急诊科是为急诊危重患儿服务而设置，不能因为普通诊疗而影响急诊患儿的救治。

第二章　儿童急症常见症状与体征

第一节　发　热

发热是指体温升高超过正常体温波动的上限，是儿科最常见的临床症状之一，可出现于多种疾病中。正常体温受昼夜变化、环境温度、性别、年龄、情绪和进食等多种因素的影响而有所波动。体温的测定肛温最高，口腔温度（舌下）次之，腋温最低，肛温比口温高约 0.3℃，口温比腋温高约 0.2℃。肛温最能反映体内温度，但腋温测量更易被接受。小儿正常体温为肛温 36.5～37.5℃或腋温 36～37℃，若肛温≥38.0℃或腋温≥37.5℃，可定义为发热。

本病在中医学也称为发热，由于疾病不同，病因病机有异，小儿发热应依据原发病辨病辨证治疗。虽然小儿体温的升高与疾病的严重程度不一定成正比，但体温过高或持续发热，易见痉、厥、闭、脱等危重症，需及时对症救治。

一、病因与发病机制

（一）西医病因与发病机制

1. 西医病因　引起发热的原因很多，按有无病原体侵入分为感染性发热和非感染性发热两大类，临床以感染性发热最常见。

（1）感染性发热　可由细菌、病毒、支原体、真菌、衣原体、立克次体、螺旋体、寄生虫等微生物感染所致。从感染部位来说，呼吸系统感染占首位，其次为肠道感染、泌尿系感染、中枢神经系感染等，全身性感染也不少见。

（2）非感染性发热　由病原体感染以外的其他病因引起，包括风湿和变态反应性疾病、无菌性坏死物质吸收、产热过多或散热减少、体温调节中枢功能失常、自主神经功能紊乱、肿瘤等。

2. 发病机制　下丘脑体温调节中枢功能障碍，产热过多或散热减少引起发热。依据机制不同分为致热原性发热和非致热原性发热。

（1）致热原性发热　是临床最常见的发热机制。各种病原体及其代谢产物（如脂多糖或毒素等）、抗原抗体复合物、某些类固醇物质、疫苗等致热物质所致，称为外源性致热原，并可诱导宿主细胞（包括巨噬细胞、淋巴细胞、上皮细胞等）产生内源性致热原（如白介素、肿瘤坏死因子和干扰素），通过调高下丘脑体温中枢的调定点引起发热。

（2）非致热原性发热　①产热过多：可引起发热，如剧烈运动、惊厥持续状态、哭闹等，甲状腺功能亢进等代谢增高，均可引起长期低热；②散热障碍：广泛性皮炎、烧伤、外胚层发育不良致汗腺缺乏，环境温度、湿度过高（如中暑），小婴儿衣被过厚致"捂热综合征"等；③体温调节功能障碍：见于下丘脑体温调节中枢受累，如大脑发育不全、脑性瘫痪、颅脑损伤、出血等，高钠血症、新生儿脱水热、安眠药中毒、暑热症等，这类发热有时可达超高热程度，退热药常无效。

（二）中医病因病机

发热病因主要包括外感和内伤两方面。外感发热是由六淫及疫疠之邪，由口鼻、皮毛而入，侵犯肺卫，束于肌表，郁于腠理，正邪交争，而致发热；因感邪的性质不同，又有风寒、风热、暑湿、疫疠等区别。内伤发热是以内伤为病因，由脏腑功能失调，气血阴阳失衡而致，病机复杂，以虚实为纲，实证可见于热盛、湿热、食积、气郁、血瘀等，虚证有气虚、阴虚、血虚、阳虚等。

由于小儿为"稚阴稚阳"之体，且具有"发病容易、传变迅速"的病理特点，因此外感发热可以转化为里实热证；邪热炽盛易耗气伤阴，实热证亦可转化为虚热证；另小儿心常有余、肝常有余，邪热炽盛可热扰心肝或内陷心肝，蒙蔽清窍，引动肝风，发生神昏、抽搐等危重症。

二、临床诊断

1. 病史　收集患儿年龄、性别、居住区域、发病季节、感染接触史、预防接种史等流行病学资料；特别注意患儿早期、不典型或隐匿发展的可能感染史，并具体了解抗生素和肾上腺皮质激素使用等治疗情况。

2. 发热的特征

（1）**发热程度**　按体温高低（腋温）分为：①低热（37.5～38.0℃）；②中度发热（38.1～38.9℃）；③高热（39.0～41.0℃）；④超高热（41.0℃以上）。

（2）**发热时间**　①短期发热：发热＜2周，多伴局部症状和体征；②长期发热：发热≥2周，有些可无明显症状、体征，此时需辅助检查协助诊断；③原因不明发热：发热持续或间歇超过3周，经常规检查尚不能确诊者；④慢性低热：低热持续1个月以上。

（3）**常见热型**　①稽留热：体温恒定维持在39～40℃以上，24小时内体温波动一般不超过1℃，多见于伤寒、大叶性肺炎等；②弛张热：体温常在39℃以上，24小时波动在2℃以上，但都在正常水平以上，多见于败血症、重症肺炎、川崎病、风湿热等；③间歇热：体温骤升达高峰后持续数小时，又迅速降至正常水平，无热期（间歇期）可持续1天至数天，如此高热期与无热期反复交替出现，多见于疟疾、急性肾盂肾炎等；④波状热：体温逐渐上升至39℃以上，数天后又逐渐下降至正常范围，如此反复多次，见于布氏杆菌病、淋巴瘤、周期热等；⑤不规则发热：热型无一定规律，热度高低不等，持续时间不等，见于流行性感冒、肺结核、脓毒败血症、癌症等。小儿疾病的热型不如成人典型，若疾病初期应用退热药物和/或抗生素和/或肾上腺皮质激素，也会影响热型，使症状不典型，鉴别诊断困难。

3. 发热伴随症状和体征

（1）**呼吸道症状**　发热伴流涕、咽痛、咳嗽、咳痰、呼吸困难等症状者常见于呼吸道感染，应注意区分上下呼吸道感染；同时警惕呼吸道传染病或某些早期表现为上呼吸道感染的系统疾病。

（2）**消化道症状**　发热伴恶心、呕吐、腹痛、腹泻等症状者，常见于消化系统疾病，应注意鉴别急性腹膜炎、胆道感染、急性胰腺炎和阑尾炎等疾病；伴腹泻者应鉴别感染性肠炎和非感染性肠炎；此外，需注意全身性疾病和肠外感染。

（3）循环系统症状　发热伴心脏器质性杂音者可见于心内膜炎；伴呼吸困难、心包摩擦音或心包积液征，可见于心包炎；伴心率异常增快、第一心音减弱、各种心律失常、奔马律或心脏增大时，提示心肌炎的可能。

（4）泌尿系症状　发热伴尿路刺激征或脓尿多为尿路感染；伴血尿、肾区疼痛或腹痛者，应考虑尿路结石并发感染可能；伴剧烈腰痛、排尿困难、大量脓尿或血尿、蛋白尿、氮质血症时，应高度怀疑肾乳头坏死或肾盂肾炎。

（5）神经系统症状　发热伴头痛、喷射性呕吐、惊厥、昏迷等，可见于中枢神经系统感染；一般先发热后昏迷常见于流行性脑膜炎、流行性乙型脑炎等，先昏迷后发热者则多见于巴比妥类药物中毒和颅内出血等。

（6）皮疹等　发热伴皮疹可见于麻疹、幼儿急疹（一般热退出疹）、水痘、风疹、手足口病、猩红热、药物热、败血症、川崎病等；发热伴腮腺肿大常见于腮腺炎。

（7）肝脾淋巴结肿大　发热伴肝脾及淋巴结肿大可见于白血病、传染性单核细胞增多症、重症感染、恶性肿瘤等。

4.辅助检查

（1）常规检查　包括血、尿和大便常规、C反应蛋白及胸部X线片等。

（2）其他检查　结合详尽的病史、体格检查和一般实验室检查资料进行综合分析，提出可能的诊断，选择相关的特殊检查。包括各种标本的病原检查，如血涂片、细菌培养、聚合酶链式反应（PCR）及宏基因组测序等；其他如血沉、脑脊液、胸腔腹腔穿刺液、心包穿刺液的检查、骨髓检查、血清特异性抗原或抗体检测，血清抗链球菌溶血素"O"、类风湿因子、肥达反应、甲胎蛋白、肝肾功能、抗核抗体测定、结核菌素试验、活体组织等检查；心电图、超声波、CT、内镜等检查；必要时需要检测患儿免疫功能、基因等。

三、治疗

（一）西医治疗

对于发热患儿可适当降温，退热的目的是为了降低患儿因发热引起的不适，同时对发热患儿应积极寻找病因，针对病因采取相应治疗措施。

1.降温治疗

（1）物理降温　包括直接和间接降温法。直接降温如冷生理盐水灌肠、乙醇擦浴、冰袋冷敷及减少穿着衣物等；间接降温法如降低室内温度等。由于部分物理降温措施会降低发热儿童的舒适度，2016年的《中国0至5岁儿童病因不明急性发热诊断和处理若干问题循证指南》中"不推荐使用温水擦浴退热，更不推荐冰水或乙醇擦浴方法退热"。

（2）药物降温　≥2月龄，肛温≥39.0℃（口温38.5℃，腋温38.2℃），或因发热出现不舒适、精神萎靡的患儿，推荐口服对乙酰氨基酚，剂量为每次10～15mg/kg，两次用药最短间隔时间为6小时。≥6月龄患儿，也可使用布洛芬，布洛芬剂量为每次5～10mg/kg，两次用药最短间隔6～8小时。

2.病因治疗　应根据不同病因采取相应的治疗措施。若患儿持续高热病因不明时，应密切

观察症状和体征变化及有无新的病证出现，观察过程中一般不用退热剂，尤其不应将肾上腺皮质激素作为常规退热剂使用，以免掩盖症状，给诊断造成困难。

（二）中医治疗

患儿发热尤其高热为儿科急症，治疗应及时退热治标为先，辨病辨证治本为后。因本证易于传变，可中西结合、针药结合、内外结合治疗。

1. 实证

（1）风寒发热证、风热发热证、暑湿发热证、疫疠发热证、食积发热证等

可参照《中医儿科学》感冒风寒、风热、暑邪、时疫及夹滞等证型诊治。

（2）温热炽盛证

临床症状：高热，头痛，面赤气粗，大汗出，烦渴，神昏谵语，斑疹隐隐，舌质红或绛，苔黄，脉洪大，指纹紫滞。

治法：清气凉营。

方药：清瘟败毒饮加减。

常用药物：水牛角、黄芩、黄连、连翘、生石膏、生地黄、知母、赤芍、玄参、淡竹叶、栀子、牡丹皮、桔梗等。

（3）阳明腑实证

临床症状：多见高热，日晡潮热，面赤汗出，烦躁口渴，腹胀拒按，便秘，舌红，苔黄燥，脉沉实或滑数，指纹紫滞。

治法：清气泄热通腑。

方药：白虎汤合大承气汤加减。

常用药物：生石膏、知母、大黄、芒硝、厚朴、枳实、甘草等。

（4）邪郁少阳证

临床症状：寒热往来，胸胁苦满，心烦喜呕，不思饮食，口苦咽干，目眩，舌边红，苔薄白，脉弦数，指纹紫。

治法：疏解少阳。

方药：小柴胡汤加减。

常用药物：柴胡、黄芩、人参、半夏、生姜、大枣、甘草等。

2. 虚证

（1）气虚发热证

临床症状：长期低热，或热势忽高忽低，劳累则甚，体倦乏力，少气懒言，纳呆，便溏，舌淡，苔薄白，脉细弱，指纹淡。

治法：益气健脾。

方药：补中益气汤加减。

常用药物：黄芪、党参、白术、当归、陈皮、升麻、柴胡、生姜、大枣、甘草等。

（2）阴虚发热证

临床症状：长期低热，午后潮热或夜间发热，手足心热，烦躁，盗汗，口干咽燥，舌红，少苔或无苔，脉细数。

治法：滋阴清热。

方药：青蒿鳖甲汤加减。

常用药物：青蒿、鳖甲、知母、生地黄、牡丹皮、沙参、麦冬、连翘等。

第二节　昏　迷

昏迷（coma）是由于各种原因导致觉醒状态严重抑制和意识严重缺失，临床表现为一种不能被唤醒的睡眠样状态，可从睁眼、语言和动作的应答反应进行评价。昏迷是最严重的、持续性的意识障碍，也是脑功能衰竭的主要表现之一。昏迷往往是疾病严重的表现，甚至可危及生命。有报道提示 16 岁以下儿童昏迷的发病率为 30.8/10 万，依据不同的病因，死亡率从 3%～84% 不等，总死亡率为 46%。

中医学认为，昏迷是以神志不清为特征的一种危重证候。本病在历代文献中又常称作"神昏""昏瞆""昏冒""昏蒙""昏厥"等，对其常用的描述有昏迷不醒、神昏谵语、猝倒不省、暴仆、神志如蒙、奄奄忽忽、其状如尸等。

一、病因与发病机制

（一）西医病因与发病机制

1. 西医病因　引起昏迷的病因可分为颅内病变和全身性疾病两大类。

（1）颅内病变　中枢神经系统病变是导致昏迷的主要原因。常见中枢神经系统感染、急性播散性脑脊髓炎、颅脑外伤、颅内出血、颅内肿瘤、脑梗死、脑部变性疾病、脑积水等。

（2）全身性疾病　①急性重症感染：中毒性细菌性痢疾、伤寒、疟疾、脓毒症、重症肺炎等合并脓毒症相关性脑病；②严重缺氧：各类窒息、休克、阿-斯综合征、心肺复苏后、高原性缺氧等引起缺氧缺血性脑病；③内分泌代谢性疾病：代谢性脑病、瑞氏综合征、糖尿病酮症酸中毒、肝性脑病、尿毒症脑病、甲状腺危象、肾上腺皮质危象，严重水电解质酸碱平衡紊乱如低钠血症、高钠血症、严重酸中毒等；④中毒：有机磷等农药中毒，鼠药中毒，药物中毒如镇静镇痛药、麻醉剂、催眠药、抗精神病药物、苯乙哌啶、降糖药等中毒，一氧化碳中毒，酒精中毒等；⑤物理因素：脑外伤、触电、热射病等；⑥其他：高血压脑病、系统红斑狼疮脑病、血栓性血小板减少性紫癜、癫痫持续状态等。

2. 发病机制　脑干上行网状激动系统、丘脑弥散投射系统和大脑皮质的功能障碍是导致昏迷的解剖基础。双侧大脑半球广泛损伤或引起广泛神经元活性降低的损伤均可使意识障碍或丧失；颅内、外病变累及上行网状激活系统的任一环节，均可引起意识障碍，甚至昏迷。引起广泛降低神经元活性的损伤包括代谢障碍和紊乱，使脑新陈代谢的底物耗竭、损害神经元细胞的稳定性或干扰神经元兴奋性。如果单侧大脑病变挤压或损伤对侧结构大脑或脑干结构，也可引起昏迷。

（二）中医病因病机

中医学认为昏迷是因心脑受邪，窍络不通，神明被蒙，以神志不清、呼之不应、昏不知人，甚者对外界刺激毫无反应为主要临床特征，可发生于多种疾病中，如中风、鼓胀、癃闭、时疫温病、厥证、痛证、中暑、中毒、消渴、肺胀、疫毒痢等病的危重阶段。

二、临床诊断

（一）诊断

1.病史 对于昏迷的病史采集非常重要，包括：①急性/慢性起病；②症状：昏迷、呕吐、惊厥、头疼、视物模糊；③系统性疾病；④系统外疾病：外伤、中毒、感染；⑤环境；⑥既往史。

2.临床表现 昏迷主要表现为意识清晰度极度降低，对内外刺激反应减退，严重者生命体征发生改变。

3.昏迷分级 一般通过睁眼、语言、运动的反应，联合神经反射来综合判断。

（1）浅昏迷 睁眼反应消失或偶呈半闭合状态，语言丧失，罕见自发运动，对各种刺激无反应，但强烈的疼痛刺激可见痛苦表情、呻吟或肢体的防御反射或呼吸增快。脑干反射如吞咽反射、咳嗽反射、角膜反射及瞳孔对光反射仍然存在，眼脑反射也可存在。生命体征一般无明显改变，可有大小便潴留或失禁。

（2）中度昏迷 睁眼、语言和自发运动均已消失，对外界刺激均无反应，对强烈的疼痛刺激或可出现防御反射。眼球无运动、角膜反射减弱、瞳孔对光反射迟钝。呼吸减慢或增快，可见周期性呼吸、过度换气等中枢性呼吸衰竭；脉搏、血压也有改变；伴或不伴四肢强直性伸展和角弓反张（去皮质强直）；大小便潴留或失禁。

（3）深昏迷 全身肌肉松弛，对强烈疼痛刺激物无反应。眼球固定，瞳孔显著扩大，瞳孔对光反射、角膜反射、眼前庭反射、吞咽反射、咳嗽反射等全部消失。呼吸不规则、血压或下降，大小便失禁、偶可潴留。

（4）脑死亡 无反应性深昏迷，无自主呼吸，需机械通气维持；双侧瞳孔散大固定，脑干反射消失，呼吸激发试验阳性，并伴有体温、血压下降，脑电静息，脑血管造影不显影等。全脑功能已不能恢复，属于生物学死亡。

4.昏迷评估量表 儿童改良 Glasgow 昏迷评分量表（表 2-1）是最常用的昏迷评估量表，最高分 15 分，13～14 分提示轻度脑功能损害，9～12 分提示中度脑功能损害，8 分及以下提示重度脑功能损害。AVPU 量表（表 2-2）是一种更为简便的评估方法，可以在急诊对儿童意识状态进行快速评估。

表 2-1 儿童改良 Glasgow 昏迷评分

睁眼		
分数	0～1 岁	＞1 岁
4	自主睁眼	自主睁眼
3	呼唤时睁眼	语言命令时睁眼
2	疼痛时睁眼	疼痛时睁眼
1	无反应	无反应

续表

最佳运动反应		
分数	0～1岁	＞1岁
6	–	服从命令
5	局部疼痛反应	局部疼痛反应
4	屈曲回缩反应	屈曲回缩反应
3	去皮质反应	去皮质反应
2	去脑反应	去脑反应
1	无反应	无反应

最佳语言反应			
分数	0～2岁	2～5岁	＞5岁
5	适当哭吵、微笑	言语清楚恰当	有判断力、能交谈
4	哭吵	言语不清	无判断力、能交谈
3	不时哭吵	哭吵、尖叫	言语不清
2	呼噜声	呼噜声	发出难以理解的声音
1	无反应	无反应	无反应

表2-2　AVPU量表

	全称	成人	儿童
A	alert	清醒，自主睁眼；对外界环境有知觉及反应；能够进行眼神交流	清醒；对外界刺激反应灵敏
V	voice	无自主睁眼但能闻音；对有意义的语言指令能有反应	呼唤名字能够有反应
P	pain	对问题无反应，但对疼痛刺激有肢体动作或哭声反应	只对疼痛刺激有反应
U	unresponsive	对任何刺激均无反应	对任何刺激均无反应

5. 体格检查　包括：①体温、脉搏、血压、呼吸等生命体征及皮肤、气味、体位等；②意识评估；③睡眠周期；④呼吸节律；⑤瞳孔评估；⑥神经系统分段评估及病理反应。

（二）鉴别诊断

1. 醒状昏迷　俗称睁眼昏迷，是觉醒存在，而意识内容丧失的特殊类型的意识障碍，包括无动性缄默症、去皮质状态和植物状态。

（1）无动性缄默症　除意识水平减低外，对疼痛刺激反应也迟钝，但对声音的定向反射和对视觉刺激的瞬目反射存在，可见眼球不时转动。损害部位大多位于第三脑室后部、导水管周围灰质或两侧扣带回，使上行性网状激活系统传导功能不全，导致患者意识水平下降，只保留不自主的眼球活动和一些脑干反射。

（2）去皮质状态　意识内容丧失，但双眼常睁开，眼球活动障碍；或视线固定有瞬目，眼球无目的转动，对声音刺激的定向反射存在。皮质下无意识活动存在，咀嚼、吞咽、呼吸、循环功能正常，角膜反射、瞳孔对光反射不受影响。有觉醒与睡眠周期，可伴有不自主哭闹，对疼痛刺激有痛苦表情，逃避反射存在甚至亢进，四肢运动障碍，呈去皮质强直。损害可能为双侧大脑皮质的广泛性病变或白质的弥散性变性。

（3）植物状态　大面积脑损伤后仅存间脑和脑干功能的意识障碍持续3个月以上者称为植物状态。患者睡眠 – 觉醒周期存在；但认知功能全部丧失，对自身或环境毫无感知，对视、听、触或有害刺激，无持久的、重复的、有目的或自主的行为反应；不能理解和表达语言，可自发或反射性睁眼；脑神经（瞳孔、眼脑、角膜、眼 – 前庭、咽）和脊髓反射保存；大小便失禁。持续性植物状态是指颅脑外伤后植物状态 ≥ 1年，其他原因 ≥ 3个月。

2. 假性昏迷　并非真正意识丧失，但是不能表达和反应的精神状态。包括癔症性不反应状态、木僵和闭锁综合征。

（1）癔症性不反应状态　一种精神受刺激后的精神高度抑制状态，对外界刺激无反应，貌似昏迷但其实意识清醒。常伴有眼睑眨动，对突然较强的刺激可有瞬目反应甚至睁眼反应，拉开眼睑有明显抵抗感，并见眼球向上翻动，放开后双眼迅速紧闭。感觉障碍与神经分布区域不符，如暴露部位的感觉消失，而障蔽部位的感觉存在；脑干反射如瞳孔对光反射等存在，无病理反射；脑电图呈觉醒反应；暗示治疗可恢复常态。

（2）木僵状态　精神受刺激后无反应，睁眼存在；可伴有蜡样屈曲、违拗症等，或谈及患儿有关忧伤事件时，可见眼角噙泪等情感反应；安静时可稍有活动或自进饮食，询问时可低声回答；脑干反射存在；脑电图正常。

（3）闭锁综合征　表现为运动不能，眼球不能向两侧转动，口不能张开，不能说话，四肢瘫痪，貌似睁眼昏迷，实际上意识清醒，能理解问话，并可以垂直的眼球运动和瞬目示意；系冲动经锥体束传出障碍，脑电图多数正常。多见于延髓局灶性病变、急性感染性多发性神经元或脑干型脊髓灰质炎。

3. 嗜睡与昏睡　表现为意识清晰度减低，但较昏迷轻，能叫醒，有睁眼反应，能在短时间内维持一定的醒觉状态。嗜睡和昏迷可以是疾病发展的不同阶段，临床上要对嗜睡患儿积极处理，警惕病情向昏迷阶段发展。

三、治疗

昏迷一旦发生，无论是何原因，都提示病情危重，必须得到有效的现场急救治疗，尽快送至医院进行综合的救治。

（一）西医治疗

1. 病因治疗　依据导致昏迷的原发疾病及病因实施有效的针对性治疗措施。如对细菌性脑膜炎应早期抗生素治疗；对晚发型维生素 K_1 缺乏导致的颅内出血，及时补充维生素 K_1；对颅内占位导致的应及时手术；对休克导致的应积极抗休克治疗；对重度脱水导致的应积极正确的补液治疗；对糖尿病酮症酸中毒导致的应及时正确应用胰岛素和补液治疗；对严重内环境电解质紊乱导致的应积极纠正水电解质紊乱。

2. 对症治疗　对因治疗的同时应积极地进行对症治疗，对症治疗可以在一定程度上防止病情进一步恶化，为明确病因诊断和对因治疗创造条件。

（1）保持呼吸道通畅　放置正确的体位，防止窒息，及时清理呼吸道分泌物，吸氧；呼吸不规则或呼吸停止，及时给予机械通气。

（2）降颅压治疗　对有颅高压、脑疝的应及时降颅压治疗。

（3）维持内环境稳定和能量补充　要积极纠正电解质酸碱平衡紊乱。对昏迷不能进食者应及时留置胃管，保证能量供给，避免电解质紊乱。

（4）复苏治疗　对病因已去除的昏迷患儿，可给予改善脑循环、营养脑细胞等治疗。对缺氧缺血性脑病患儿病情稳定后可予高压氧治疗。

（5）加强护理　防止各种并发症，如褥疮、再窒息、肺部感染等，对促进病情恢复都很重要。

（二）中医治疗

昏迷系临床常见危重病证之一，常因热、痰、湿、瘀、疫毒闭阻清窍，扰乱神明而出现神志不清或人事不省。多种疾病出现此证时，应审因论治，以开窍醒神为先。在昏迷的抢救过程中重视辨证施治，把握闭脱虚实及标本缓急，是其关键所在。

第三节　惊　厥

惊厥（convulsions）是儿科常见急症之一，是由于脑中大量神经元一过性同步异常放电导致的脑功能异常，涉及随意肌不可控制的抽搐或肌张力的改变，发作形式可为局灶性，也可为全面性。儿童年龄越小，惊厥的发生率越高，且易频繁或严重发作。一次惊厥发作持续30分钟以上，或反复发作且发作间歇期意识不能完全恢复到发作前的状态，持续30分钟以上，称为惊厥持续状态，如果是癫痫发作则称为癫痫持续状态。近年来，临床上把惊厥5～30分钟定义为早期惊厥持续状态。脑损伤发生率随着惊厥持续状态时间的延长而明显增加。有报道提示儿童惊厥的发病率为4%～6%，是成人的6～10倍。

惊厥属于中医学"惊风"范畴，临证常将惊风分为"急惊风""慢惊风"。凡起病急暴，属阳属实者，统称急惊风；凡病势缓慢，属阴属虚者，统称慢惊风。古代医家概括惊风的证候特点为四证八候：四证指痰、热、惊、风，见于急惊风；八候指搐、搦、掣、颤、反、引、窜、视，在急惊风、慢惊风可部分或全部出现。

一、病因与发病机制

（一）西医病因与发病机制

1.西医病因　病因复杂多样，凡是能造成颅内神经元同步过度兴奋的因素，均可导致惊厥发作。按是否感染可分为感染性和非感染性疾病。

（1）**感染性疾病**　分为颅内感染和颅外感染。①颅内感染：包括细菌、病毒、真菌、寄生虫等引起的脑炎、脑膜炎、脑寄生虫病、脑脓肿等。此类疾病特点：多有感染中毒症状；有不同程度颅内高压表现；常有神经系统异常体征、意识障碍逐渐加重；脑脊液及影像学检查有助诊断。②颅外感染：与颅外的感染性疾病相关，包括感染中毒性脑病、热性惊厥等；感染中毒性脑病的病因包括脓毒症、重症肺炎、细菌性痢疾等严重细菌感染性疾病，发病机制与急性感染引起脑部中毒反应有关。感染中毒性脑病特点：存在颅外感染（多为细菌感染），伴有意识障碍、颅内高压表现及神经系统异常体征；脑脊液除压力升高外，无其他特殊改变，大多在惊厥前已经出现。

（2）非感染性疾病　分为颅内疾病和颅外疾病。①颅内疾病：包括颅脑先天发育畸形、颅脑损伤与出血、颅内占位性疾病、原发性癫痫、胆红素脑病等；②颅外疾病：包括缺血缺氧性脑病、代谢性疾病（电解质紊乱、低血糖、遗传代谢性疾病等）、高血压性脑病、肝肾衰竭、急性中毒、维生素 B_6 缺乏或依赖及阿-斯综合征等。

临床还需要注意不同年龄段，病因也有区别。新生儿常见产伤、窒息、先天性颅脑畸形、低钙血症、脓毒症和化脓性脑膜炎、破伤风等；1月龄至1岁常见围生期损伤后遗症、先天性颅脑畸形、低钙血症、化脓性脑膜炎、婴儿痉挛症等。6个月以后常见热性惊厥、癫痫、各种脑膜炎和脑炎、中毒性脑病、低血糖、颅内肿瘤、颅脑外伤、高血压脑病等。

某些疾病的发病有明显季节性，如夏秋季以流行性乙型脑炎、中毒性痢疾多见；冬春季以流行性脑脊髓膜炎、重症肺炎多见。

2. 发病机制

（1）神经系统发育尚不完善　大脑皮层功能发育尚不完全，表现为兴奋性活动为主，分析鉴别及抑制功能较差，刺激易导致神经元突然大量异常放电；神经纤维髓鞘未完全形成，绝缘和保护作用差，受刺激后神经冲动易泛化；末梢神经肌肉的刺激阈较低，一般冲动即可引发惊厥，如血中游离钙降低。

（2）血脑屏障功能较差　血脑屏障通透性高，毒物、微生物、药物易透入脑组织。

（3）水电解质平衡代偿能力差　容易出现水电解质紊乱如低钙、低镁等从而导致惊厥。

（4）先天遗传因素　如基因相关性癫痫、有遗传倾向的热性惊厥。

（二）中医病因病机

急惊风病因以外感六淫、疫毒之邪为主，偶有暴受惊恐所致者，病位在心、肝；慢惊风多见于大病久病之后，气血阴阳俱伤；或因急惊未愈，正虚邪恋，虚风内动；或先天不足，后天失调，脾肾两虚，筋脉失养，风邪入络，病位在肝、脾、肾，病性以虚为主，也可见虚中夹实证。

二、临床诊断

（一）诊断

1. 病史　了解惊厥发作表现及持续时间、是否伴有发热、头痛等症状；既往有无惊厥或其他疾病史；了解家族史、生产史、生长发育史；有无头颅外伤史、缺氧缺血史、误服毒物或药物史等。

2. 临床表现　依据不同病因和神经系统受累部位不同，其发作形式和严重程度不同。

（1）发作先兆　少数患儿发作前有先兆，如紧张、烦躁、惊恐、体温骤升、面色改变、呼吸变急促或不规则、四肢肌张力增加等。

（2）发作表现　多数患儿为突然发作，呈意识丧失，双目凝视、斜视或上翻，头后仰或偏向一侧，面肌或四肢呈强直性或阵挛性抽搐，呼吸暂停，口周青紫，口吐白沫，尿便失禁等，惊厥停止后疲乏、昏睡。

（3）新生儿、婴儿惊厥发作　可很不典型。可呈局部、半身性惊厥或肌阵挛发作，也可呈轻微发作，如呼吸暂停、双目凝视或斜视、反复吸吮样或咀嚼样运动、反复眼睑抽动、眨眼、反复皱眉、吞咽、面肌抽动、上下肢游泳样或踏自行车样运动等，需仔细观察辨认。

（4）缺血缺氧性脑病　惊厥反复发作为分娩时或生后窒息、溺水、严重心肺疾病等所致，其特点为紧随缺氧缺血后发病，伴有意识障碍、颅内高压表现，头颅影像学有助于诊断。

（5）代谢紊乱　除惊厥外，还有相应疾病临床表现及原发病因，血液生化检查有助于诊断，常见低血糖、低钙血症、低镁血症、低钠血症、高钠血症、酸中毒等；针对病因治疗后可迅速控制惊厥发作。

（6）遗传代谢性疾病　特点为惊厥进行性加重，有异常代谢的相关体征，血、尿中相关不完全代谢产物含量升高，如血苯丙氨酸升高。

（7）中毒性疾病　呈顽固性惊厥，多有农药、鼠药、药物、一氧化碳、有毒植物、氰化物、中枢兴奋药等药物毒物接触史，伴有意识障碍，存在肝功能、肾功能损伤等。

3. 体格检查　观察惊厥时的发作形式、持续时间、伴随症状等；监测生命体征；全身仔细检查，如皮肤有无瘀点及色素异常、局部感染灶、神经系统体征、眼底检查等，有助于诊断。

4. 辅助检查　除血、尿、便常规外，依据需要进行电解质、血糖、肝肾功能、血胆红素、凝血酶原时间、一氧化碳定性等检测。待惊厥控制后，可选择时机行腰穿化验脑脊液、血尿遗传代谢筛查及头颅影像学检查、脑电图检查、基因检测等。

（二）鉴别诊断

本病需与晕厥、屏气发作、癔症性抽搐、睡眠肌阵挛等鉴别。

1. 晕厥　又称昏厥，是暂时性脑血流灌注不足和缺氧引起的一过性意识障碍。通常由精神紧张、精神刺激、长时间过度疲劳、突然体位改变、闷热或者拥挤的环境和疼痛刺激等因素诱发，亦可见于其他情况，包括排尿（排尿中或排尿后，原因为迷走反射兴奋）、直立性低血压（神经源性或药物所致）和心律异常。表现为突发且短暂的意识丧失，全身肌张力下降，不能维持发作前姿势而昏倒。晕厥开始时可有烦躁、出汗、面色苍白、视物模糊、眼前发黑，继而短暂意识丧失，偶有肢体强直或抽动，历时数秒至数分钟后很快恢复。发作期脑电图正常或有非特异性慢波。

2. 屏气发作　婴幼儿期发病。由患儿情绪剧烈反应引起，常因恐惧、发怒、疼痛或要求得不到满足而大哭，旋即呼吸突然停止于呼气相，出现面色或口周青紫，严重者可短暂意识丧失、抽搐，1～3分钟可缓解。

3. 癔症性抽搐　多见于年长儿，女多于男，与情绪有明显关系。表现为发作性昏厥、四肢抽动，但意识常存在。发作时慢慢倒下并不受伤，无舌咬伤、无大小便失禁，抽搐表现杂乱无规律；面色、瞳孔对光反射正常，无神经系统异常体征；发作后无深睡，脑电图正常，有明显情绪诱因，周围有人时常常发作加重，暗示治疗有效。

4. 睡眠肌阵挛　是一种生理性的睡眠运动。表现为浅睡期手指或脚趾不固定的轻微抽动，或下肢甚至全身快速抖动，使入睡者惊醒并有落空感；部分小儿发作频繁，但不影响睡眠；脑电图无特异性改变。

三、治疗

（一）西医治疗

惊厥是急症，必须立即紧急处理。治疗原则：①维持生命体征；②药物控制惊厥发作；③寻找并治疗引起惊厥的病因；④预防惊厥复发。

1.一般治疗　首先，保持气道通畅，惊厥发作时，患儿应取侧卧位，松解衣领，将头偏向一侧，防止唾液及呕吐物吸入引起窒息；严密观察意识、瞳孔及生命体征，及时处理病情变化（如脑疝、呼吸停止等）；注意记录惊厥发作的具体表现。情况不明时不要大力转动或搬动患儿，以免发生骨折等意外。

2.综合治疗　退热、保持呼吸道通畅，必要时给氧（若发作时间超过 30 分钟，可依据氧合情况适时给予气管插管机械通气）、降低颅内压、维持水电解质平衡，应用维生素 B_1、B_2、B_6 等神经营养药物及维生素 A、C 抗氧化药物等。

3.止惊　多数惊厥发作可在 5 分钟内自行缓解，发作超过 5 分钟者，需及时予药物止惊治疗。

（1）首选苯二氮䓬类药物　静脉缓慢推注地西泮：每次 0.3 ～ 0.5mg/kg，单次最大剂量不超过 10mg，注射速度 1 ～ 2mg/min，新生儿 0.2mg/min；如果静脉注射过程中发作停止，剩余药物不需注入；若发作持续，必要时可 5 ～ 10 分钟后重复给药一次。若不能或难以立即建立静脉通道，可选择咪达唑仑肌内注射：首剂 0.15 ～ 0.3mg/kg，最大不超过 10mg，或颊黏膜或鼻腔滴注，每次最大 5mg；若发作持续可持续泵入，0.02 ～ 0.04mg/（kg·h）维持。

（2）水合氯醛　本药起效快，维持时间短。上述治疗无效或没有条件马上使用地西泮、咪达唑仑时，可作为首选止惊药物：每次 30 ～ 50mg/kg，最大量不超过 1g，稀释至 3% 灌肠或鼻饲，必要时可 30 分钟重复给药一次。

（3）苯巴比妥（鲁米那）　本药有较强的镇静作用，但起效相对较慢，不作为控制惊厥首选药物，常作为二线用药，用于发作后的维持、巩固治疗，或无苯二氮䓬类时的选择：静脉注射负荷量为 15 ～ 20mg/kg，新生儿负荷量为 20 ～ 30mg/kg，注射速度小于 25mg/min，惊厥控制后每日维持剂量 3 ～ 5mg/kg，分 2 次。本药半衰期长（婴幼儿平均 50 小时），镇静作用持续时间长（6 ～ 8 小时），容易影响对患儿意识的判断。

（4）苯妥英钠　用于惊厥持续状态。负荷量 15 ～ 30mg/kg，溶于生理盐水中缓慢静脉注射，速度小于 1mg/（kg·min），12 ～ 24 小时后予维持量 3 ～ 9mg/（kg·d），分两次给药。用药期间监测心率、血压、心律。

4.病因治疗　导致惊厥的病因存在差异，应及时准确地了解病因，在进行止惊治疗的同时应尽快明确惊厥病因。

（三）中医治疗

惊厥属于中医学"惊风"范畴，其治疗原则、主要证型可参考《中医儿科学》相关章节内容。

第四节　急性瘫痪

瘫痪（paralysis）是指骨骼肌肌无力、随意运动减弱或丧失，临床表现为肢体、躯干或面部肌肉活动减弱或消失，伴或不伴有感觉功能障碍。急性瘫痪为小儿神经系统疾病常见急症之一，患儿就诊时表现短时间内肢体无力、不灵活、动作减少、不愿走路等，严重可引起呼吸肌瘫痪致呼吸衰竭，危及生命，因此需要迅速诊断和及时治疗。我国不同地区报道儿童时期急性迟缓性瘫痪的发病率为 1.6 ～ 3.19/10 万。

急性瘫痪属中医学"痿病"范畴，是指肢体不能随意运动，或伴有肌肉挛急或萎缩的一种病证。病因多为风、寒、暑、湿、热、燥等外邪侵袭，或为颅脑外伤、饮食及久病劳倦等因素，损及脏腑，导致脾胃虚弱、肝肾亏损或瘀血停留，筋脉失养发为痿病。

一、病因与发病机制

（一）西医病因与发病机制

小儿瘫痪因病因、病变部位不同，有不同的发病机制，神经、肌肉及神经肌肉接头处的病变都可以导致瘫痪。

1. 神经源性瘫痪　支配随意运动的神经系统主要是锥体通路，由上下两级神经元组成，上运动神经元起自大脑中央前回等皮层运动区的锥体细胞，其轴突下行组成皮质锥体束，通过内囊到达脑干组成皮质延髓束，到达脊髓前角组成皮质脊髓束；下运动神经元的胞体位于脊髓前角，其轴突组成前根，再经神经丛、神经干与周围神经直接支配随意肌。位于脑干内的脑神经运动核神经细胞也属于下运动神经元，其轴突组成相应的脑神经，支配有关的肌肉。上述通路的任何部位出现病损，就会形成神经源性瘫痪。

上运动神经元病变引起的瘫痪包括颅内疾病（如脑血管疾病、颅内感染、中毒性脑病、颅内占位性病变、颅脑外伤等）、脊髓疾病（如急性脊髓炎、视神经脊髓炎、脊髓损伤、出血、肿瘤、结核等）；下运动神经元性瘫痪包括脊髓疾病（如脊髓灰质炎、其他肠道病毒感染、急性脊髓炎等）、周围神经疾病（如急性感染性多发性神经根炎、多发性周围神经炎、面神经炎、末梢神经炎、神经根炎、周围神经损伤等）。

2. 神经肌肉接头处病变引起的瘫痪　如重症肌无力、肉毒毒素中毒等。

3. 肌源性瘫痪　如皮肌炎、多发性肌炎、儿童急性良性肌炎、进行性肌营养不良、周期性瘫痪等。

（二）中医病因病机

中医病因有外感与内伤两类。小儿脏腑娇嫩，形气未充，卫外不固，易受风、寒、暑、湿、热、燥等外邪侵袭，或为颅脑外伤、饮食及久病劳倦等因素，损及脏腑，导致脾胃虚弱、肝肾亏损或瘀血停留、筋脉失养，导致肢体挛急或肢体痿痹不能正常活动，发为痿病。本病或虚或实，或虚实错杂。病位在筋脉、肌肉，与肝、肾、肺、脾胃最为密切。五脏病变，皆能致痿病，且脏腑间常相互影响。

二、临床诊断

（一）病史

本病依据不同的瘫痪，需要注意不同的病史，如感染、代谢异常、药物毒物摄入史、家族史、心理状态等。

（二）临床表现

本病主要表现为随意肌的失用，可表现为无力、运动功能受限、减弱或失用等。

（三）诊断思路

1. 瘫痪的真假判断　首先确定是否为真性瘫痪，需要排除某些疾病引起的假性瘫痪，如肢体外伤、骨折、关节脱位、关节炎、维生素C缺乏所致骨膜下血肿等可引起肢体局部疼痛导致患儿活动受限或不愿活动而被误认为瘫痪。查体时可发现有局部疼痛、压痛等症状和体征，而肌力正常；近年来儿童癔症性瘫痪并不少见，此类儿童往往有精神或心理因素，当症状、体征不相符时，需加以鉴别。

2. 瘫痪的程度判断 肌力0～5级六级分类法：0级肌力是指肌肉完全瘫痪，没有肌肉收缩；1级肌力可以看到或触到肌肉的收缩，但没有肢体活动；2级肌力肢体能水平移动，但不能抬离床面；3级肌力能将肢体抬起，但不能阻挡重力；4级肌力肢体不能抵抗阻力；5级肌力为正常的肌力。依据肌力分级可将瘫痪分为完全性瘫痪（0级肌力）、接近完全性瘫痪（1级肌力）、重度瘫痪（2级肌力）、中度瘫痪（3级肌力）、轻度瘫痪（4级肌力）。

3. 瘫痪的类型判断 依据瘫痪累及的部位，可分为单瘫、偏瘫、截瘫、四肢瘫等；依据肌张力的变化，分为痉挛性瘫痪和弛缓性瘫痪；依据临床特点结合神经解剖分为神经源性瘫痪、肌源性瘫痪和神经肌肉接头性瘫痪；而神经源性瘫痪，又分为上运动神经元性瘫痪和下运动神经源性瘫痪。

4. 瘫痪的定位诊断

（1）**确定是否为神经源性瘫痪** 中枢或周围神经系统病变是引起瘫痪最常见的原因，特点是瘫痪呈持续性，有肌力肌张力的改变，常有肌萎缩，可伴有感觉异常，可出现病理反射。神经源性瘫痪需要鉴别是上运动神经元瘫痪还是下运动神经元瘫痪，上运动神经元性瘫痪又称中枢性瘫痪，也称硬瘫或痉挛性瘫痪，由大脑皮层运动区、投射区、皮质脊髓束和皮质脑干束损害而引起，因为锥体束的纤维和细胞排列相当紧密，瘫痪多为广泛性的，波及整个肢体或身体的一侧。下运动神经元性瘫痪又称周围性瘫痪，也称软瘫或弛缓性瘫痪，是由于脊髓前角细胞（或脑神经运动核细胞）、脊髓前根、脊周围神经和脑周围神经的运动纤维受损害所致，瘫痪一般仅限于某些肌群。①上运动神经元瘫痪的定位诊断：上运动神经元瘫痪可由大脑、脑干或脊髓疾病引起。大脑皮层或皮层下病变引起的瘫痪多发生于对侧，呈局限性瘫痪或单瘫，常伴皮层刺激症状，如局限性癫痫发作和对侧中枢性面瘫及舌下神经麻痹，还可有皮层性感觉障碍。皮层性偏瘫时上肢明显，远端为著。脑干病变的特点是交叉性瘫痪，即病变同侧的颅神经周围性麻痹和对侧肢体的中枢性偏瘫和感觉障碍。内囊病变的特点是对侧偏瘫，可以出现偏瘫、偏身感觉障碍和偏盲等"三偏症状"。脊髓病变时无颅神经功能障碍；其横断性损害时，受损平面以下出现上运动神经元运动障碍、感觉障碍和自主神经功能障碍；当病变侵害2～3个阶段以上时，可出现相应支配部位的弛缓性瘫痪和感觉障碍；脊髓一侧受损伤时，同侧病变平面以下出现上运动神经元性瘫痪、深感觉障碍，对侧痛温觉丧失。②下运动神经元瘫痪的定位诊断：包括脊髓前角、脊神经、脑神经运动核性及核下性病变。绝大多数周围神经都是混合性的，既有运动纤维又有感觉纤维及自主神经纤维，故周围神经病变引起的瘫痪往往同时伴有感觉障碍、反射消失、营养障碍等。脊髓前角病变特点是单纯运动性下运动神经元瘫痪，患者无明显感觉障碍和自主神经受累症状。瘫痪呈节段性分布，如脊髓灰质炎（小儿麻痹症）；神经根、周围神经病变引起的瘫痪呈对称性、弛缓性、进行性，以运动神经受累为主，故感觉症状和自主神经症状、体征相对较轻，如吉兰-巴雷综合征。上、下运动神经元瘫痪的鉴别见表2-3。

（2）**确定是否为神经肌肉接头处疾病引起的瘫痪** 这是由于神经肌肉接头处兴奋传递功能障碍的慢性复发性疾病，最常见的是重症肌无力。小儿获得型重症肌无力起病较急，眼肌型最

NOTE

多见，其肌无力特点是晨轻暮重，疲劳时加重，休息后减轻。本病属于自身免疫性疾病，系体内产生乙酰胆碱受体抗体，破坏突触后膜的乙酰胆碱受体所致。新斯的明试验及乙酰胆碱受体抗体测定可确诊。

（3）鉴别是否为肌源性瘫痪　各种急性肌炎或肌病均可引起瘫痪，表现为腱反射减弱或消失、肌张力低下、病肌萎缩、病理征阴性等，均与下运动神经元性瘫痪相似，但无肌束颤动和感觉缺失、血清肌酸磷酸肌酶多升高，肌电图呈肌源性损害。如皮肌炎，在小儿急性肌病中较为常见，除具有肌病的特征外，还有特征性皮疹，上眼睑呈紫红色水肿，指、肘、膝关节伸侧面皮肤发皱并有细小脱屑。该病肌无力近端重于远端，晚期皮下组织和肌肉均可有钙质沉着。肌肉活检可确诊。

5. 瘫痪的病因诊断　引起急性瘫痪的常见病因有感染、外伤、血管疾病、中毒、脱髓鞘病变、肿瘤等，应依据患儿年龄、性别、病史、起病方式、伴随症状、体征和相关实验室检查进行综合分析确定病变的性质，作出病因诊断。

（1）感染或免疫炎症性疾病　最为常见，急性或亚急性起病，有发热、头痛、呕吐等症状，如病毒、细菌或结核杆菌等病原体可以导致颅内感染，引起脑炎、脑干脑炎或脑膜炎等，依据侵犯和累及的部位不同，临床可以表现为单瘫、偏瘫、四肢瘫或交叉性瘫痪。①急性感染性多发性神经根神经炎：又称吉兰-巴雷综合征，临床特点为感染性疾病后1～3周，突然出现神经根疼痛（以颈、肩、腰和下肢为多），急性进行性上行性对称性的肢体弛缓性瘫痪，伴感觉障碍，腱反射减弱或消失，脑脊液检查可见蛋白细胞分离现象。②急性横贯性脊髓炎：本病多在病毒、细菌感染或疫苗接种后1～2周发生，出现腰背痛、双下肢麻木、无力，数小时至数日内发展至完全瘫痪，伴感觉障碍，常有大小便障碍。病损以胸段脊髓最为常见，表现为双下肢截瘫。③脊髓灰质炎：由脊髓灰质炎病毒感染引起的瘫痪特点是先有发热，后出现不规则、不对称的弛缓性瘫痪。近年来，由于脊髓灰质炎疫苗的广泛接种，该病已经达到基本消灭状态，而非脊髓灰质炎肠道病毒成为急性弛缓性瘫痪的重要病因之一，如手足口病。引发手足口病的肠道病毒有20余种（型），其中以柯萨奇病毒A16型和肠道病毒71型最为常见。感染肠道病毒71型可导致无菌性脑膜炎、脑干脑炎和急性弛缓性瘫痪，甚至引起患儿死亡。与脊髓灰质炎相似，肠道病毒71型对脊髓前角细胞具有一定嗜组织性，瘫痪特点与脊髓灰质炎类似，是最常见的引起急性迟缓性瘫痪的非脊髓灰质炎肠道病毒。1998年我国台湾对手足口病伴急性弛缓性瘫痪患儿进行MRI检查，发现手足口病伴急性弛缓性瘫痪病变多位于脑干、第2～7颈椎和（或）第12胸椎～第1腰椎，损伤部位在脊髓前角区，表现为脊髓严重受累，组织炎症反应似乎重于神经毒性作用。

（2）脑创伤或外伤　一般有颅脑直接或间接创伤史，起病急，常伴有原发或继发的意识障碍，可有脑水肿或颅内高压表现。

（3）脑血管病变　常见者有脑出血、脑梗死、脑血栓、脑动脉内膜炎等，起病较急或突然起病，往往为脑卒中表现，出现内囊性"三偏综合征"，可继发意识障碍或颅内高压症状，有脑出血时，脑脊液呈血性。

（4）神经系统占位性病变　包括颅内、脊髓肿瘤、脑脓肿等，起病缓慢，早期不易被发现，可以以急性瘫痪为首发症状而就诊，查体有神经系统定位体征。

（5）其他原因　如周期性瘫痪，以反复发作性对称性四肢瘫痪为特点；Todd氏麻痹为癫痫发作后短暂性的局部肢体无力或轻偏瘫。

（四）辅助检查

1. **一般检查**　血常规、尿常规、凝血时间、血生化及免疫学检查等。

2. **脑脊液检查**　可以反映颅内感染、出血及颅内压情况等。

3. **影像学检查**　头颅或脊柱 X 线片、CT、MRI 检查，可以显示头颅、脊髓病变的部位，鉴别外伤、肿瘤、炎症、出血等病因，具有定位及定性的诊断价值。后颅窝和脊髓病变应首选 MRI 检查。

表 2-3　上、下运动神经元瘫痪的鉴别

项目	中枢性瘫痪 （上运动神经元瘫痪）	周围性瘫痪 （下运动神经元瘫痪）
病变部位	皮质运动区、锥体系	脊髓前角运动神经元，脊神经、脑神经运动核性、核下性
肌力	广泛的不全性瘫痪（硬瘫）	局灶性、节段性、完全性瘫痪（软瘫）
瘫痪特点	上肢重于下肢，远端为重，上肢伸肌瘫痪重（上肢屈曲），下肢屈肌瘫痪重（下肢伸直）呈锥体系分布	非锥体系分布，随意、不随意运动均瘫痪
肌张力	增高，痉挛性，上肢屈肌、内旋肌张力高，近端先恢复，下肢伸肌，外旋肌张力高	降低，松弛性
肌容积	晚期失用性肌萎缩	早期局灶性肌萎缩
肌纤维束震颤	无	有刺激性病损，如肌萎缩性侧束硬化，无破坏性病损，如脊髓灰质炎
腱反射	亢进，但早期可减低，伴顶叶、小脑病损时减低	减低
病理反射	阳性，早期可阴性	阴性
电变性反应	无	有
伴随症状体征	相邻皮质区病损征，其他额叶释放征，皮质性感觉障碍，无脑神经核上性麻痹征（下面肌、颏舌肌除外）腱反射消失，可出现脊髓自动反射	脑神经麻痹征，周围性感觉障碍

4. **神经电生理检查**　包括脑电图、视频脑电图、脑干诱发电位、事件相关电位、肌电图等，可以鉴别瘫痪的部位及病变程度，亦有助于预后的判断。

5. **脑血管动力学及形态学检查**　TCD、DSA 等检查有助于判断脑血管的病变。

6. **肌肉活检**　对于肌肉疾病可以明确诊断。

7. **其他检查**　X 线片、心电图、眼底检查、肌疲劳试验等。

三、治疗

（一）西医治疗

1. **对症与支持治疗**　神经源性瘫痪常伴有惊厥、昏迷、颅神经麻痹甚至呼吸肌麻痹致呼吸衰竭，因此需要密切观察病情变化，尤其是神志、呼吸、心率、血压、瞳孔等重要体征，给予及时相应的处理。

2. **病因治疗**　引起小儿瘫痪的病因多种多样，明确诊断后应针对不同的病因进行治疗。对于病毒、细菌或其他病原体引发中枢神经系统感染所致的瘫痪，可针对病原体尽早实施抗感染治疗；对急性脊髓炎、吉兰－巴雷综合征、面神经麻痹等，可使用大剂量静注人免疫丙种球蛋白、糖皮质激素、血浆置换或免疫抑制剂等；对重症肌无力应用抗胆碱酯酶药物治疗，必要时加用糖皮质激素；对低钾型周期性瘫痪以补氯化钾为主；对出血性卒中应控制出血、降低颅内压，严重时手术清除血肿；对缺血性脑卒中的治疗，在急性卒中期，应采取保护神经功能的初始处理，在康复期，应预防卒中复发，给予长期治疗。

（二）中医治疗

辨证时应重在辨脏腑病位，审标本虚实。临证宜辨证施治不偏用一法，注重调理脾、胃、肾等诸脏。虚证宜扶正补虚，实证宜祛邪活络化瘀，虚实夹杂者，当兼顾之。

第五节　皮　疹

皮疹（rash eruption）是儿科疾病中常见的症状之一。依据不同疾病的前驱表现，皮疹形态、分布，出疹和退疹演变过程各不相同，皮疹的特征有助于原发病的诊断和鉴别诊断。

由于皮疹表现形式多种多样，因此皮疹的中医病名可见于"瘾疹""痧""痦""痘""斑""疹"等诸多病中，可依据临床表现进行诊断与治疗。

一、病因与发病机制

（一）西医病因与发病机制

1. 西医病因

（1）感染性和非感染性

1）感染性疾病　①病毒感染：如麻疹、风疹、幼儿急疹、传染性单核细胞增多症、肠道病毒感染疾病、手足口病、水痘等；②细菌感染：如败血症、流行性脑脊髓膜炎、猩红热、伤寒和副伤寒、脓疱疮等；③真菌、立克次体、螺旋体等感染：如白色念珠菌病、斑疹伤寒、钩端螺旋体、梅毒等。

2）非感染性疾病　①血管炎和结缔组织疾病：包括过敏性紫癜、川崎病、系统性红斑狼疮、系统性硬化症、风湿病、皮肌炎、白塞病、结节性多动脉炎等；②变态反应性疾病：湿疹、接触性皮炎、药物疹、荨麻疹、炎症性肠病等；③血液病：血小板减少性紫癜、血友病、白血病、朗格汉斯细胞组织细胞增生症等；④维生素缺乏症：维生素 C 缺乏症、维生素 A 缺乏症、烟酸缺乏症等。

（2）依据重症监护室常见皮疹分类　原发性皮肤病的患儿很少需要进入重症监护室，但许多在重症监护室的患儿会因基础疾病或治疗并发症而出现皮疹。

1）良性皮疹　念珠菌感染、接触性皮炎、痱疹（粟疹）、脂溢性皮炎等。

2）重症药物反应　① Stevens-Johnson 综合征（SJS）/中毒性表皮坏死松解症（toxic epidermal necrolysis, TEN）：该综合征是一种累及皮肤和黏膜的急性水疱病，是急性致命性的病变。初始均有发热、上呼吸道感染症状和眼部刺痛等前驱症状。皮肤疼痛是明显的初发体征，皮损最早见于躯干的胸骨前区、面部及手掌。皮疹早期形态学改变包括伴或不伴有非典型靶型红斑和紫癜性斑疹，并有迅速融合的趋势。大多数患儿出现口腔、生殖器和（或）眼黏膜的红斑糜烂，部分伴有呼吸道及胃肠道损害。疾病初期眼睛受累很常见，表现为急性结膜炎、眼睑水肿、结膜粘连和角膜溃疡。表皮松解发展至大范围，出现广泛的表皮坏死剥脱。TEN 坏死松解的范围大于 30% 全身体表面积（body of surface area，BSA）；而 SJS 坏死松解范围小于 10% BSA。SJS/TEN 的发生与多种因素有关，如全身用药、局部用药、感染、恶性肿瘤和胶原血管性疾病等。②红皮病型药疹：又名剥脱性皮炎型药疹（exfoliative dermatitis，ED），表现为累及全身或大部分皮肤体表面积（最常定义为累及 ≥ 90% 的 BSA）的弥漫性红斑和脱屑，病情进展迅速。常见病因包括药物、原发性皮肤病和恶性肿瘤。③药物超敏反应综合征（drug-induced hypersensitivity syndrome，DIHS）：也称伴有嗜酸性粒细胞增多和系统性症状的药物反应（drug reaction with eosinophilia and systemic symptoms，DRESS），是一种罕见且严重的药物不良反应，是以皮疹、发热、肝炎、淋巴结病和伴嗜酸性粒细胞增多性白细胞增多症为特征的综合症候群。皮疹初为麻疹样，逐渐进展为弥漫性、融合性的渗出性红斑，并伴有皮肤滤泡增多，面部、躯干上部和四肢常最先受累，皮疹面积往往超过 50%BSA，伴面部水肿、浸润性皮损、脱屑和紫癜等症状。约一半的患儿黏膜受累，通常在一个部位（最常见的是口腔或咽部），且不会出现糜烂。④急性泛发性发疹性脓疱病（acute generalized exanthematous pustulosis，AGEP）：其特征是急性发作的红斑伴有无菌脓疱。皮疹一般始于面部或间擦部位，并迅速扩展至躯干和四肢，呈弥漫性或斑片状分布。重型 AGEP 病例可能表现为非典型靶形病损和融合脓疱，导致浅表糜烂和与 SJS/TEN 相似的临床特征。黏膜受累并不常见。⑤其他重症药疹：麻疹样药疹、微血管闭塞综合征等。

　　3）致命性疾病损害到皮肤　葡萄球菌性烫伤样皮肤综合征、坏疽性深脓疱病、暴发性紫癜、坏死性筋膜炎等。葡萄球菌性烫伤样皮肤综合征（staphylococcal scalded skin syndrome，SSSS）是由金黄色葡萄球菌产生表皮剥脱毒素所致的严重感染性皮肤病，通常与药物使用无关，好发于新生儿及婴幼儿，其临床表现与 SJS 和 TEN 相似。但 SSSS 发病前可有明确的金黄色葡萄球菌感染灶，初始皮损多在口周或眼睑四周并伴放射状裂纹，迅速向周边扩展，其皮损边缘常有黄色渗液，而 SJS/TEN 的皮损相对清洁。SSSS 的组织病理学表现为浅表角质层分离，SJS 和 TEN 则表现为典型的坏死角质形成细胞，表皮与真皮分离。敏感性抗生素治疗对 SSSS 有效，而 SJS 和 TEN 只在并发感染时才使用抗生素。

　　（二）中医病因病机

　　皮疹的中医病因有内因、外因之分。外因包括风、寒、暑、湿、燥、火、虫、毒，内因包括七情内伤、饮食劳倦及脏腑损伤，造成脏腑气血运行不畅，外邪侵犯人体，正气与邪气搏结于皮肤。其病机主要为气血不和，脏腑失调，而生风、生湿、化燥、致虚、致瘀。气血不和，皮肤失于所养或营卫不和则变成病变，表现为斑、疹、痦、痘、疹等。

二、临床诊断

　　1.临床表现　依据皮疹形态分为原发病灶和继发性病变。

　　（1）原发病灶　分为斑疹、丘疹、斑点、斑块、结节、肿块、疱疹、大疱、脓疱、风疹。

　　1）斑疹　为真皮内血管扩张，皮肤局限性或弥漫性皮色改变，一般不隆起亦不凹陷，压之褪色，形态、大小不等，可融合成片。见于麻疹、风疹、猩红热、银屑病等。

2）丘疹   为表皮或真皮浅层内血管肿胀，炎性细胞浸润，血浆、红细胞渗出，而且覆盖于皮疹上面的表皮细胞肿胀、坏死，之后角化、脱屑，故查体可触及实心病灶，常为直径＜1cm，也可融合成片。见于婴儿湿疹、维生素 A 缺乏症等。

3）斑块   为较大的或多数丘疹融合而成的扁平隆起性损害，可触及的病变，直径＞1cm 者。皮疹呈圆形或不规则形，大小不一。常见于睑黄疣、肥厚性扁平苔藓、盘状红斑狼疮及银屑病等。

4）结节   是真皮下或皮下的炎症或非炎症性实体，病灶可触及，直径＞1cm，表面呈圆形，边界分明。见于风湿热皮下结节、结节性多动脉炎等。

5）肿块   可用于怀疑起源于肿瘤的大结节。见于脂肪瘤、神经纤维瘤等。

6）疱疹   是表皮棘状细胞变形、水肿，形成囊状细胞，囊状细胞进一步液化、破裂，相邻细胞融合成空腔，形成隆起、充满液体的疱疹，病灶直径一般＜1cm，当变大时，被称为大疱。见于水痘、带状疱疹、手足口病等。

7）脓疱   当细菌感染时水疱液含有脓性物质，形成脓疱，周围组织发炎形成一红晕。见于葡萄球菌皮肤烫伤样综合征、败血症等。

8）风疹   是皮肤毛细血管通透性增加，血清渗入组织间隙而引起的局部皮肤水肿。特点是突然发生，消退也快，常伴瘙痒。见于荨麻疹、血管神经性水肿等。

（2）继发性病变   原发病灶可能会变成继发性病变，或者在原发病变已经消失的情况下，继发性病变还会持续一段时间。原发性病灶通常比继发性病变更有助于诊断。继发性病变包括鳞屑、瘀点、紫癜、瘀斑、溃疡、糜烂、脱落、皲裂、结痂和疤痕等。

1）鳞屑   是指即将脱落或已脱落的表皮角质层。见于银屑病、手和脚真菌感染等。

2）瘀点、紫癜、瘀斑、血肿   都是皮肤出血的结果，呈紫红色。依据出血程度轻重不同，针尖样大小者（＜2mm）称为出血点或瘀点，2～5mm 称为紫癜，如血小板减少性紫癜，＞5mm 称为瘀斑，如流行性脑脊髓膜炎、新生儿出血症。出血量过多在皮下隆起者，称为血肿，如血友病、维生素 C 缺乏症等。

3）溃疡   是皮肤或黏膜表面组织的局限性缺损、溃烂，其表面常覆盖有脓液、坏死组织或痂皮，愈后可遗有瘢痕。

4）撕裂   是由刮擦造成的溃疡性损伤，通常是线性的或有角度的。

5）结痂   是在渗出性病变表面上的覆盖着，其中有血液、血清、脓液和上皮碎片。

6）瘢痕   是末期病变，可以表现为薄、凹陷和萎缩、凸起和增生性或平坦而柔韧。

7）苔藓化   是一种皮肤增厚，加重了正常的皮肤纹路，是由慢性刺激（摩擦、刮伤）或炎症引起的。见于慢性湿疹、神经性皮炎。

2. 体格检查   尽管通过简单的检查可以识别出许多皮肤病，但是病史和查体通常是准确评估病情所必需的。皮肤检查应在充足的光照下进行，依据皮疹的形态、大小、颜色、质地、硬度、构型、位置和分布进行触诊、检查和分类。还必须确定皮疹是否由原发病变本身引起，或者临床上已出现感染、创伤或治疗等引起的继发病变。另需注意结合患儿年龄、发病季节、伴随症状进行综合判断。除了检查整个身体表面的皮肤外，还应检查黏膜（结膜、口咽、鼻黏膜和肛门生殖器黏膜）、头发和指甲。应注意皮肤的颜色、张力、纹理、温度和湿度，以及头发和指甲的生长、纹理、形状和光泽。

3.辅助检查　如果在询问病史和查体后诊断仍不明确，则需要进行相关实验室检查协助诊疗。包括血常规、C反应蛋白、凝血功能、脏器功能等，以及微生物检查、血清学检查、皮肤细胞学检查、皮肤活体组织检查、皮肤过敏试验。

三、治疗

（一）西医治疗

1.治疗原则　需要了解原发性和继发性病变方可进行有效的皮肤护理和治疗，明确诊断及充分了解疾病的自然病程。如果诊断不确定，最好是消极治疗而不是更积极的治疗，这样能减少失误。另外治疗应尽可能简单，并应提供使用频率和持续时间的具体书面说明。

2.一般治疗　加强护理，避免抓挠，保持清洁，预防感染，必要时需要隔离；多休息，多喝水，进食易消化和不易致敏食物；保持室内空气新鲜，衣物勤更换、多晒太阳等。

3.病因治疗　如荨麻疹注意寻找和去除病因，如寻找和回避过敏原；感染性皮疹注意积极抗感染治疗；结缔组织病注意原发病的控制等。

4.药物治疗

（1）内用药　常用的有抗生素、糖皮质激素、免疫抑制剂、抗组胺药和维生素、免疫球蛋白等。

（2）外用药　在选择时，注意药物载体与治疗药物同样重要。如急性渗漏病变时湿敷最有效，其次是乳液或霜剂。对于干燥、增厚和鳞屑皮肤，或接触性过敏反应，优选软膏基质，因为该剂型有助于保护和滋润受损皮肤。凝胶和溶液对头皮和其他毛发区域最有用，因为此类剂型吸收更快。另注意选择患者依从性高、容易接受的药物剂型，比如刺痛少、刺激性小的软膏剂型。

（3）物理疗法　光疗包括紫外线、X射线、激光等。水疗包括温浴、热浴、冷浴等。电疗包括电烙术、高周波电流等。其他如氧气疗法、红外线等，可以结合病情做辅助治疗。

（4）重症药疹处理　①停用相关药物；②对症支持：皮肤护理，补液，维持水、电解质平衡和营养支持；③预防感染；④药物：全身性糖皮质激素用于治疗SJS/TEN、剥脱性皮炎型药疹及伴有肺或肾受累的DRESS患儿。AEGP通常使用局部皮质类固醇。环孢素可作为对全身性皮质类固醇无反应和禁用皮质类固醇患儿的治疗。对于存在严重脏器损害的DRESS、AEGP和SJS/TEN患儿，静注人免疫球蛋白可能是有益的。

（二）中医治疗

中医依据不同的疾病采用不同的治疗，分别采用疏风、清热、祛湿、活血、润燥、软坚、补肾、温通等方法，必要时配合外治法治疗。

第六节　呼吸困难

呼吸困难（dyspnea）指患儿主观感觉空气不足、呼吸不畅、呼吸费力及窒息等呼吸不适感。临床表现为辅助呼吸肌参与呼吸运动，出现端坐呼吸、鼻翼扇动、吸气性凹陷、喘鸣等症状，呼吸频率增快，呼吸节律、深度及吸呼气时间比发生改变。患儿的精神状况、生活环境、

NOTE

文化水平、心理因素及疾病性质等对其呼吸困难具有一定的影响。

古代文献对呼吸困难症状的描述散见于"喘证""哮证""喘息""不得息""短气""鼻息""肩息""上气""逆气""喘促"等病证。

一、病因与发病机制

（一）西医病因与发病机制

1. 西医病因 引起呼吸困难的常见病因如下。

（1）呼吸系统疾病

1）阻塞性肺疾病（气道阻力增加） ①畸形：鼻后孔闭锁、喉气管软化、先天性声门下狭窄、支气管狭窄、喉蹼等；②吸入：胎粪、异物、呕吐物、溺水、气管食管瘘等；③感染：喉气管炎、会厌炎、咽后壁脓肿、腺样体及扁桃体肿大、肺炎、毛细支气管炎、结核、支气管扩张等；④肿瘤：血管瘤、畸胎瘤、淋巴瘤、支气管源性囊肿等；⑤其他：喉痉挛、支气管哮喘等。

2）限制性肺疾病（肺膨胀受限） ①肺实质病变：肺炎、急性呼吸窘迫综合征、肺出血、先天性肺发育不良、先天性肺囊肿、支气管扩张、肺叶切除等；②胸廓及胸腔病变：外伤引起的连枷胸、胸腔积液、气胸、先天性膈疝、肥胖等。

3）其他（肺弥散障碍）肺水肿、肺出血、肺透明膜形成、肺纤维化等。

（2）循环系统疾病 先天或后天性因素所致心功能不全，右向左分流发绀型先天性心脏病、肺动脉栓塞、心包填塞等。

（3）神经肌肉病变 中枢、外周神经系统及肌肉病变，如中枢神经系统感染、颅内高压症、急性脊髓炎、急性感染性多发性神经根神经炎（吉兰-巴雷综合征）、重症肌无力（全身型）等，先天性疾病如脊髓性肌肉萎缩症、进行性肌营养不良等。

（4）血液系统疾病 常见于重度贫血、高铁血红蛋白血症、硫化血红蛋白症等。

（5）全身性疾病或中毒 感染性疾病如脓毒症等，血液系统疾病如重度贫血、血红蛋白病变等；糖尿病及其他各种代谢疾病引起代谢性酸中毒等；化学毒物（有机磷、氰化物、亚硝酸盐、一氧化碳等）及药物（吗啡类、巴比妥类）中毒也会引起呼吸困难或呼吸节律改变。

（6）心理因素 常见于焦虑、抑郁、躯体化障碍、癔症等。

2. 发病机制 呼吸困难的病理机制尚未完全阐明，可能与呼吸系统的机械负荷增加、神经肌肉功能下降、呼吸驱动异常增加、呼吸反射异常及精神异常等综合因素有关。

（二）中医病因病机

肺主气，司呼吸，外合皮毛，外邪袭肺，或他脏病气上犯，皆可使肺气闭郁，宣降失常，呼吸不利而致喘促，或肺气虚衰，气失所主而喘促。肾为气之根，与肺同司气之出纳，若肾元不固，摄纳失常则气不归元，阴阳不相接续，亦可气逆于肺而为喘。小儿具有"脏腑娇嫩，形气未充"的生理特点及"发病容易，传变迅速"的病理特点，故多种病因皆可导致呼吸困难。

本病中医病因复杂，既有外感，也有内伤；病位可累及五脏六腑。病机有虚实之分，"在肺为实，在肾为虚"，病情错杂者，可见上实下虚等虚实错杂证候。其基本病机是气机的升降出入失常。

二、临床诊断

呼吸困难既是症状又是体征，需要全面细致的检查，进行鉴别诊断，以免漏诊。呼吸困难的发生，既可以是渐进的，也可以是突然发生且危及生命的，此时需要抓住主要矛盾，边抢救边诊断，在抢救过程中进一步完善各种检查以协助诊断。

（一）诊断

1. 病史 呼吸困难可在原有疾病基础上或一定诱因下发生。如支气管哮喘遇到致敏原可突发呼吸困难；心脏病患儿发生心力衰竭、肺水肿而出现呼吸困难；糖尿病患儿酮症酸中毒时出现深大呼吸。

2. 临床表现

（1）临床表现 呼吸困难的临床表现包括主观感受和客观表现。患儿主观感受有"胸闷""喘息""气短""憋气""气不够用""呼吸费力"等。客观表现为呼吸频率和 / 或呼吸节律的改变。

（2）评估 不同疾病引起的呼吸困难评估方法各不相同，并且呼吸困难的程度与疾病的严重程度往往可能不一致。因此呼吸困难患儿的评估首先需要进行严重程度的评估，应侧重于是否存在禁忌证及生命体征是否平稳，明确是否需要急诊干预。

1）ABC 快速评估法观察 ①外观（appearance）：有无呼吸费力、烦躁或出现嗜睡、昏迷表现；②呼吸（breathing）：是否出现呼吸频率改变、呼吸做功增加、异常呼吸音及异常体位等；③循环（circulation）：是否出现苍白、皮肤花纹及发绀等体征，进行严重程度评估。

2）呼吸困难分度 见表 2-4。

（3）年龄、起病方式

1）年龄 新生儿、婴儿应注意有无心、肺或其他各种先天畸形，新生儿特有疾病如湿肺、宫内和产时缺氧、围产期感染等。幼儿、年长儿应注意各种呼吸道感染及异物吸入等。

2）起病方式 患儿的起病时间可为疾病的临床诊断提供重要线索。急性起病在儿科较为常见，主要有各种呼吸道感染、急性肺水肿、迅速增加的胸腔积液、新生儿特有肺部疾病等。突然起病的可见呼吸道异物及突发张力性气胸。起病较缓的可有肺纤维化、间质性肺病、肺结核、先天性心脏病等。

表 2-4 呼吸困难的分度

分度	症状和体征*
轻度	呼吸频率加速，活动、哭闹或吃奶后出现轻度发绀
中度	呼吸频率明显加速，有呼吸做功增加及辅助呼吸肌参与呼吸运动表现（抬肩、三凹征、点头等），可伴指 / 趾端和口周发绀，吸氧后上述情况可改善，体力活动受限，患儿常烦躁不安、不能平卧，难以入睡
重度	上述症状更明显，出现呼吸节律不规则、呼吸暂停等症状，严重者伴有昏迷及循环功能不全

*出现中重度症状患儿均需要进行急诊干预。

（二）分类及鉴别诊断

1. 肺源性呼吸困难

（1）吸气性呼吸困难 吸气费力，严重者因吸气肌极度用力，胸腔负压增大，出现"三凹征"，常伴干咳与高调吸气性喉鸣和吸气性干啰音，提示为喉、气管与大支气管狭窄与阻塞，常见上气道占位、支气管内膜结核、手术和气管切开术后、先天性气管狭窄等。突然出现则考虑气道异物、喉痉挛、喉水肿等；突然出现伴发热考虑为喉炎等；呼吸困难逐渐出现且进行性加重，考虑喉气管、纵隔肿瘤等，多见于年长儿。

（2）呼气性呼吸困难　呼气费力、呼气缓慢、呼气时间明显延长，肺部听诊提示以呼气相为主的干啰音，见于下呼吸道阻塞性疾病，主要由于肺泡弹性减弱和/或小支气管的痉挛或炎症所致。如呼吸困难呈发作性，听诊胸部可闻及哮鸣音，使用支气管舒张剂有效，提示为支气管哮喘急性发作。

（3）混合性呼吸困难　吸气、呼气均费力，呼吸困难较重，呼吸频率增快、深度变浅，听诊肺部常有呼吸音减弱或消失，可有病理性呼吸音。主要由于肺或胸膜病变使呼吸面积减少导致换气功能障碍所致。常见于广泛肺实质或肺间质病变，以及严重胸廓、膈肌、胸膜、神经－肌肉疾病，如重症肺炎、胸腔积液、纵隔肿物、重症肌无力（全身型）、皮肌炎等。混合性呼吸困难伴呼气相明显延长、桶状胸、肺泡呼吸音减弱、呼气时间延长，提示为阻塞性肺气肿。

2. 心源性呼吸困难　主要由左心和/或右心衰引起，尤其是左心衰竭时呼吸困难更为严重。心源性呼吸困难的特点：①有重症心脏疾病病史；②呼吸困难卧位时加重；③听诊肺底可闻及中细湿啰音；④心影异常，肺野充血或有肺水肿；⑤静脉压升高或正常，如伴随大量浆液性泡沫痰，往往提示急性左心衰竭。此外，肺炎、哮喘、贫血、输液过快等也可对心功能造成影响而出现呼吸困难表现。

3. 神经性呼吸困难　因颅脑疾病所致呼吸困难可见呼吸变慢变深，常伴鼾声和严重呼吸节律异常，如呼吸遏制、抽泣样呼吸等，可伴随意识障碍，或神经肌肉麻痹致通气不足引起呼吸困难等。

4. 中毒性呼吸困难　主要是由代谢性酸中毒、药物、化学毒物中毒等引起的。中毒性呼吸困难的特点包括：①各种酸中毒所致者多为深大呼吸，频率或快或慢，依据不同病因可有相应伴随症状，如呼出气有尿氨味提示尿毒症，呼出气有烂苹果味提示糖尿病酮症酸中毒；②化学毒物中毒或药物中毒，往往可追溯到相关病史，并有特殊体征。如亚硝酸盐中毒可见与呼吸困难不成比例的严重发绀，头晕无力、呼吸困难，重者出现昏迷、呼吸循环衰竭，血液呈黑紫色。

5. 精神性呼吸困难　主要表现为呼吸浅快，常伴叹息样呼吸，常因过度通气而出现口周、肢体麻木或手足搐搦等呼吸性碱中毒的表现。

6. 血源性呼吸困难　表现为呼吸表浅、急促、心率增快，可见重症贫血、大量失血、休克等疾病。

不同原因引起的呼吸困难的疾病诊断要点及处理见表2-5。

三、治疗

（一）西医治疗

由于引起呼吸困难的病因不同，很难有适用于所有呼吸困难的共同治疗模式，对任何原因引起的呼吸困难，最根本的治疗措施是针对病因治疗。对所有呼吸困难的患儿均应进行呼吸困难严重程度评估，并予急救处理。

1. 病因治疗　力求尽快明确病因，及时进行有效的对因治疗。对症治疗的同时，依据患儿病史、症状体征及实验室检查，对可能引起呼吸困难的病因进行诊断性治疗。

2. 对症治疗　识别患儿呼吸窘迫体征，进行呼吸困难严重程度判断，及时建立安全可靠的气道。不同原因引起的呼吸困难急诊处理见表 2-6。

（1）保持呼吸道通畅　清理呼吸道分泌物，保持嗅花位（耳屏与肩部呈一直线），开放气道，吸氧；呼吸节律改变、呼吸做功增强者，应及时给予机械通气。

（2）其他重要脏器支持　评估循环、神经系统等重要脏器，创伤患儿出现呼吸困难，需要考虑张力性气胸、心包填塞等梗阻性休克因素，应评估患儿循环功能，对休克进行液体复苏、解除梗阻等处理；中枢病变导致呼吸困难常由颅高压引起，需要发现颅高压体征并进行降颅压治疗。

（3）呼吸心跳停止　立即针对儿童基础生命支持进行心肺复苏。

表 2-5　常见儿童呼吸困难诊断及治疗

类型	病因	诊断要点	处理
上呼吸道梗阻	急性喉炎	声嘶、犬吠样咳嗽	肾上腺素雾化、皮质激素
	过敏反应	过敏原接触史，喉鸣、锁骨及胸骨上凹陷	肾上腺素雾化、皮质激素
	异物吸入	异物吸入史，刺激性呛咳，局限性哮鸣音	舒适体位、镇静耳鼻喉科会诊
下呼吸道梗阻	毛细支气管炎	婴幼儿发病，前驱感染史哮鸣音，湿性啰音	呼吸道护理，支气管舒张剂
	支气管哮喘	反复发作病史，弥漫性哮鸣音	支气管舒张剂、皮质激素
肺实质病变	肺炎（感染、吸入、化学性）	前驱感染史，吸入病史；湿性啰音；影像学肺部渗出	抗感染必要时正压通气
	肺水肿（急性呼吸窘迫综合征、心源性）	心源性呼吸困难：心脏病史，平卧时呼吸困难加重，肺底部湿性啰音，X 线片心影改变	无创呼吸支持血管活性药物利尿剂
呼吸控制异常	颅内压增高	呼吸节律改变，颅内压增高，库欣三联征如头痛、呕吐、视神经乳头水肿等	避免低氧血症及高碳酸血症，降颅压
	中毒、药物过量	呼吸节律改变；精神反应改变	拮抗剂
	神经肌肉疾病	神经系统异常体征，辅助呼吸肌参与呼吸运动	必要时呼吸支持
代谢性疾病	糖尿病酮症酸中毒	深大呼吸，高血糖、血酮体增高，酸中毒	无糖液体输注，胰岛素
心源性疾病	先天性心脏病、心力衰竭、心肌炎	心脏病病史，夜间阵发性呼吸困难，双肺底湿性啰音，心脏异常体征：心界扩大，心脏杂音等	强心、利尿、血管活性药
精神性疾病	癔症、焦虑症、抑郁症等	呼吸浅快，常伴叹息样呼吸，常因过度通气而出现口周、肢体麻木或手足搐搦等呼吸性碱中毒的表现，有情绪等诱因	心理支持、转移注意力、对症治疗等
全身其他因素	贫血	贫血貌，血红蛋白量下降	输注红细胞
	脓毒症、休克	感染指标升高，组织灌注异常	抗感染、抗休克、呼吸支持

表 2-6　危及生命的呼吸困难急诊处理

病因	急诊处理	注意事项
完全上呼吸道梗阻	环甲膜穿刺术	临时供氧手段，通气效果不佳，应尽快气管切开
异物	背部叩击 / 胸部按压（＜1 岁） Heimlich 手法腹部推挤法（＞1 岁） 喉镜去除异物	仅用于不能发声，严重窒息患儿 口咽部可见异物者尝试手指去除
上呼吸道梗阻（软组织引起）	压额抬颏 / 抬举下颌	
口咽 / 鼻咽通气道	可疑颈椎损伤应用抬举下颌法，口咽通气道仅应用昏迷患儿	
呼吸衰竭	面罩加压给氧	上呼吸道梗阻手法及工具开放气道失败者
	气管插管	需要持续面罩加压给氧患儿，完全声门下狭窄
张力性气胸	针刺减压（锁骨中线第 2 肋）	需要胸腔闭式引流
心脏压塞	心包穿刺放液	-
心律失常	药物 / 除颤复律	需要心电图及心动超声图检查
肺栓塞	溶栓	-

注：表 2-4、2-5、2-6 均引自陈伟明，陆国平 . 儿童呼吸困难处理 [J]. 中华实用儿科临床杂志，2018，9（33）：1366-1369.

（二）中医治疗

治疗首分虚实，次辨脏腑。"实喘者有邪，邪气实也；虚喘者无邪，元气虚也。"《景岳全书·喘促》提出"在肺为实，在肾为虚"。《临证指南医案·喘》提出辨证纲领。《类证治裁·喘症》提出"喘由外感者治肺，由内伤者治肾"的治疗原则。以邪实为主，先祛其邪；虚实夹杂者，标本兼治；喘脱危证，回阳固脱。喘病多由其他疾病发展而来，需审证求因，积极治疗原发病，治疗可参照相关章节。

第七节　发　绀

发绀（cyanosis）也称紫绀，是指血液中还原血红蛋白增多使皮肤和黏膜呈青紫色改变的一种临床表现。通常发生在唇、指（趾）、甲床等皮肤较薄、色素较少和毛细血管较丰富的部位。发绀作为一种临床症状，可由多种疾病引发。

中医学文献中虽未见"发绀"这一明确称谓，但"厥证""心悸""喘证""痹证""肺胀""胸痹"等多种病证均有以发绀为临床表现的证型。

一、病因与发病机制

（一）西医病因与发病机制

1. 西医病因　依据引起发绀的原因可将其分为血液中还原血红蛋白增加（真性发绀）和血液中存在异常血红蛋白衍生物（变性血红蛋白症）；而真性发绀又可细分为中心性发绀、周围性发绀、混合性发绀。

（1）中心性发绀　此类发绀的特点表现为全身性，除四肢及颜面外，也可累及躯干和黏膜的皮肤，受累部位的皮肤是温暖的。中心性发绀常见于以下疾病。

1）心性发绀　由于心脏与大血管之间存在异常通道，部分静脉血未通过肺进行氧合，即经异常通道进入体循环动脉血中，如分流量超过左心搏出量三分之一，即引起发绀，常见于发绀型先天性心脏病，如法洛四联症、艾森曼格综合征等。仅有下肢发绀时应考虑位于动脉导管前的主动脉缩窄；仅有上肢发绀时应考虑大血管转位合并动脉导管未闭。这些疾病导致的发绀在吸入纯氧后亦不能缓解，查体心脏阳性体征及心脏彩超等检查有助于鉴别诊断。

2）肺性发绀　由于呼吸功能不全，肺氧合作用不足，体循环血中还原血红蛋白含量增多。患儿常有呼吸困难体征，常见病因有：①气道阻塞：如新生儿后鼻孔闭锁、先天性喉气管畸形、胎粪吸入综合征、急性呼吸道梗阻；②肺部及胸腔疾病：以重症肺炎最常见，也可见于新生儿呼吸窘迫综合征、传染性非典型肺炎、肺水肿、支气管肺发育不良、气胸等；③神经肌肉疾病：中枢性呼吸抑制可引起呼吸暂停，如早产儿中枢神经发育不成熟、新生儿围产期缺氧、新生儿低血糖。

（2）周围性发绀　此类发绀由于周围循环血流障碍所致。特点是发绀常出现在肢体末端与下垂部位，受累部位皮肤是冷的，给予加温后发绀可减退。周围性发绀分类如下。

1）淤血性发绀　如右心衰竭、渗出性心包炎心脏压塞、缩窄性心包炎、血栓性静脉炎、上腔静脉阻塞综合征、下腔静脉曲张等。

2）缺血性发绀　如严重休克、暴露于寒冷中和血栓闭塞性脉管炎、雷诺病、肢端发绀症、冷球蛋白血症等。

（3）混合性发绀　中心性发绀和周围性发绀并存，如心力衰竭。

（4）变性血红蛋白血症　血红蛋白分子由珠蛋白及血红素组成，血红素包括原卟啉及铁元素，正常铁元素是二价铁，具有携氧功能；变性血红蛋白血症时，三价铁的还原血红蛋白增多，失去携氧能力，称为高铁血红蛋白血症，当血液中高铁血红蛋白达到 30g/L 时可出现发绀。

1）高铁血红蛋白血症　分为先天性和获得性。先天性指自幼即有发绀，而无心肺疾病及引起异常血红蛋白的其他原因。获得性常见于苯胺、亚硝酸盐、磺胺类等中毒所致发绀（肠源性发绀）。

2）硫化血红蛋白血症　也为获得性。服用某些含硫药物或化学品后，血液中硫化血红蛋白达到 5g/L 时可出现发绀。

2. 发病机制　皮肤和黏膜的颜色随血流颜色变化而变化，红细胞内含有血红蛋白因此血液是红色的。当血红蛋白和氧结合成为氧合血红蛋白时，血液呈现鲜红色；当血液释放出氧成为去氧血红蛋白时，颜色变为暗红。动脉和毛细血管里的血含氧合血红蛋白多而去氧血红蛋白少，因此颜色鲜红，透过薄黏膜和指甲时红色仍然明显。静脉血因含去氧血红蛋白多而氧合血红蛋

NOTE

白少，因此颜色暗红，透过皮肤时就呈现青紫色。

发绀是由于血液中还原血红蛋白的绝对量增加所致，还原血红蛋白浓度可用血氧的未饱和度来表示，正常血液中含血红蛋白为 15g/dL，能携带 20vol/dL 的氧，此种情况称为 100% 氧饱和度。当还原血红蛋白超过 50g/L 时皮肤和黏膜可出现发绀。

（二）中医病因病机

发绀可由多种疾病引起，病位主要在心，与肺、肝、脾、肾关系密切。病因多为小儿正气不足，脏腑功能失调，复感外邪或劳倦过度。发绀根本病机为心气不足、心阳亏虚，瘀血为其主要病理产物。临床表现多为本虚标实，虚实夹杂之证，病机演变多端。

心居胸中，为君主之官，其华在面，在体为脉，血液运行周身皆赖心阳之气推动。心气旺，则血液充盈、脉道通利，五脏六腑得以濡养。若禀赋不足，或外邪犯心，或劳倦过度，或他脏之疾累及心脉，耗损心气，甚者累及心阳，阳气鼓动无力，则气血运行不畅，瘀血由之而生，而见面色、舌唇、爪甲青紫，皮下瘀斑瘀点。

心主血，肺主气，心气不足，行血无力，心脉瘀阻，导致肺气壅滞，气失宣降，辅心行血的作用失调，则见胸痛、痛如针刺而有定处、脉涩，或见气短息促；肝藏血，主疏泄，心阳虚衰，血运受阻，或突遭情志刺激，致肝失疏泄，血结于内，肝之络脉不能受血于肝，则见头痛、两目黯黑、脉弦；若小儿素体脾气亏虚，久病失治，或心阳虚衰，累积于脾，则可致脾阳不振，而见饮食减少、少气懒言、自汗便溏等；小儿肾常不足，肾气亏虚，不能上资于心，可见面色㿠白、形寒肢冷、腰膝酸软等，进一步加重"气、虚、瘀"的演变。

发绀主要责之于"瘀"，凡能导致血液运行不畅或瘀滞不通的病理状态，皆可表现为发绀。

二、临床诊断

（一）诊断

1. 病史　询问既往有无心脏病、肺部疾病及有无特殊食物及药物摄入史，如食用泡菜后突然出现的发绀应考虑获得性高铁血红蛋白血症，无肺部或心脏疾病患儿出现发绀应考虑先天性高铁血红蛋白血症。

2. 临床表现　除了发绀之外，还需要注意以下情况。

（1）发绀出现时间　可分为早期发绀（出生 1 周内）及晚期发绀（出生 1 周后）。早期发绀常见于肺动脉瓣闭锁或严重狭窄、三尖瓣下移畸形等；晚期发绀常见于严重肺动脉瓣狭窄、主动脉瓣狭窄、法洛四联症等。

（2）发绀分布　仅下肢发绀，见于动脉导管未闭合并肺动脉高压、导管前型主动脉缩窄；仅上肢发绀，见于完全型大动脉错位合并动脉导管未闭，又称差异性发绀。

（3）伴随症状　①呼吸困难常见于严重心肺疾病、气道阻塞、气胸；②杵状指（趾）主要见于发绀型先天性心脏病及某些慢性肺部疾病；③意识障碍主要见于某些药物或化学物质中毒、休克、急性重症肺部感染或急性心功能衰竭等。

3. 体格检查　除观察患儿有无心肺疾病或胸廓疾病的体征、发绀部位的血液循环状况外，还要注意发绀的分布。中心性发绀常累及全身皮肤和黏膜；周围性发绀仅出现于血液循环障碍部位，尤其是肢体末端；痉挛性血管病变所致发绀一般呈两侧对称性分布，尤以双手手指明显；血管闭塞性疾病常呈非对称性分布，主要累及单侧下肢。

4.辅助检查

（1）血气分析　有助于鉴别发绀原因、判断患者缺氧程度，以及选择治疗方法。

（2）痰和血细菌培养　可明确肺部炎症所引起发绀的病原。

（3）肺功能　可了解患者是阻塞性通气功能障碍还是限制性通气功能障碍。

（4）心电图和超声心动图　有助于心脏疾病的诊断。

（5）血液等特殊检查　对发绀较深而一般情况尚好，心肺检查不能解释发绀原因者，应进行血液特殊检查，以确定有无异常血红蛋白存在，抽取的静脉血如呈深棕色，暴露于空气中或轻振荡后不能转为鲜红色，加入氰化钾或维生素C后始转为鲜红色者为高铁血红蛋白血症；如抽出的静脉血呈蓝褐色，在空气中振荡后不能变为红色也不能被氰化物所还原，则可能是硫化血红蛋白血症。血红蛋白电泳及分光镜检查也有助于本病的鉴别诊断。

（二）鉴别诊断

中心性发绀与周围性发绀：中心性发绀多发生在温度较高部位，如眼结膜、口腔黏膜或呈全身性，且多有呼吸系统、心血管系统、神经系统的改变；而周围性多为局限性及温度较低的部位，如四肢末端、鼻尖，多无其他系统的改变，SO_2、PaO_2多正常。

三、治疗

由于造成发绀的原因很多，应当积极寻找原发疾病，针对病因治疗，则发绀可自行消除。

（一）西医治疗

1.一般治疗　新生儿在护理时应注意保暖，青紫仅限于四肢末端、耳轮、鼻尖等体温较低部位的周围性发绀，保暖后即可改善。

2.病因及对症治疗

（1）婴幼儿全身性发绀伴有呼吸困难者，应考虑有羊水吸入（新生儿）、奶或呕吐物呛入，应立即吸出并给氧。疑有肺炎者给予抗生素治疗。

（2）针对新生儿呼吸窘迫综合征，给予正压通气，可预防肺不张，减少机械通气导致的肺损伤。

（3）手术产儿出现发绀并有呼吸困难或抽搐等，应考虑有颅内出血并作相应处理。

（4）全身性发绀并有心脏阳性体征者，应进一步除外先天性心脏畸形、膈疝或气管食管瘘等，与有关科室共同诊治。先天性心脏病可以选择手术处理。

（5）重度发绀伴呼吸困难者，需立即吸氧，合并心衰者，须抗心衰治疗。

（6）特殊治疗：糖皮质激素是治疗特发性肺含铁血黄素沉着症的有效药物，也可用于重症肺炎的治疗。肠源性发绀应给予亚甲蓝溶液或者大量维生素C注射。

（二）中医药治疗

当以"活血化瘀、畅通脉络"为主要原则。首先当积极治疗原发病，其次应当尽早治疗可能出现发绀的其他病证。若病机是气滞不畅导致的血瘀，则行气活血化瘀；若是气虚无力推动血行导致的血瘀，则补气活血化瘀；若是阳虚无力推动气血运行导致的血瘀，则温阳活血化瘀。临证需注意证型之间的相互转化，随证施治。

1.气滞血瘀型

临床症状：胸痛，头痛，胀闷走窜疼痛，或日久不愈，痛如针刺而有定处，两目黯黑，爪甲发紫，舌质暗红或有瘀斑、瘀点，脉涩或弦紧。

治法：行气活血化瘀。

方药：血府逐瘀汤加减。

常用药物：桃仁、红花、赤芍、川芎、牛膝、生地黄、当归、桔梗、枳壳、柴胡、甘草等。

2. 气虚血瘀型

临床症状：饮食减少，体倦肢软，少气懒言，面色淡白，皮下有瘀斑、瘀点，皮色淡紫，皮肤不荣，唇色、爪甲淡紫，舌质淡嫩，边有淡紫色瘀点，苔薄白，脉细涩。

治法：益气活血化瘀。

方药：补中益气汤加减。

常用药物：黄芪、人参、白术、当归、陈皮、升麻、柴胡、炙甘草、桃仁、红花等。

3. 阳虚血瘀型

临床症状：面色㿠白，形寒肢冷，气短息促，自汗，倦怠乏力，唇色、爪甲淡紫，舌质淡嫩，苔白，边有瘀斑、瘀点，脉沉细弱或结代或迟。

治法：温阳活血化瘀。

方药：参附汤合桃红四物汤加减。

常用药物：人参、制附子、桃仁、红花、熟地黄、川芎、当归、赤芍等。

四、预后

发绀的预后取决于病因。多数患儿发绀性疾病如早期发现、及时处理，预后良好。多数发绀型先天性心脏病患儿早期手术治疗预后较好。

第八节　呕　吐

呕吐（vomiting）是一种由于延髓的呕吐中枢或化学感受器触发区受到刺激而发生的保护性反射，是指通过胃的强烈收缩迫使上消化道甚至肠内容物经食管和口腔排出体外的过程。呕吐可以为单一症状，也可以是多种疾病的复杂症状之一。

呕吐见于中医学"呕""哕""吐"等描述中，中医学认为有声无物为哕，有物有声为呕，无声有物为吐，既是一个病名，也是一个症状。如果呕吐长期不愈，可变生疳证等。

一、病因与发病机制

（一）西医病因与发病机制

1. 西医病因

（1）消化系统疾病　①消化道器质性梗阻：先天性食管闭锁或狭窄、食管裂孔疝、幽门梗阻、肠重复畸形、肠套叠、消化道异物、先天性巨结肠、肛门闭锁等；②消化系统感染：胃肠炎、肝炎、肠寄生虫病、胰腺炎、腹膜炎和阑尾炎等；③消化道功能紊乱：胃食管返流病、消化性食管炎、食管壁静脉曲张、食物过敏等。

（2）感染性疾病　脓毒症、呼吸道感染、急性扁桃体炎、泌尿系感染等。

（3）中枢神经系统疾病　脑膜脑炎、缺氧性脑病、癫痫、颅内肿瘤、脑出血、高血压脑病及偏头痛等。

（4）心肾疾病　暴发性心肌炎、心肌病、心功能衰竭、肾功能不全等。

（5）内分泌疾病及遗传代谢性疾病　肾上腺皮质功能不全、代谢性酸中毒、低钠及高钠血症、低钾血症、酮症酸中毒、高氨血症、氨基酸代谢异常等。

（6）前庭功能异常　晕动症、迷路炎和梅尼埃病等。

（7）其他　各种药物、毒物及一氧化碳中毒等；喂养不当、周期性呕吐、精神性呕吐和神经性呕吐等。

2. 发病机制　呕吐是一种复杂的病理生理反射过程，可分为三个阶段，即恶心、干呕与呕吐。首先胃蠕动减弱，十二指肠张力增强，胃窦部持续收缩，腹肌急剧收缩，贲门括约肌舒张、胃体肌舒张，腹内压升高，胃内容物可通过贲门进入食道，膈肌收缩，食道肌肉舒张，声门关闭，上食道括约肌松弛，胸膜腔内压升高，导致食道内容物通过咽喉经口腔吐出体外。

（1）呕吐反射通路　主要包括以下部分：①呕吐感受器和传入神经：呕吐感受器主要来自消化系统，舌根、咽部、胃、肠、胆总管等都存在呕吐感受器。除了消化系统之外，生殖系统器官、视觉、味觉、嗅觉、内耳前庭位置感受器等受到刺激也可造成呕吐。传入神经主要为迷走神经及内脏神经传入纤维。②呕吐反射中枢：目前认为中枢神经系统的两个区域与呕吐反射相关。一是位于延髓背外侧的呕吐中枢，另一是化学感受器触发区（chemical trigger zone，CTZ）。③传出神经：包括迷走神经、交感神经、体神经和脑神经。呕吐中枢兴奋的同时可能会诱发其他自主性神经中枢的兴奋，所以呕吐时可能会发生面色苍白、流涎、多汗、呼吸急促、血压降低及心率缓慢等反应。

（2）呕吐分类　呕吐可分为两类：①反射性呕吐：呕吐感受器所受到的刺激经由迷走神经、交感神经、舌咽神经等的传入通路将神经冲动传导至位于延髓部位的呕吐中枢造成的呕吐。②中枢性呕吐：呕吐反射中枢直接受到刺激导致的呕吐，例如颅高压、颅内肿瘤、炎症直接刺激呕吐中枢，糖尿病酸中毒、尿毒症、肝衰竭等疾病的代谢产物及药物等刺激CTZ。中枢性呕吐表现为喷射性呕吐，但年龄较小的患儿较难分辨喷射性呕吐和非喷射性呕吐的区别。

（二）中医病因病机

呕吐的病因是多方面的，且常相互影响，兼杂致病。呕吐的病机无外乎虚实两大类，实者由外邪、饮食、痰饮、气郁等邪气犯胃，致胃失和降，胃气上逆而发；虚者由气虚、阳虚、阴虚等正气不足，使胃失温养、濡润，胃失和降，胃气上逆所致。一般来说，初病多实，日久损伤脾胃，中气不足，可由实转虚；脾胃素虚，复为饮食所伤，或成痰生饮，则因虚致实，出现虚实并见的复杂病机。但无论邪气犯胃，或脾胃虚弱，发生呕吐的基本病机都在于胃失和降，胃气上逆，病位在脾胃。

二、临床诊断

（一）诊断

呕吐病因复杂，需结合患儿年龄、病史特点、体格检查来鉴别，再进行必要的实验室检查来明确诊断。

1. 病史

（1）年龄　不同的年龄有不同的呕吐原因，例如新生儿时期需考虑先天性畸形、喂养不当。

（2）既往史　有无寄生虫病史，慢性肝炎、结核病、周期性呕吐及出生时窒息等。

2. 临床表现

（1）呕吐方式　①溢乳：婴儿喂奶后奶汁从口角少量溢出或吐出，也有少数婴儿有时从口和鼻喷出。在新生儿及婴儿时期，胃部肌肉尚未发育完善，胃呈水平位，贲门松弛，在喂养过多、进食时同时吞入大量空气或体位不当时胃内乳汁可从口角少量溢出。②一般呕吐：常伴有恶心，呕吐物量多少不定，呕吐物多为胃内容物，大多数由于胃肠炎或全身感染等造成。③喷射状呕吐：一般不伴恶心，大量胃内容物快速从口鼻喷涌而出，常见于幽门肥大性梗阻、胃扭转及颅内压增高或直接压迫呕吐中枢的中枢神经系统疾病（如颅内感染、肿瘤等）。④反复呕吐：呕吐可反复发作，常见于胃食管返流或周期性呕吐综合征。

（2）呕吐时间　详细询问呕吐前有无进食药物或特殊物质等病史非常有意义。呕吐与进食之间的关系对临床判断非常重要。进食后立即发生呕吐，绝大部分因为食道病变，如食道异物、食管闭锁或狭窄。进食30分钟后出现呕吐，病变多见于胃及幽门，如幽门肥厚性梗阻、胃炎、肠炎或食物中毒。下消化道梗阻者会在进食后的更晚期出现呕吐。呕吐与进食无关者，多见于消化道外疾病。此外，新生儿生后数小时出现呕吐，可能是分娩时咽下羊水，即咽下综合征；生后24～36小时后出现频繁呕吐，生后又没排便要考虑肛门或直肠闭锁；生后1～2周出现持续呕吐，伴体重增长不良，需警惕幽门肥厚性梗阻可能。

（3）呕吐物和性质　①呕吐物呈清亮或泡沫状黏液、未消化的奶或食物，多为贲门以上病变造成，可见于先天性食管闭锁或狭窄、食道炎、食道异物和贲门失弛缓症等。②呕吐物为奶凝块、胃内容物，多为幽门及胃部病变造成，可见于感染性疾病、胃肠道感染及幽门部位梗阻引起。③呕吐物为黄或绿色清亮黏液样，可混有少量奶块或食物，可见于功能性呕吐、先天性十二指肠闭锁或狭窄、环状胰腺和肠旋转不良。④呕吐物为黄绿色液混有少量食糜，见于高位空肠闭锁或粘连性肠梗阻及肠麻痹。⑤吐出物呈浅褐绿色带有粪汁，见于空回肠或结肠闭锁、巨结肠或肛门闭锁及低位消化道梗阻。⑥吐出物带血或呕血，可依据呕吐物中的含血量和颜色来判断。少量血液在胃酸作用下呈咖啡色，可见于新生儿咽下含母血的羊水或吸吮皲裂的乳头、新生儿维生素 K_1 缺乏症等；婴幼儿和儿童可见于食管裂孔疝、各种原因致反复呕吐；大量呕鲜红色血多见于门脉高压合并食管静脉曲张破裂或胃溃疡出血。

（4）伴随症状　原发病不同，伴随症状有所不同。消化道感染患儿可有腹痛、发热、腹泻等表现。颅内感染、颅内肿瘤者可出现头痛、抽搐、昏迷或神经系统阳性体征。消化道溃疡、肠套叠、坏死性肠炎、梅克尔憩室炎、过敏性紫癜等可有血便或呕血。

3. 体格检查　在全面体检的基础上，应特别注意有无腹胀，腹部压痛反跳痛、腹肌紧张、肠鸣音是否正常等腹部体征及神经系统查体，注意有无脱水体征。

4. 辅助检查　血尿粪便常规、血气分析、肝肾功能等；怀疑颅内感染时可行脑脊液检查；怀疑遗传性疾病时可行遗传病筛查；腹部立位 X 线片可帮助鉴别有无消化道梗阻，消化道造影可鉴别有无先天性消化道畸形；疑为颅内出血、颅内占位病变时可做头颅 CT、MRI 等检查。

（二）鉴别诊断

呕吐为儿科常见症状之一，诊断过程中常因病史描述不清、症状不典型、查体不配合，容易出现漏诊、误诊，特别是针对一些以呕吐为首发症状的罕见危重病例。例如当患儿出现呕吐同时伴有血糖升高时，询问病史时需注意有无多饮多尿病史，需警惕酮症酸中毒；暴发性心肌炎患儿经常以呕吐为首发症状，查体时需仔细听诊心音，注意呼吸、精神状况，怀疑该疾病时应尽快行心肌标志物、心电图、心脏超声等检查。在临床诊治过程中，对于呕吐的诊治需慎之又慎。

三、治疗

（一）西医治疗

1. 病因治疗　积极治疗原发病。若喂养不当，应纠正不合适的喂养方法。停用引起呕吐的药物、食物。

2. 饮食治疗　有严重呕吐的患儿可先暂时禁食 4～6 小时（不禁水）。如果患者不再呕吐，可以继续或尽快恢复原来的饮食，由少到多，由稀到稠，喂食与患儿年龄相适应的易消化饮食，避免进食高糖食物、碳酸饮料等。

3. 药物治疗　对于因儿童急性胃肠炎而呕吐的患儿，可予以多潘立酮治疗，该药是一种周围性多巴胺拮抗剂，能促进胃排空，因而有较好的止吐作用。剂量：每次 0.3mg/kg，每日 3 次，餐前 15～30 分钟口服。多潘立酮单纯作用于胃，不作用于肠，因而无腹痛腹泻等副作用，但对婴儿由于其血脑屏障通透性高，仍要慎用。其他尚有氯丙嗪（冬眠灵），有镇静及止吐作用，剂量：每次 0.5～1mg/kg，口服或肌内注射。甲氧氯普胺（胃复安），口服 0.2～0.3mg/（kg·d），分 3 次餐前 30 分钟口服；肌内注射（必要时）：0.1～0.2mg/（kg·次）。维生素 B_6，剂量：新生儿每次 50～100mg，婴儿或儿童每次 50～250mg，每日 1～2 次，肌内注射、静脉注射或口服。患者如果存在反复、剧烈呕吐，可静脉予 H_2 受体拮抗剂（西咪替丁）或质子泵抑制剂（奥美拉唑）保护胃黏膜。肿瘤患者在接受化疗时可因化疗药物造成呕吐，可予 5-HT_3 受体拮抗剂（帕洛诺司琼、昂丹司琼）联合地塞米松止吐，如果患儿年龄大于 6 个月，还可加用阿普斯坦口服。

4. 液体疗法　呕吐可造成脱水、酸碱失衡和电解质紊乱，严重呕吐患儿者甚至可能造成休克，应及时给予补液纠正水电解质失衡。口服补液盐在急性胃肠炎患儿中推荐作为一线疗法，但如果患儿在口服或鼻饲补液时仍持续呕吐，或者口服补液盐不能有效改善脱水，须立即予静脉补液，静脉补液可用含钠的葡萄糖溶液维持输注，改善低血糖，可适当给予碱性液体，见尿后适量补钾。在纠正脱水时，应依据患儿的脱水程度、酸碱失衡及电解质水平调整液体疗法。

5. 对症治疗　溢乳婴儿应改善哺乳方法，哺乳时注意采取正确的婴儿体位，哺乳后将其抱起，伏在成人肩上同时拍背，使胃中气体充分排出。

呕吐诊断处理流程见图 2-1。

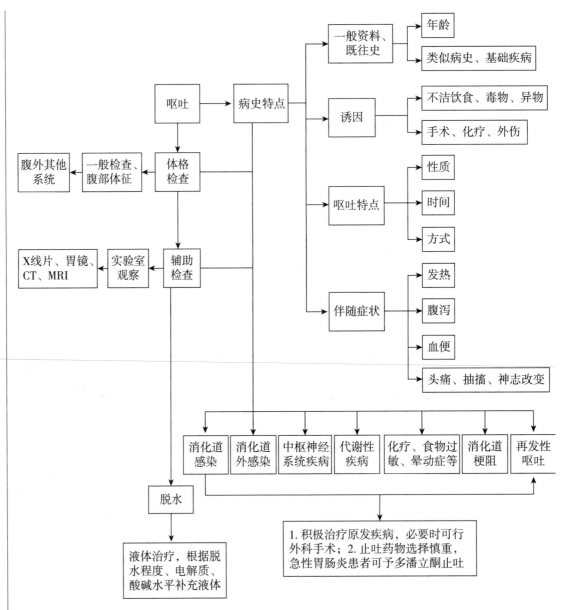

图 2-1 呕吐诊断处理流程

（二）中医治疗

治疗原则为和胃降逆止呕。但应分虚实辨证论治，实者重在祛邪，分别施以解表、消食、化痰、理气之法，辅以和胃降逆之品以求邪去胃安呕止之效；虚者重在扶正，分别施以益气、温阳、养阴之法，辅以降逆止呕之药，以求正复胃和呕止之功；虚实并见者，则予攻补兼施。详见《中医儿科学》等相关章节。

第九节　腹　泻

腹泻（diarrhea）是指以大便次数增多和（或）大便性状改变为特点的一组消化道综合征，是由多病原、多因素引起的一种全球性多发病。6 个月～2 岁的婴幼儿发病率高，是造成儿童营养不良、生长发育障碍及 5 岁以下儿童死亡的常见原因之一。重症腹泻是指具有腹泻并伴有重度脱水，或明显中毒症状如烦躁、精神萎靡、嗜睡、面色苍白、高热或体温不升的疾病。

中医学称本病为"泄泻"，重型可发展为"厥脱"。古代医籍对泄泻论述较多，《素问·阴阳应象大论》已有"春伤于风，夏生飧泄""湿胜则濡泄"等记载。由于小儿稚阳未充，稚阴未长，患病后更易损阴伤阳发生变证。重症泄泻患儿泄下过度，易于伤阴耗气，出现气阴两伤，甚至阴伤及阳，导致阴竭阳脱的危重证候。

一、病因与发病机制

（一）西医病因与发病机制

1. 西医病因　引起儿童腹泻的常见病因包括感染因素和非感染因素两大类。

（1）感染因素　肠道内感染可由病毒、细菌、真菌、寄生虫等引起，以病毒和细菌多见。

1）病毒感染　病毒性腹泻常见病原有呼肠病毒科 RV 属的轮状病毒、杯状病毒科的诺如病毒属和札如病毒属，另外还有星状病毒、肠道腺病毒、柯萨奇病毒、埃可病毒、人博卡病毒等。

2）细菌感染（不包括法定传染病）　①致腹泻大肠埃希菌：如致病性大肠埃希菌、产毒性大肠埃希菌、侵袭性大肠埃希菌、出血性大肠埃希菌、黏附 - 集聚性大肠埃希菌。②其他细菌：空肠弯曲菌、耶尔森菌、沙门菌（主要为鼠伤寒和其他非伤寒、副伤寒沙门菌）、嗜水气单胞菌、难辨梭状芽孢杆菌、金黄色葡萄球菌、铜绿假单胞菌、变形杆菌等均可引起腹泻。③真菌：致腹泻的真菌有念珠菌、曲霉菌、毛霉菌，婴儿以白色念珠菌多见。④寄生虫：常见为蓝氏贾第鞭毛虫、阿米巴原虫和隐孢子虫等。⑤肠道外感染：肠道外感染亦可产生腹泻症状，如患呼吸道感染、泌尿系感染、皮肤感染时，可由于发热、感染原释放毒素、抗生素治疗、直肠局部激惹（如膀胱炎、阑尾周围脓肿等）而并发腹泻。

（2）非感染因素

1）饮食因素　①喂养不当可引起腹泻，如喂养不定时、食量不当、突然改变食物种类、过早喂给超年龄段的食品等引起腹泻；②过敏性腹泻，如对牛奶蛋白或大豆蛋白等某些食物过敏引起腹泻；③原发性或继发性双糖酶缺乏或活性降低，肠道对糖的消化吸收不良引起腹泻。

2）气候因素　气候突然变化，腹部受凉使肠蠕动增加；天气过热消化液分泌减少，或因口渴饮奶、饮冷过多等都可能诱发消化功能紊乱致腹泻。

2. 易感因素　腹泻在儿童尤其是婴幼儿中发病率较高，此年龄段具有一些自身易感因素。

（1）消化系统发育未成熟　婴幼儿胃酸和消化酶分泌偏少，酶活力偏低。婴儿神经调节、内分泌、循环、肝、肾功能发育相对不成熟。消化道不能适应食物质和量的较大变化，容易发生消化道功能紊乱。

（2）生长发育快，所需营养物质相对较多　尤其婴儿食物以液体为主，入量较多，胃肠道负担重。

（3）机体及肠黏膜免疫功能不完善　①婴儿胃酸分泌偏少，胃排空较快，对进入胃内的细菌杀灭能力较弱；②血清免疫球蛋白（尤其是 IgM、IgA）和胃肠道分泌型 IgA 均较低。

（4）肠道菌群失调　婴幼儿尚未建立正常肠道菌群，改变饮食或滥用广谱抗生素，均可使肠道内环境改变，导致正常菌群平衡失调而易患腹泻。

（5）人工喂养　母乳中含有大量体液因子（SIgA、乳铁蛋白）、巨噬细胞和粒细胞、溶菌酶、溶酶体等，有较强的抗肠道感染作用。动物乳中虽有上述某些成分，但在加热加工过程中容易被破坏，而且人工喂养的食物和食具易受污染，故人工喂养儿童肠道感染发生率明显高于母乳喂养。

3. 发病机制　①肠腔内存在大量不能吸收的具有渗透活性的物质导致渗透性腹泻；②肠腔内电解质分泌过多导致分泌性腹泻；③炎症所致的液体大量渗出的渗出性腹泻；④肠道蠕动功能异常导致的肠道功能异常性腹泻。但临床上很多腹泻并非由单一机制引起，而是在多种机制共同作用下发生的。

（1）感染性腹泻

1）病毒性肠炎　各种病毒侵入肠道后，在小肠绒毛顶端的柱状上皮细胞上复制，细胞发生空泡变性、坏死，微绒毛肿胀、排列紊乱、变短，受累的肠黏膜上皮细胞脱落，导致小肠黏膜重吸收水分和电解质能力受损，肠液在肠腔内大量积聚而导致腹泻。同时，受损的肠黏膜细胞分泌双糖酶不足，使糖类消化不全，肠液渗透压增高，微绒毛破坏亦可导致钠转运功能障碍。

2）细菌性肠炎　①肠毒素性肠炎：产肠毒素的细菌均可引起分泌性腹泻。病原体侵入肠道后，在肠腔内繁殖，并释放肠毒素，包括不耐热肠毒素（heat-labile enterotoxin，LT）和耐热肠毒素（heat stable enterotoxin，ST），LT 与小肠上皮细胞膜上的受体结合激活腺苷酸环化酶，使三磷腺苷（ATP）转变为环磷酸腺苷（cyclic adenosine monophosphate，cAMP），抑制 Na^+、Cl^- 和水的吸收，促进肠腺分泌 Cl^-；ST 则通过激活鸟苷酸环化酶，使环磷酸鸟苷（cGMP）产生增多，使肠上皮细胞减少 Na^+ 和水的吸收，促进 Cl^- 分泌，导致小肠液总量增多超过吸收限度而发生腹泻。②侵袭性肠炎：各种侵袭性细菌感染可引起渗出性腹泻，如志贺菌属、沙门菌属、侵袭性大肠埃希菌、空肠弯曲菌、耶尔森菌等均可直接侵袭小肠或结肠肠壁，使黏膜充血、水肿，炎症细胞浸润，引起渗出和溃疡等病变。粪便中可排出大量白细胞和红细胞，并出现全身中毒症状。

（2）非感染性腹泻　当过量进食或食物成分不适当时，食物不能充分消化和吸收而积滞在小肠上部，肠腔内酸度降低，有利于肠道下部的细菌上移、繁殖。食物发酵和腐败，分解产生的短链有机酸使肠腔内渗透压增高。腐败的毒性产物刺激肠壁，使肠蠕动增加，导致腹泻。

（二）中医病因病机

中医学认为泄泻病位在脾胃。脾主运化精微、升清，胃主受纳水谷、降浊，若各种因素导致脾失运化，清浊升降失常，水反为湿，谷反为滞，清气下陷，湿渍大肠而发为泄泻。如外感风寒，可致风寒泻；湿热浸淫，可致湿热泻；乳食停积，可致伤食泻；脾胃虚弱，可致脾虚泻；日久由脾及肾则为脾肾阳虚泻。若平素体虚，利下过度，或邪甚伤津，可出现气阴两伤，阴伤及阳，甚则出现阴竭阳脱的危重病证。

二、临床诊断

（一）诊断

1. 临床表现　依据家长和看护者对患儿大便性状改变和次数比平时增多的主诉可以作出腹泻诊断。不同病因引起的腹泻常具有不同的临床特点。故临床面对腹泻患儿常需判断病程、严重程度及可能的病因。依据病程的长短，临床可将腹泻分为三类，急性腹泻：病程 ≤ 2 周；迁延性腹泻：病程为 2 周至 2 个月；慢性腹泻：病程 ≥ 2 个月。

（1）急性腹泻

1）轻型　以胃肠道症状为主，食欲不振，偶有溢乳或呕吐，大便次数增多，但每次大便量不多，稀薄或带水，呈黄色或黄绿色，有酸味，常夹奶片和泡沫。无脱水及全身中毒症状，多在数日内痊愈。

2）重型　常急性起病，或由轻型逐渐加重、转变而来，除有较重的胃肠道症状如食欲低下，呕吐，腹泻频繁，大便每日十余次至数十次，多为水样便，可夹有黏液、血便，还有较明显的脱水，电解质紊乱及全身感染中毒症状，如发热、精神烦躁或萎靡、嗜睡，甚至昏迷、休克。水、电解质及酸碱平衡紊乱可出现眼窝、囟门凹陷、尿少泪少、皮肤黏膜干燥、弹性下降，甚至血容量不足引起的末梢循环改变；代谢性酸中毒的患儿表现为不同程度的精神不振、口唇樱红、呼吸深大、呼出气凉而且有丙酮味等，但婴儿症状可不典型。缺钾时可表现为精神不振、无力、腹胀、心律失常、碱中毒等。低钙或低镁时，可表现为手足搐搦和惊厥等。

（2）迁延性、慢性腹泻　病因复杂，感染、食物过敏、酶缺陷、免疫缺陷、药物因素、先天性畸形等均可引起。以急性腹泻未彻底治疗或治疗不当、迁延不愈最为常见。营养不良儿童患病率高，其患腹泻时易迁延不愈，持续腹泻又加重了营养不良，两者互为因果，最终引起免疫功能低下，继发感染，形成恶性循环，导致多脏器功能异常。对于迁延性、慢性腹泻的病因诊断，必须详细询问病史，全面体格检查，正确选用有效的辅助检查。对慢性腹泻还须评估消化吸收功能、营养状况、生长发育等。

（3）几种常见病因腹泻的特点

1）轮状病毒肠炎　轮状病毒是婴儿腹泻常见病原，呈散发或小流行，经粪－口传播，也可通过气溶胶形式经呼吸道感染而致病。潜伏期1～3天，多发生在6～24个月婴幼儿。起病急，常伴发热和上呼吸道感染症状，多无明显感染中毒症状。病初1～2天可有呕吐，随后腹泻。大便次数多、水分多，呈黄色水样或蛋花样便，夹少量黏液，无腥臭味，常并发脱水、电解质紊乱及代谢性酸中毒。轮状病毒感染亦可侵犯多个系统，包括神经、呼吸、心血管、肝胆、血液等。本病为自限性疾病，自然病程3～8天，少数迁延。粪便镜检偶有少量白细胞，感染后1～3天即有大量病毒自大便中排出，最长可达6天。病毒较难分离，有条件可直接用电镜检测病毒，用ELISA法或胶体金法检测病毒抗原，或PCR及核酸探针技术检测病毒抗原。

2）诺如病毒肠炎　全年散发，暴发高峰多见于寒冷季节（11月至第2年2月），因为常呈暴发性，易造成突发公共卫生问题。潜伏期12～36小时，起病急，可有阵发性腹痛、恶心、呕吐和腹泻，全身症状有发热、头痛、肌肉痛、乏力等。吐泻频繁者可发生脱水、代谢性酸中毒、低钾血症。粪便及周围血象检查一般无特殊发现。

3）产毒性细菌引起的肠炎　多发生在夏季。潜伏期1～2天，起病较急。轻症仅大便次数稍增，性状轻微改变。重症腹泻频繁，呈水样或蛋花样便混有黏液，镜检无白细胞。若伴呕吐，常发生脱水、电解质和酸碱平衡紊乱。

4）侵袭性细菌引起的肠炎　侵袭性细菌包括侵袭性大肠埃希菌、空肠弯曲菌、耶尔森菌、鼠伤寒杆菌等，全年均可发病，多见于夏季。潜伏期长短不等。常引起志贺杆菌性痢疾样病变。起病急，腹泻频繁，大便呈黏液状，带脓血，有腥臭味，常伴恶心、呕吐、腹痛和里急后重等症状，可出现严重的中毒症状如高热、意识改变，甚至感染性休克。大便镜检有大量白细胞及数量不等的红细胞。粪便细菌培养可找到相应致病菌。其中空肠弯曲菌常侵犯空肠和回肠，有

NOTE

脓血便，且腹痛剧烈，易被误诊为阑尾炎，亦可并发严重的小肠结肠炎、败血症、脑膜炎、心内膜炎、心包炎等。耶尔森菌小肠结肠炎，多发生在冬季和早春，可引起淋巴结肿大，亦可产生肠系膜淋巴结炎，症状可与阑尾炎相似，也可引起咽痛和颈淋巴结炎。鼠伤寒沙门菌小肠结肠炎，有胃肠炎型和败血症型，新生儿和1岁以下婴儿尤易感染，新生儿多为败血症型，常引起暴发流行。

5）出血性大肠埃希菌肠炎　大便次数增多，开始为黄色水样便，后转为血水便，有特殊臭味。大便镜检有大量红细胞，常无白细胞。常伴腹痛，个别病例可伴发溶血尿毒综合征和血小板减少性紫癜。

6）真菌性肠炎　多为白色念珠菌所致，2岁以下婴儿多见。常并发于其他感染或肠道菌群失调时。病程迁延，常伴鹅口疮。表现为大便次数增多，黄色稀便，泡沫较多带黏液，有时可见豆腐渣样细块（菌落）。大便镜检有真菌孢子和菌丝。

（4）脱水程度的分度与评估　见表2-7。

表 2-7　脱水程度分度与评估

脱水程度	轻度	中度	重度
丢失体液比例（占体重%）	< 5	5～10	> 10
精神状态	稍差	萎靡或烦躁	嗜睡、甚至昏迷
皮肤弹性	尚正常	差	极差
黏膜	稍干燥	干燥	明显干燥
前囟和/或眼窝	稍有凹陷	凹陷	明显凹陷
肢端	尚温暖	稍凉	凉或发绀
尿量	偏少	明显少	无尿
脉搏	正常	增快	明显增快并偏弱
血压	正常	正常或偏低	降低、甚至休克

2. 辅助检查　对中、重度脱水患儿应进行电解质及血气分析等检查，以了解脱水性质、有无酸中毒等。

（二）鉴别诊断

可依据大便常规有无白细胞将腹泻分为两类。

1. 大便无或偶见少量白细胞者　为侵袭性细菌以外的病因（如病毒、非侵袭性细菌、喂养不当等）引起的腹泻，应与下列情况鉴别。

（1）生理性腹泻　多见于6个月以内婴儿，外观虚胖，常有湿疹，生后不久即出现腹泻，除大便次数增多外别无他症，食欲好，不影响生长发育。此类腹泻可能为乳糖不耐受的一种特殊类型，添加辅食后，大便即逐渐转为正常。

（2）导致小肠消化吸收功能障碍的各种疾病　如双糖酶缺乏、过敏性腹泻、失氯性腹泻、原发性胆酸吸收不良、短肠综合征等，可依据各病特点进行粪便酸度、还原糖检测、查找食物过敏原等检查方法加以鉴别。

2. 大便有较多白细胞者　常由各种侵袭性细菌感染所致，仅凭临床表现难以区别，必要时应进行大便细菌培养、细菌血清型和毒性检测，需与下列疾病鉴别。

（1）细菌性痢疾　常有流行病学病史，起病急，全身症状重。便次多，脓血便伴里急后重，大便镜检有较多脓细胞、红细胞和吞噬细胞，大便细菌培养有志贺痢疾杆菌生长。

（2）坏死性肠炎　中毒症状较重，腹痛、腹胀、频繁呕吐、高热，大便暗红色糊状，渐出现赤豆汤样血便，常伴休克。腹部 X 线摄片小肠局限性充气扩张，肠间隙增宽，肠壁积气等。

三、治疗

（一）西医治疗

原则：调整饮食，预防和纠正脱水，合理用药，加强护理，预防并发症。

1. 急性腹泻的治疗

（1）饮食疗法　应强调继续饮食，满足生理需要，补充疾病消耗。应依据疾病的特殊病理生理状况、个体消化吸收功能和平时的饮食习惯进行饮食种类、数量的合理调整。由少到多，由稀到稠，喂食与患儿年龄和病情相适应的易消化饮食，逐渐恢复原来已经熟悉的饮食。有严重呕吐者可暂时禁食 2～4 小时，待好转后继续进食。病毒性肠炎可能有继发性双糖酶（主要是乳糖酶）缺乏，对疑似病例可以改喂淀粉类食品，或去乳糖配方奶粉，腹泻停止后逐渐恢复正常饮食。

（2）纠正水、电解质紊乱及酸碱失衡　口服补液盐（oral rehydration salts，ORS）可用于腹泻时预防脱水及纠正轻、中度脱水。轻度脱水口服液量 50～80mL/kg，中度脱水 80～100mL/kg，于 8～12 小时内将累积损失量补足。因 ORS 为 2/3 张液，故新生儿和有明显呕吐、腹胀、休克、心肾功能不全等患儿不宜采用口服补液。目前临床上有 1/2 张的新型 ORS，与 2/3 张 ORS 相比呕吐、高血钠等副作用明显减少。

静脉补液适用于中度以上脱水、吐泻严重或腹胀的患儿。输入溶液的成分、量和滴注持续时间必须依据脱水程度和性质决定，同时要注意个体化，结合年龄、营养状况、自身调节功能而灵活运用。

1）第 1 天补液　①总量：包括补充累积损失量、继续损失量和生理需要量，一般轻度脱水为 90～120mL/kg、中度脱水为 120～150mL/kg、重度脱水为 150～180mL/kg，对少数营养不良、肺炎及心肾功能不全的患儿尚应依据具体病情分别作较详细的计算。②溶液种类：溶液中电解质溶液与非电解质溶液的比例应依据脱水性质（等渗性、低渗性、高渗性）分别选用，一般等渗性脱水用 1/2 张含钠液、低渗性脱水用 2/3 张含钠液、高渗性脱水用 1/3 张含钠液。若临床判断脱水性质有困难时，可先按等渗性脱水处理。③输液速度：主要取决于脱水程度和继续损失的量和速度，对重度脱水有明显周围循环障碍者应先快速扩容，20mL/kg 等张含钠液，30～60 分钟内快速输入，总量不超过 200mL。累积损失量（扣除扩容液量）一般在 8～12 小时内补完，每小时 8～10mL/kg。脱水纠正后，补充继续损失量和生理需要量时速度宜减慢，于 12～16 小时内补完，约每小时 5mL/kg。若吐泻缓解，可酌情减少补液量或改为口服补液盐。④纠正代谢性酸中毒：因输入的混合溶液中已含有一部分碱性溶液，输液后循环和肾功能改善，酸中毒即可纠正。也可依据临床症状结合血气测定结果，另加碱性液纠正。对重度代谢性酸中毒可用 1.4% 碳酸氢钠扩容，兼有扩充血容量及纠正酸中毒的作用。⑤纠正低钾：有尿或来院前 6 小时内有尿即应及时补钾；浓度不应超过 0.3%；补钾速度不可过快，每日静脉补钾时间不应少于 8 小时。细胞内的钾浓度恢复正常要有一个过程，因此一般静脉补钾要持续 4～6 天。能口服时可改为口服补充。⑥纠正低钙、低镁：出现低钙抽搐症状时可用 10% 葡萄糖酸钙（每次 1～2mL/kg，最大量 ≤ 10mL）加葡萄糖稀释后静注。如果经补充钙剂抽搐不缓解或伴有低镁者，用 25% 硫酸镁按每次 0.1～0.2mL/kg 深部肌内注射，每日 2～3 次，症状缓解后停用。

2）第二天及以后的补液　经第一天补液后，脱水和电解质紊乱已基本纠正，第二天及以后主要是补充继续损失量（防止发生新的累积损失）和生理需要量，继续补钾，供给热量。一般可改为口服补液盐。若腹泻仍频繁或口服量不足者，仍需静脉补液。

（3）药物治疗

1）控制感染　①病毒及非侵袭性细菌所致腹泻，一般不用抗生素，应合理使用液体疗法，选用微生态制剂和黏膜保护剂。如伴有明显中毒症状不能用脱水解释者，尤其是对重症患儿、新生儿、婴儿和衰弱患儿（免疫功能低下）应选用抗生素治疗。②侵袭性细菌感染所致腹泻，应先依据临床特点，针对病原经验性选用抗菌药物，再依据大便细菌培养和药敏试验结果进行调整。

2）微生态疗法　有助于恢复肠道正常菌群的生态平衡，抑制病原菌定植和侵袭，控制腹泻。常用双歧杆菌、嗜酸乳杆菌、布拉氏酵母菌、蜡样芽孢杆菌等制剂。

3）肠黏膜保护剂　能吸附病原体和毒素，维持肠细胞的吸收和分泌功能，与肠道黏液糖蛋白相互作用可增强其屏障功能，阻止病原微生物的攻击，如蒙脱石粉。

2. 迁延性和慢性腹泻治疗　因迁延性、慢性腹泻常伴有营养不良和其他并发症，病情较为复杂，必须采取综合治疗措施。

（1）积极寻找引起病程迁延的原因　针对病因进行治疗，切忌滥用抗生素，避免顽固的肠道菌群失调。

（2）预防水电解质紊乱　预防和治疗脱水，纠正电解质及酸碱平衡紊乱。

（3）营养治疗　此类患儿多有营养障碍，禁食对机体有害，合理安排饮食、继续喂养对促进疾病恢复有益。继续母乳喂养，人工喂养儿应调整饮食，保证足够热量，又不增加胃肠负担。双糖不耐受患儿治疗应注意减少饮食中的双糖负荷，可采用不含乳糖乳品或去乳糖配方奶粉等。过敏性腹泻患儿应改用其他不过敏的饮食。要素饮食是肠黏膜受损伤患儿最理想的食物，系由氨基酸、葡萄糖、中链甘油三酯、多种维生素和微量元素组合而成，应用时的浓度和量视患儿临床状态而定。少数严重患儿不能耐受口服营养物质者，可采用静脉高营养。推荐方案为：脂肪乳剂每日 2～3g/kg，复方氨基酸每日 2～2.5g/kg，葡萄糖每日 12～15g/kg，电解质及多种微量元素适量，液体每日 120～150mL/kg，热卡每日 50～90kcal/kg，好转后改为口服。

（4）药物治疗　抗生素仅用于确定病原的感染患儿，并依据药物敏感试验选用。补充微量元素和维生素，如锌、铁、烟酸及维生素 A、B_{12}、B_1、C 和叶酸等，有助于肠黏膜的修复。合理应用微生态调节剂和肠黏膜保护剂。

（二）中医治疗

参考《中医儿科学》相关章节。

第十节　消化道出血

消化道出血（gastrointestinal bleeding，GIB）指食管到肛门之间消化道的出血。而消化道以十二指肠悬韧带（也称为"屈氏韧带"）为界，其上的部位出血称上消化道出血，包括食管、胃、十二指肠、胆管和胰腺等病变引起的出血；其下的部位出血称为下消化道出血，包括小肠、结直肠出血。临床以上消化道出血更为常见，下消化道出血以大肠出血常见。轻者可无临床症状，仅表现为大便潜血阳性；重者可表现为呕血、便血或黑粪，也可以表现为头晕、乏力、晕厥等不典型症状。危险性消化道出血，指血容量减少20%以上，常表现为大量呕血、黑便、失血性周围循环衰竭、贫血、氮质血症、发热等，病情严重者可危及生命。消化道溃疡出血患儿数量占所有儿科上消化道出血患儿的首位，其中又以十二指肠溃疡或穿孔导致的出血为主，急性危险性上消化道出血的病死率或潜在的死亡风险极高，占全部上消化道出血的20%～30%。

本病属于中医学的"血证"范畴。早在《黄帝内经》即对呕血、便血等病证作了记载。《金匮要略·惊悸吐衄下血胸满瘀血病脉证治》最早记载了泻心汤、柏叶汤、黄土汤等治疗吐血、便血的方剂。《先醒斋医学广笔记·吐血》提出了著名的治吐血三要法，强调了行血、补肝、降气在治疗吐血中的重要作用。《血证论》是论述血证的专著，提出了通治血证的四法即止血、消瘀、宁血和补血。

一、病因与发病机制

（一）西医病因与发病机制

1. 出血和凝血障碍的血液病　如新生儿自然出血、缺乏维生素K、血小板减少性紫癜、再生障碍性贫血、过敏性紫癜、血友病、白血病等。

2. 感染性疾病　如新生儿败血症、坏死性小肠结肠炎、钩虫病或血吸虫病、流行性出血热、阿米巴痢疾、细菌性痢疾、肠结核、肠伤寒出血、胆道感染出血等。

3. 胃肠道局部病变出血　常见病因有食管静脉曲张（门静脉高压）、食管炎、食管黏膜撕裂症、胃炎、消化性溃疡、异位、胰腺组织、肠息肉脱落、胃肠道血管瘤、肠重复畸形、肛裂、痔疮等。

4. 急腹症出血　如新生儿肠扭转（肠旋转不良症）、休克性肠绞窄及少见的无痛性肠套叠（症状以休克及出血为主）等。

5. 血管畸形　如肝外门静脉畸形的Abernethy畸形、动静脉瘘畸形、憩室等。

（二）中医病因病机

由于饮食不节，胃中积热，熏灼血络，迫血妄行而致；或情志过极，郁怒伤肝，肝郁化火，致火盛气逆犯胃，损伤胃络，迫血妄行而成吐血、便血；或因劳倦过度或病久，导致脾虚气弱，血失统摄而成吐血、便血；或肝病日久、气滞血瘀，或胃痛缠绵，久痛伤络，致胃络瘀阻，血不循经而致出血。总之，火热熏灼、迫血妄行及气虚不摄、血溢脉外是导致吐血、便血的关键病机。此外，出血之后，已离经脉而未排出体外的血液，留积体内，蓄结而为瘀血，妨碍新血的生成及气血的正常运行。

NOTE

二、临床诊断

（一）诊断

1.临床症状

（1）呕血和便血　上消化道急性大量出血多数表现为呕血，多呈咖啡样胃内容物，如出血速度快、出血量大，则为暗红色，甚至鲜红色，可有血凝块。上消化道出血后均有黑便，即柏油样便。当出血量大、在肠道停留时间短，可呈暗红色血便。下消化道出血以血便为主，血便的色泽、性状取决于出血部位、出血量、出血速度及在肠道内停留的时间。高位下消化道出血在肠内停留过久，也可呈柏油样便。左半结肠及结肠出血，为鲜红色便。

（2）周围循环障碍　消化道急性大出血可使循环血容量迅速减少而导致周围循环衰竭，表现为头晕、乏力、心悸、恶心、晕厥、肢体冷、面色苍白、脉速、血压降低；出现休克时，伴有烦躁不安、精神萎靡、四肢湿冷、呼吸急促、意识障碍、少尿或无尿。

（3）贫血　大量出血后均有失血性贫血，贫血出现的速度和程度主要取决于失血的程度。出血早期由于出现周围血管收缩、红细胞再分布等生理调节外，外周血血红蛋白浓度、红细胞计数与血细胞比容可无明显变化。慢性消化道出血可能仅表现为贫血等。

（4）发热　多数患者在24小时内出现低热，可持续数日。发热的原因可能因血容量减少、贫血、周围循环衰竭、血液或分解蛋白吸收等影响体温调节中枢所致。

（5）氮质血症　消化道出血后，大量血液蛋白质的消化产物在肠道内被分解、吸收，使血尿素氮升高（肠源性氮质血症）；失血可使肾血流量暂时性减少导致肾前性氮质潴留；休克持久可导致肾小管坏死，出现肾性氮质血症。

2.辅助检查

（1）实验室检查　①隐血试验：大便或呕吐物隐血试验；②血常规：依据不同的出血表现和时间而表现不一样。如出血早期可无明显改变或出现正细胞正色素性贫血、大细胞性贫血、缺铁性小细胞低色素性贫血等；③其他：如凝血功能、肝功能、肾功能的变化等。

（2）特殊检查　①内镜：包括胃镜、纤维结肠镜检查、胶囊内镜检查、腹腔镜等，分别对不同部位、不同病因的出血有不同的诊断价值。同时部分内镜还可进行治疗；②血管造影：多选用经股动脉插管，腹腔动脉、肠系膜上动脉和肠系膜下动脉造影，活动性出血时该检查的阳性率较高；③腹部 B 超：对于 2 岁以下小儿常见的肠套叠及食管胃底静脉曲张有较高的诊断价值。梅克尔憩室、肠重复畸形及肠旋转不良也可通过腹部 B 超诊断，但其准确性与检查者的水平直接相关；④核素扫描：对消化道出血用放射性 ^{99}Tc 扫描，可协助诊断梅克尔憩室和肠重复畸形。

（二）鉴别诊断

1.咯血　为呼吸道出血，咯血前常有咽喉炎症，血液呈鲜红色，常混有痰液、泡沫。咯血被吞入消化道后可出现黑便。

2.假性呕血　吞入来自口、鼻、咽部的血液或摄入大量动物血后呕出。

3.假性黑便　服用药物（铁剂、铋剂、生物炭及某些中草药）或食物（动物肝脏、动物血制品等），可引起大便发黑或黑便。通过病史、临床观察及停用药物或食物后症状是否缓解进行鉴别。

三、治疗

（一）西医治疗

对于急性上消化道出血救治强调"降阶梯"的思维，提出"3次评估，2次治疗"的理念，即紧急评估 - 紧急处理；二次评估 - 临床治疗；三次评估。下消化道出血治疗原则为快速评估、稳定血流动力学、定位及定性诊断、按需治疗。在做病因鉴别诊断时应遵循"先救命，后治疗；先治标，后治本"的原则，充分考虑急诊患者的特殊性。

一般尽可能以非手术方法控制出血，纠正休克，争取条件明确病因及出血部位，进行必要的术前检查，必要时可进行内镜下治疗及外科手术的治疗。

1. 一般治疗　包括镇静、休息和吸氧。严密监测意识、血压、呼吸、脉搏、血氧饱和度等生命体征，如果有意识障碍或呼吸循环障碍时，迅速给予吸氧、监护和建立多静脉通路处理，维持生命体征稳定，防止并发症出现。

2. 输液、输血疗法　快速扩容，纠正血容量不足，稳定血流动力学状态是抢救大出血的重要措施。一般首剂给予等张晶体液（如生理盐水、平衡盐液）20mL/kg，10 ～ 15分钟内快速注入，同时积极申请血液，把握输血的时机与指征，在大量失血或容量补充不能纠正循环血量不足时，建议30 ～ 60分钟内进行快速输血，但应避免过度输血带来的风险，一般在血红蛋白＜ 70g/L 时（或虽高于70g/L 但存在继续出血）需输注红细胞；血小板计数＜ 10×10⁹/L 时预防性输注血小板。有报道证实限制性输血可以降低病死率和再出血率。

监测血压和血红蛋白变化，每次输液、输血后评估生命体征，以决定下一步输液输血量及输注速度，直至血压平稳。如血压仍低则应考虑出血不止而进行必要的止血手术。大量出血有时较难衡量继续出血的速度、肠腔内存血情况及休克引起心功能变化等，中心静脉压（center venous pressure，CVP）监测有助指导液体复苏。在液体复苏的基础上若血压仍低，酌情使用多巴胺、去甲肾上腺素等血管活性药，将收缩压稳定到该年龄患儿的正常水平，以避免重要脏器血流灌注不足时间过长，为进一步抢救争取时间，应注意的是，在失血性休克时，应尽快补充血容量，而不是过早应用血管收缩剂，必要时使用多巴酚丁胺等强心药物。

3. 药物治疗　仍是急性上消化道出血的首选治疗手段，合理药物治疗可得到满意的效果。

（1）**抑酸药物**　临床常用质子泵抑制剂（proton pump inhibitor，PPI）及 H_2 受体拮抗剂（H_2 receptor antagonist，H_2RA）进行经验性治疗，如奥美拉唑、西咪替丁等，可抑制胃酸分泌、保护消化道黏膜，同时改善消化道内环境，使胃液 pH ＞ 6，恢复部分血小板的凝血功能，有利于凝血因子发挥作用。同时抑制胃酸继续分泌可巩固内镜的治疗效果。

（2）**生长抑素**　可使内脏血管收缩，减少门静脉主干的血流，并可抑制胃肠道及胰腺分泌，保护胃黏膜。一般开始以 5μg/kg 加生理盐水 5mL，静脉注射 3 ～ 5 分钟后，立即以 5μg/（kg·h）的速度连续静脉维持，止血后继续静脉维持 24 ～ 48 小时，防止再出血。

（3）**抗利尿激素（垂体后叶素）**　具有收缩内脏血管，减少门脉血流量，降低门脉压力作用，可使门脉压降低 8.5% 左右。多用于门脉高压食管胃底静脉破裂出血。但少数人减少门脉血流的同时其门脉阻力增加，致门脉压未下降，若加用血管扩张剂酚妥拉明可使门脉压进一步下降，呈协同作用。垂体后叶素常用量为 0.1 ～ 0.2U/min，无效时加至 0.2 ～ 0.4U/min，止血后以 0.05 ～ 0.1U/min 维持 12 小时，剂量超过 0.6U/min 疗效不增加，副作用将增加。

（4）**蛇毒血凝酶**　是从巴西矛头蝮蛇蛇毒中提取的凝血素，在血管破损处局部发挥作用而不发生血管内凝血。用量：每次 0.2 ～ 0.5kU，连用 2 天。

4. 内镜下介入治疗　对危险性上消化道出血及血管畸形病变的消化道出血患儿，内镜治疗效果显著，包括药物局部喷洒和 / 或局部注射、热凝血疗法、机械疗法等。内镜下止血应在血流动力学稳定的情况下进行，对一般上消化道出血者，推荐 24 小时内进行内镜介入治疗；对于高危患者应在 12 小时内进行。当不能进行内镜治疗或内镜治疗失败时，也可以考虑内镜介入治疗。常用的内镜止血方法包括局部喷洒和（或）注射药物、热凝止血。

5. 外科止血术　对于明确病变部位和性质的患者，如有手术适应证，应进行手术治疗。如急性大出血合并肠梗阻、肠套叠、肠穿孔、腹膜炎者；出血性休克，血流动力学不稳定，经正规内科保守治疗仍不能纠正；反复多次不明原因出血导致的贫血，再次复发出血者；术前应明确出血部位，避免盲目切除。

（二）中医证治分类

1. 实证

（1）胃热壅盛证

临床症状：吐血鲜红或紫暗，常混有食物残渣，口干臭秽，口渴喜冷饮，或胃脘胀闷灼痛，烦躁，便秘或大便色黑如漆。舌红，苔黄腻，脉滑数，指纹紫。

治法：清胃泻火，凉血止血。

方药：泻心汤合十灰散加减。

常用药物：大黄、黄连、黄芩、大蓟、小蓟、荷叶、侧柏叶、白茅根、茜草根、栀子、牡丹皮、棕榈皮等。

（2）肝火犯胃证

临床症状：吐血鲜红或紫暗，口苦，胸胁胀痛，心烦易怒，失眠多梦，目眩，耳鸣。或有黄疸、胁痛宿疾；或见赤丝蛛缕、痞块，大便色黑如漆。舌红，苔黄，脉弦数，指纹紫。

治法：清肝泻火，降逆止血。

方药：龙胆泻肝汤加减。

常用药物：龙胆草、黄芩、栀子、柴胡、泽泻、生地黄、车前子、当归、生甘草、白茅根、蒲黄、藕节等。

2. 虚证

（1）气血亏虚证

临床症状：病程较长，时发时愈，吐血暗淡，神疲乏力，心悸，腹胀，纳呆，面色萎黄，唇甲淡白，便溏或大便色黑如漆，夜寐不宁，舌淡，苔薄白，脉细弱，指纹淡。

治法：健脾益气摄血。

方药：归脾汤加减。

常用药物：人参、黄芪、白术、当归、茯苓、龙眼肉、远志、酸枣仁、木香、炙甘草、仙鹤草、白及、炮姜炭等。

（2）气衰血脱证

临床症状：吐血倾盆倾碗，大便溏黑，甚则紫红，眩晕，心悸，烦躁，口干，冷汗淋漓，四肢厥冷，尿少，面色及唇甲㿠白，神志恍惚或昏迷。舌淡，脉细数无力或微细欲绝，指纹淡。

治法：益气摄血，回阳固脱。

方药：参附汤加减。

常用药物：人参、制附子、生姜、大枣等。

第十一节　急性腹痛

急性腹痛（acute abdominalgia）为小儿急症常见的临床症状之一，是以急性腹痛为主的一组临床综合征，并非指某一单一疾病，除外科疾病外，消化系统、呼吸系统、泌尿系统、神经系统等内科疾病及一些全身性疾病都可以引起急性腹痛，可以是器质性疾病也可以是功能性疾病引起；可发生于儿童各个年龄段。急腹症是泛指需要紧急处理的腹腔非创伤性器质性疾病，此类疾病常以腹痛为突出症状，起病急、进展快，有时需急诊外科手术治疗。

中医学认为的急性腹痛，是指突然发作的胃脘至耻骨毛际以上部位疼痛为主要临床表现的病证。急性腹痛在《肘后备急方》中称为"猝腹痛"；婴幼儿不能诉说腹痛，常以啼哭为表现，正如《古今医统·腹痛》所说"小儿腹痛之病，诚为急切……无故啼哭不已或夜间啼哭之甚，多是腹痛之故"。

一、病因与发病机制

（一）西医病因与发病机制

1.西医病因

（1）依据内外科分类　可分为外科急性腹痛和内科急性腹痛。

1）外科急性腹痛　常见病因：①炎症性腹痛：如急性阑尾炎；②肠套叠；③穿孔性腹痛：如消化性溃疡穿孔、肠穿孔；④梗阻性腹痛：如急性肠梗阻；⑤内出血性腹痛：如肝、脾破裂；⑥扭转性腹痛：较少见，如急性肠扭转、卵巢囊肿扭转及睾丸扭转等；⑦危急性可见于绞窄性肠梗阻、嵌顿疝等。

2）内科急性腹痛　常见病因：①腹部病变所致：如急性腹膜炎；急性实质脏器炎症（如急性病毒性肝炎）、急性空腔脏器炎症（如急性胃肠炎）；消化道功能紊乱引起的肠痉挛、急性腹膜后脏器炎症（如急性肾炎）；急性胰腺炎；泌尿系统炎症或结石；胆道炎症与结石等；腹部肿瘤性压迫等。②腹外疾病所致：呼吸系统疾病，如大叶性肺炎和膈胸膜炎症，可引起右或左上腹痛，可向肩部放射；心血管系统疾病，如暴发性心肌炎、肠系膜动脉栓塞等，有时可表现为剧烈腹痛；代谢性疾病，如糖尿病酮症酸中毒，因严重水、电解质紊乱，引起肌肉痉挛和阵发性剧烈腹痛；变态反应性疾病，如腹型过敏性紫癜、荨麻疹，疼痛部位不定，以绞痛和钝痛为主；神经源性疾病，如急性神经根炎，定位明确，可出现局部皮肤感觉过敏和肌紧张，无压痛及反跳痛，以及腹型癫痫；中毒。

（2）依据功能性和器质性分类　可以分为功能性腹痛和器质性腹痛两类。

1）功能性腹痛　是因为体质因素和环境因素引起的腹痛，90%～95%复发性腹痛为功能性腹痛。功能性腹痛的确切病因尚未明确，一般分为心理和生理两方面因素。功能性腹痛多因内科疾病所引起，以内科治疗为主。

NOTE

2）器质性腹痛　是由于腹腔内某器官有病理解剖上的改变，其病理改变都是破坏性或残留潜在病灶，容易复发。器质性腹痛常由外科疾病引起，如阑尾炎、肠梗阻、腹膜炎、腹部创伤等，因此常需要手术治疗。

2. 发病机制　一般认为交感神经含有痛觉纤维，副交感神经含有牵拉、膨胀的感觉纤维，引起内脏痛的刺激是通过交感神经传导，骨盆区和食管是通过迷走神经传导。腹痛部位与脏器的胚胎起源位置有关，如胃肠道起源于腹中线，故疼痛部位大多在腹中线上；疼痛的性质和程度与脏器的结构有关，空腔器官腔壁肌层对张力最敏感，梗阻时产生阵发性绞痛；实质脏器由于包膜扩张而引起持续性钝痛、酸痛或刺痛。

（1）绞痛　多由管腔的肌肉痉挛或梗阻造成，如肠管、胆管及输尿管等，多表现为阵发性绞痛。

（2）钝痛　由器官被膜受牵引引起，如肝、肾、阑尾及腹膜等炎症肿胀所引起的被膜牵扯，都表现为持续性钝痛，疼痛部位多与病变器官所在的部位一致。

（3）放射痛　如肝胆疾病的疼痛有时可放射到右肩。这主要是由于内脏疼痛通过自主神经沿着相应的神经反射到相应部位。此外，腹部以外器官病痛也可反射到腹部，如大叶性肺炎患儿可有较严重的反射性腹痛，脊柱结核及带状疱疹等侵犯腹部脊神经时，都可出现较重的腹痛。

（二）中医病因病机

急性腹痛多为风、寒、暑、湿、火等邪气侵入及食积、气滞、血瘀、痰积、寒积、气虚、血瘀等内外因所致。病机为腹部脏腑经脉痹阻，或经脉失于温养，或气血运行无力，致使气机阻滞，不通则痛、不荣则痛。

二、临床诊断

（一）病史

本病应详细询问患儿或监护人既往有无类似腹痛发作，有无大便排虫和皮肤紫癜史，应详细了解发病前有无外伤、饮食卫生和进食何种食物等，均有助于腹痛原因的诊断。

（二）临床表现

首先要通过临床表现，初步鉴别是内科还是外科疾病。

1. 外科急性腹痛　其特点表现：①起病急骤，多无前驱症状；②腹痛可由轻到重，定位由模糊到明确，部位由局限到弥漫；③腹痛在先，全身症状在后；④可伴有腹膜刺激征；⑤体征常局限于腹部，可有放射痛。儿童急性腹痛定位可不典型。

（1）急性阑尾炎　疼痛多为持续性，并逐渐加重，部位由模糊到明确，右下腹病变所在部位症状和体征最明显；随后可出现全身中毒症状。

（2）肠梗阻　急性起病，疼痛早期为阵发性，并持续性阵发性加重，肠鸣音亢进。

（3）消化性溃疡穿孔　突然出现的刀割样疼痛并呈持续性，腹痛范围迅速扩大，出现板状腹，肠鸣音减弱或消失，全身症状常出现在穿孔之后。

（4）肝脾破裂　多有外伤史，急性起病，腹痛持续，压痛和肌紧张较轻，反跳痛明显；腹部移动性浊音阳性，穿刺液为血性。可合并有出血性休克；儿内科疾病中，多种疾病会伴有肝脾肿大，如传染性单核细胞增多症，需注意在此类疾病发病过程中，可能会因腹外伤或腹部重度按压触诊造成的肝脾破裂。

（5）急性胃扭转　临床上不常见，急性起病，以上腹部间断或持续性疼痛并向背部放射、频繁呕吐为主要临床表现，并伴有全身衰竭表现。左上腹可触及包块；立位腹平片在左上腹可见液平面；胃管不能插入。

（6）嵌顿疝　多为腹股沟疝发生嵌顿造成，多发生小儿站立时，或用力排便时，或剧烈哭闹时腹股沟内侧出现肿物或仅表现为一侧阴囊增大。内容物不能回纳时可引起小儿急性腹痛，患儿表现为剧烈哭闹、腹胀、呕吐，时间长时可引起肿物表面皮肤肿胀、发热、压痛明显，必须尽快就医。

（7）肠套叠　发生急性腹痛时可在腹部触及一固定性包块，压痛明显，以发作后可以出现呕吐，甚至出现暗红色果酱样大便为特征，早期发现，尽快进行充气复位，久则肠管受压引起缺血、坏死则必须手术治疗。

（8）泌尿系结石　主要是膀胱及尿道结石引起，多见于 4 岁以下的患儿，肾及输尿管结石无明显年龄差异。血尿是其主要的表现，可出现腹痛及腰、腹股沟疼痛，还可表现为尿路感染等症状。通过 X 线片、CT、超声波等检查可发现结石。依据不同的病因采用不同的治疗方法，如治疗原发疾病、大量饮水促进结石排出或手术取出等。

（9）睾丸扭转　又称精索扭转，由于剧烈运动或暴力损伤阴囊时螺旋状附着于精索上的提睾肌强烈收缩，导致扭转并引起睾丸的急性血液循环障碍，往往发生于先天性睾丸系膜过长、睾丸引带发育不良，隐睾、睾丸下降不全、附睾与睾丸连接不完全、附睾与部分精索过度活动、精索过长等情况。分鞘膜内型和鞘膜外型两种，睾丸扭转方向多由外向内。

2. 内科急性腹痛　其特点表现：①起病可急可缓，多有前驱症状；②腹痛多由重到轻，比较模糊；③多先有全身反应，后出现腹痛；④多无明显的腹膜刺激征，有者多较轻，表现为症状重，体征轻。

（1）腹部疾病所致　①急性病毒性肝炎：由于肝脏的迅速肿大，包膜被牵拉，脏器的神经末梢感受器受到刺激而引起腹痛；②急性胃肠炎：腹痛多是由于空腔脏器的黏膜炎症或肠的痉挛引起；③急性腹膜炎：常由器官炎症进展蔓延而成，有原发疾病的病史或明显的压痛点，如肾病综合征伴腹水的患儿，有发热和腹膜刺激征表现；④急性肠系膜淋巴结炎：为儿科常见的引起腹痛的疾病，疼痛部位常在脐周或右下腹，轻度压痛，无反跳痛，可有轻度的肌紧张，有时可触及肿大的淋巴结；⑤消化功能紊乱：也称为功能性消化不良，本病引起的肠痉挛多因饮食不当如饮食不节及不洁、过食生冷等；⑥急性腹痛、呕吐伴感染征象，应注意鉴别急性胰腺炎、胆道、泌尿系感染。

（2）腹外疾病所致　①呼吸系统疾病：如右下肺炎症，疼痛可表现为胸痛或右腹壁疼痛，这种疼痛常称作"感应性腹痛"，常在内脏性疼痛同时或相继发生，一般认为与内脏感觉与传导神经纤维有关；②变态反应性疾病：如过敏性紫癜（腹型），疼痛部位不固定，以绞痛或钝痛为主，有时疼痛剧烈，患儿可有皮肤紫癜、便血、血尿；③神经系统疾病：按以往的癫痫分类中，表现为自主神经症状的癫痫；④血液系统疾病：如血友病，以关节、肌肉出血为常见临床表现。肌肉出血除了常见的腓肠肌、股四头肌之外，髂腰肌也是比较常见的出血部位，临床表现和体征同急性阑尾炎非常相似，如果没有血友病的先期诊断，而且出血部位在右侧，常被误诊为阑尾炎。本病的独特体征是患者不能伸展患侧髋关节，可以据此进行鉴别。

NOTE

3. 常见腹痛症状

（1）腹痛部位　一般来说，腹痛部位常为病变所在；询问时应让患儿指明疼痛最为剧烈的部位以供判断；但小儿对腹痛的定位不明确，较多指向脐部，所以还要配合其他检查以明确病变位置。

（2）起病方式　起病急重，来势凶猛，进展迅速，常提示空腔脏器的穿破、疝或结石嵌顿。病情由轻转重，多为炎症性疾病，如急性阑尾炎等。

（3）腹痛持续时间　疼痛持续数秒或数分钟，常由于空腔脏器的膨胀或痉挛；疼痛持续数周而不缓解，应考虑腹内肿物或胃肠器质病变。

（4）疼痛特征　胃或肠穿孔呈割裂或撕裂样疼痛，空腔器官梗阻呈阵发性绞痛。

（5）放射部位　胆绞痛可放射至右肩胛区，穿孔性十二指肠球部溃疡及胰腺疾病可放射至背部。

（6）缓解方式　双膝蜷曲，固定不动可减轻急性腹膜炎疼痛。

（7）伴随症状　①恶心和呕吐：可能是因为胃肠管腔被阻塞，逆蠕动和积液反流所致；②便秘：多见于肠梗阻和腹膜炎，是因为肠管不通或肠蠕动减少、肠麻痹所致；③腹泻：多是肠炎和消化不良的表现，疼痛部位不固定，多伴有肠鸣音亢进；④便血／血尿：考虑急性出血性坏死性小肠炎、腹型紫癜；患儿阵发性腹痛、啼哭，伴果酱样大便，考虑肠套叠；⑤血尿：腹痛伴有血尿应考虑尿路结石感染；⑥发热、呼吸急促：体温高，呼吸急促兼腹痛，考虑大叶性肺炎、胸膜炎。

（三）体格检查

年长患儿腹痛的部位及疼痛的性质主要靠患儿诉说，体格检查能初步印证疼痛的位置、是否可触及包块及疼痛的真实性。对于婴幼儿，腹部查体欠配合的，可由母亲引逗，医生从侧面或背面，用手按压腹部，动作要轻柔缓慢，使患儿逐步接受这种检查，然后反复对比触摸各个部位的反应。如患儿很不合作，可给予 10% 水合氯醛（0.5mL/kg，最大量不超过 10mL）口服，或苯巴比妥肌内注射（3 ～ 5mg/kg）诱导睡眠后再触诊。腹部触诊时注意先从浅层检查，轻触腹部时注意是否引起剧痛、是否可触及肠型或肿物；中层检查时，注意是否有腹胀、肌紧张及明显的压痛；深层检查时，慢慢压至后腹壁，两髂窝与中腹要触及动脉搏动，肾区要求腹前后两手同时按压，互相接触，盆底下腹与肛门指诊相互接触。胰腺炎时应注意 Cullen 征、Grey Turner 征等。

体格检查以腹部检查为主的同时，注意全身情况：面色是否有改变、精神状态、表情变化、体位等。

常见的腹痛病因诊断，应以腹部检查为重点，但仍不能忽视全身检查，需要注意以下几种体征：①腹式呼吸受限或消失：常提示急性弥漫性腹膜炎；②胃型或肠型：前者提示胃排空受阻，后者见于肠梗阻等；③肠鸣音减弱或消失：见于麻痹性梗阻；若肠鸣音亢进，间歇性节律性增强，伴有气过水声或金属音，在腹痛间隙听不到肠鸣音，见于机械性肠梗阻，此时腹部可出现蠕动波；④腹部血管杂音：腹痛伴血管杂音见于腹主动脉瘤，特别是夹层动脉瘤；⑤肝浊音消失：需要考虑空腔脏器的穿孔；⑥腹部膨满：见于急性胃扩张和胃扭转。

（四）辅助检查

1. 实验室检查　血常规、出凝血时间（必要时需要查凝血因子）、血清淀粉酶、胆红素、转氨酶、尿素氮等。尿常规、尿淀粉酶、卟啉等。

2. 影像学检查 X线片检查（尤其是立位腹平片）；CT与MRI可用于检测腹部肿块的部位、范围及特征。

3. 超声波检查 腹部B超检查，对腹部肿块、结石、肠套叠、腹腔肿瘤、先天性胆管扩张等有诊断意义。怀疑睾丸扭转时也需要借助超声波进行诊断。

4. 结肠造影 用于了解结肠、直肠的形态与功能有无病变。

5. 大小便检查 用于了解有无泌尿系和消化道病变。

6. 腹腔穿刺及腹腔镜 不明原因腹痛、腹部积液、积气及肿瘤时，现有检查不能明确病因时，此检查方法可协助判断疾病和性质。

三、治疗

（一）西医治疗

1. 对症处理 有水电解质紊乱或休克的应及时纠正电解质紊乱和抗休克治疗。

2. 药物应用 病因未明确前，禁用吗啡、哌替啶、阿托品等药物，以免延误诊断。怀疑有肠穿孔、肠梗阻等的，禁用泻剂或灌肠；止痛用一般的镇静剂治疗。

3. 病因治疗 感染引起的应积极控制感染，选用有效抗生素治疗；如果有肠道痉挛，予以解痉治疗；属于外科急腹症的应及时手术治疗。

4. 手术治疗 小儿急性腹痛，最重要的是要先明确诊断，如有外科手术指征者，应及时外科治疗。内科疾病则应密切观察，对症处理，积极治疗原发病。

（二）中医治疗

急腹痛为急症，病因复杂，除外外科病变后，可以参考《中医儿科学》腹痛章节的中医药治疗。

第三章 儿科常见急危重症

第一节 心跳呼吸骤停与心肺脑复苏

心跳呼吸骤停（cardiac and respiratory arrest, CRA）指各种原因引起的突然呼吸及循环功能停止的状态，属于急危重症，如果不及时抢救，可造成大脑损伤或死亡。而心肺复苏术（cardiopulmonary resuscitation, CPR）是挽救心跳呼吸骤停的首选复苏技术，是对各种原因引起的心跳、呼吸突然停止或即将停止所采取的最初急救措施，可恢复已中断的呼吸和循环功能。随着对保护脑功能和脑复苏重要性认识的深化，更宜将心肺复苏过程称为心肺脑复苏（cardiopulmonary cerebral resuscitation, CPCR）。小儿心肺脑复苏成功的标准：心肺功能恢复至病前水平，无惊厥、喂养困难及肢体运动障碍，语言表达正常，智力无障碍。由数百名国际复苏专家和美国心脏协会心血管急救委员会专家通过对复苏文献资料进行深入研究和探讨后，先后修订了 2010 年和 2015 年《美国心脏协会心肺复苏及心血管急救指南》和《国际心肺复苏及心血管急救指南及治疗建议》（以下简称《指南和建议》），使复苏流程和操作规范更符合循证医学规范。

据国外报道，儿童院外心跳停止（outside hospital cardiac arrest, OHCA）的发生率是 8～9/10 万，存活至出院不到 10%。其中婴儿 OHCA 发生率远高于儿童和青少年，但出院存活率低于儿童和青少年。OHCA 存活患儿大多数留有中枢神经系统不可逆损害。与 OHCA 相比，院内发生心跳停止（in-hospital cardiac arrest, IHCA）多见于原先存在基础疾病的患儿，且以心脏病变为主要原因（OHCA 以呼吸系统疾病为主），但复苏后生存率要高于 OHCA。

心跳呼吸骤停属于中医学"厥证""闭证""猝死""五绝""暴脱"等病证范畴，为内外因素导致的阴阳之气离决，气血不相顺接，气机不能复返的病证。表现为神志散乱、呼吸微弱欲绝、面色苍白或青紫、四肢厥冷等症状的危重疾病。属于至虚至实的凶险证候，一旦发病，就地抢救治疗，治疗开始的早晚将决定疾病的转归。

一、病因与发病机制

（一）西医病因与发病机制

1.西医病因 儿童心跳呼吸停止大多数是呼吸和循环功能进行性恶化而导致的终末结果。无论疾病初发状况或疾病发展过程如何，当疾病恶化时，其最终的共同路径是发生呼吸衰竭或休克，继而心肺衰竭，最终可能出现心跳呼吸停止。

（1）心搏骤停的常见病因 ①继发于呼吸衰竭或呼吸停止的疾患：如肺炎、窒息、溺水、气管异物等，是小儿心搏骤停的最常见病因；②心脏疾患：如病毒性或中毒性心肌炎、心律失常，尤其是阿－斯综合征等；③电解质紊乱：如高血钾、严重酸中毒、低血钙等；④手术、治疗操作或麻醉意外：心导管检查、纤维支气管镜检查、气管插管或切开、心包穿刺、心脏手术及麻醉过程中均可发生心搏骤停，可能与缺氧、麻醉过深、心律失常和迷走反射有关；⑤外伤和意外：1岁以后的小儿多见，如颅脑和胸部外伤、烧伤、电击及药物过敏等。

（2）呼吸骤停的常见病因　①急性上、下气道梗阻：多见于肺炎、呼吸衰竭患儿痰堵及气管异物、胃食管反流、喉水肿、严重哮喘持续状态等；②严重肺组织疾患：如重症肺炎、呼吸窘迫综合征等；③意外和中毒：如溺水、药物中毒等；④中枢神经系统疾病：如颅脑损伤、炎症、肿瘤、脑水肿、脑疝等；⑤胸廓损伤或双侧张力性气胸；⑥肌肉神经病变：如感染性多发性神经根炎、肌无力、进行性肌营养不良、脊髓性肌肉萎缩等；⑦代谢性疾患：如新生儿低血糖、低血钙、甲状腺功能低下等。

2.发病机制　心跳呼吸骤停，可分为4个阶段：①心搏骤停前期；②无血流灌注期；③低血流灌注期；④复苏后阶段。成功复苏后会发生一系列独特而复杂的病理生理过程，包括心跳呼吸骤停后脑损伤、心肌功能不全、全身性缺血再灌注损伤等。

（1）缺氧、能量代谢障碍与代谢性酸中毒　缺氧是呼吸心搏骤停最突出的问题，心跳一旦停止，氧合血的有效循环中断，供氧立即终止，随之发生能量代谢障碍和代谢性酸中毒。葡萄糖无氧酵解时所产生的 ATP，仅为葡萄糖有氧氧化时的 $1/19 \sim 1/18$，故能量供应大为减少，膜泵功能障碍。膜离子通道失活，造成细胞内外离子内稳态的改变，如细胞外钾离子急剧升高，钙、钠、氯离子逐步降低，细胞内钙超载、钠潴留水肿和酸中毒。

（2）呼吸性酸中毒　心跳呼吸骤停时 CO_2 以每分钟 $0.4 \sim 0.8kPa$ 的速度增长，CO_2 潴留和呼吸性酸中毒可抑制窦房结和房室结的兴奋与传导，并兴奋心脏抑制中枢，引起心动过缓和心律不齐，还可直接减弱心肌收缩力，并扩张脑血管。心复跳后扩张的脑血管血流量增加，造成脑血流过度灌注血流内，流体静水压增高，同时缺氧与酸中毒使毛细血管通透性增加，促使脑水肿形成。CO_2 持续增高，甚至造成 CO_2 麻醉，直接抑制呼吸中枢。

（3）缺血再灌注损伤　是指缺血一段时间的组织器官在重新得到血液灌注后，其功能不仅未能恢复，结构损伤和功能障碍反而加重。其发生的机制尚未完全阐明，主要与细胞内钙超载、自由基增加、细胞内酸中毒、兴奋性氨基酸过度释放等有关系。

（二）中医病因病机

中医学对心肺呼吸骤停暂未发现准确记载，依据其临床表现当为多种病因导致的阴阳之气不相顺接，或邪气盛导致的体内阳或阴衰竭，气血不能鼓动心肺，从而表现为亡阳、亡阴，或痰瘀阻滞的临床症状。

二、临床诊断

1.临床表现　小儿心跳呼吸停止的征象是突然昏迷、呼吸停止、大动脉搏动消失、心音消失、瞳孔散大固定。

2.辅助检查　主要是心电图，患儿心跳停止时的心电图表现以无收缩波（等电位线）为主，其次是电机械分离（electromechanical dissociation，EMD）。心室颤动（ventricular fibrillation，VF）或无脉室速（pulseless ventricular tachycardia，PVT）发生率明显低于成人。

三、治疗

儿童一旦心跳停止、脉搏消失，立即现场实施心肺复苏（CPR）最为重要，分秒必争开始胸外按压和人工呼吸，以保证全身尤其是心、脑重要器官的血流灌注及氧供应，是心肺复苏成功的关键。对呼吸骤停患儿进行早期救治，可以防止心脏停搏。心脏一旦停搏，脏器供氧不足，严重影响心肺复苏（CPR）的效果。心跳呼吸骤停的患儿如能在 4～6 分钟内实施 CPR，对提高生存率和恢复神经功能至关重要。

（一）西医治疗

现代心肺复苏观念将复苏全过程视为 3 个阶段。基础生命支持（basic life support，BLS），主要措施为胸外心脏按压、开放气道、口对口人工呼吸；高级生命支持（advanced life support，ALS）指在 BLS 基础上应用辅助器械及特殊技术、药物等建立有效的通气和血液循环；延续生命支持（prolonged life support，PLS）即复苏后稳定处理，其目的是保护脑功能，防止继发性脏器损害，寻找病因，力争使患儿达到最好的存活状态。

1. **基础生命支持（basic life support，BLS）** 指对呼吸停止或呼吸心搏骤停的患儿进行序列评估，并实施有效通气支持及恢复有效循环。对危重病或严重创伤患儿在现场及时进行 BLS，有利于患者的最终恢复。

（1）检查反应及呼吸　救护者通过轻拍双肩和大声呼叫判断患儿的反应水平，同时检查患儿是否有肢体活动或语言；对于婴儿，轻拍足底，检查其是否有反应。若患儿处于危险地域，如火灾现场、一氧化碳中毒现场等，必须强制性将患儿转移至安全区域，但搬动外伤患儿需要特别保护颈椎和脊柱，以防截瘫。

（2）评估脉搏和呼吸　可用 5～10 秒钟触摸脉搏（婴儿触摸肱动脉，儿童触摸颈动脉或股动脉），同时观察是否有呼吸动作或胸廓起伏。若患儿无呼吸，无脉搏或无法确认触摸到脉搏，或在给氧条件下脉搏＜ 60 次 / 分，立即开始胸外按压。当患儿无自主呼吸或呼吸微弱，但存在大动脉搏动，且脉搏＞ 60 次 / 分，应立即给予人工通气。

（3）胸外按压（compression，C）　徒手 CPR 时，建立循环最有效的方法是胸外按压，方法如下：①婴儿和新生儿：采用单手两指按压法（单人），见图 3-1，或双手环抱法（单人），见图 3-2。前者指两手指紧贴乳头连线正下方按压胸骨；后者是两手环绕胸背部、拇指按压乳头连线正下方胸骨。双手环抱法较单手两指按压法为佳。按压时使胸廓下陷约 4cm。②儿童：用单手或双手按压于胸骨下 1/2（同成人），避免按压剑突和肋骨。按压时使胸廓下陷 5cm 或胸廓前后径的 1/3。为保证按压的连续性，尽可能不要干扰按压，按压中断小于 10 秒。2 人施救时，每 2 分钟轮换 1 次，以避免疲劳而影响按压质量，轮换停顿时间尽可能缩短（＜ 5 秒）。按压频率为 100～120 次 / 分，以保证充分的胸廓回弹。

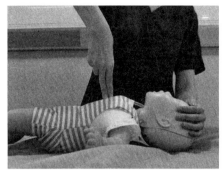
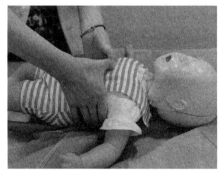

图 3-1　单手两指按压法　　　　图 3-2　双手环抱法

（4）开放气道（airway，A）　呼吸道梗阻是小儿呼吸心搏停止的主要原因，气道不通畅影响复苏效果，在人工呼吸前需打开气道。需首先清除患儿口咽分泌物、呕吐物及异物。

非创伤患者（无头、颈部损伤患儿），采用仰头 - 提颏法（tilt-chin lift）开放气道（图 3-3）。创伤患者，尤其颅面外伤、Glasgow 评分 < 8 分、疑颈部受伤者采用推举下颌法（jaw thrust）开放气道（图 3-4），以避免加重颈椎损伤。如推举下颌法不能使气道开放，则仍采用仰头 - 提颏法；亦可放置口咽通气道。

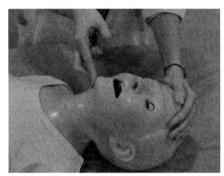
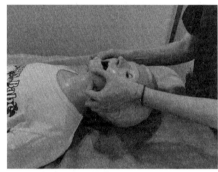

图 3-3　仰头 - 提颏法　　　　图 3-4　推举下颌法

（5）人工呼吸（breathing，B）　患儿 < 1 岁，施救者的口应覆盖婴儿的口鼻，形成封闭不致漏气；患儿 > 1 岁，施救者的口覆盖患儿的口，用食指及拇指捏紧患儿的鼻孔，将患儿维持头后仰体位，给予 2 次呼吸，每次送气时间 1 秒。为确保每次送气有效，每次送气能使患儿胸部抬起，说明送气容量足够。如不能达到有效送气，则重新开放气道，再送气。

在给予 5 个循环的 CPR（约 2 分钟）后再评估脉搏有无恢复。单人施救时 1 个循环 CPR 等于胸外按压 30 次，然后送气 2 次（即 30∶2，新生儿 3∶1）；2 人施救时胸外按压 15 次，送气 2 次（即 15∶2，新生儿除外）。患儿无呼吸有脉搏，无需胸外按压，给予 20 ～ 30 次 / 分通气，避免过度通气。

保证高质量心肺复苏要求：①胸外按压频率 100 ～ 120 次 / 分；②按压幅度至少达到胸廓前后径的 1/3，婴儿大约 4cm，儿童大约 5cm；③每次按压后保证胸廓充分回弹复位；④尽量缩短中止按压时间；⑤避免过度通气。

（6）启动急救医疗服务系统（emergency medical service system，EMSS）　即 120 急救系统。在院外，当目击患儿突然无反应、无呼吸时，有多人在场，可同时实施 CPR 和启动 EMSS；当现场只有 1 人，施救时边实施 CPR、边打开手机呼叫 / 寻求帮助。因突然意识不清，心律失常所致的心搏骤停可能性大，可能需要电复律，所以尽早通知 120 急救系统并尽快获得体外自动除颤仪（automated external defibrillator，AED）。如果明确是呼吸问题（非心源性因素）所致呼吸心跳停止，此时身边没有手机等现代化通信设备，应先实施 5 个循环 CPR，随后启动 EMSS（呼叫 120 急救中心）并获取 AED，返回再实施 CPR。

（7）生理学监测指标精确指导心肺复苏　目前的 CPR 指南建议对所有心搏骤停的患儿采用统一的复苏方法，但是新的研究数据支持精确施救的策略，即利用患儿的生理学指标来指导复苏。如采用呼吸末二氧化碳监测、脑氧测量和心脏超声等是心肺复苏时有效性的新兴生理指标监测工具。这些精准监测工具的使用可能有助于提高心肺复苏成功率。

2. 高级生命支持（advanced life support，ALS）　当心跳呼吸停止已存在或即将发生时，往往需要专业医护人员迅速进行高级生命支持。

（1）开放气道和人工通气　小儿危重状况多数是由于呼吸衰竭导致呼吸停止，再发生心跳停止，因此维持呼吸道通畅、人工通气极为重要。气管插管是建立高级人工气道的重要手段，也是最可靠的通气途径。在气管插管前，行气道开放，人工复苏囊加压通气（也称球囊面罩通气）是重要的氧疗方式，必须用两手操作：一手用"E-C"手法开放气道固定面罩，另一手按压通气囊（图 3-5）。要求面罩大小合适、密闭性能良好，通气时紧密地包绕鼻梁至唇下区域（包括鼻和嘴，避免遮盖眼睛），以保证有效通气；每次按压球囊 1 秒，可见胸廓起伏明显，说明通气有效。

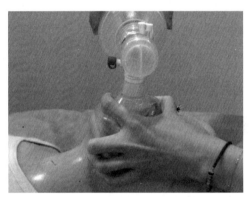

图 3-5　人工复苏囊加压通气

气管插管导管内径选择：足月新生儿 3mm 或 3.5mm；1 岁以内 4mm；1～2 岁 4.5mm（无套囊导管）。计算公式用于 2 岁以上小儿，如：导管内径（mm）= 年龄（y）/4+4（无套囊导管）；或导管内径（mm）= 年龄（y）/4+3.5（带套囊导管）。院内婴儿和儿童（新生儿除外）使用带套囊导管与不带套囊导管的安全性相似，某些情况如肺顺应性差、高气道阻力、气漏等，应优先选用带套囊导管，套囊内充气压力 < 20cmH$_2$O。经口导管插入的合适深度（气管隆凸上）的计算方法：年龄（y）/2+12（cm），适用于 2 岁以上小儿；或插入深度（cm）= 导管内径（mm）×3。

插管完成后，立即予人工复苏囊加压通气，并对导管位置进行评定：①观察两侧胸廓运动是否对称，听呼吸音（两侧肺部，尤其腋下）；②听诊上腹部有无胃充气声；③监测呼气末 CO$_2$ 水平；④监测 SpO$_2$；⑤如仍不能确定位置时则用喉镜再次检查；⑥最后 X 线胸片确定插管位置。

（2）建立循环（胸外按压）　充分通气、供氧后，婴儿和儿童心率或脉搏仍 < 60 次/分或没有心跳、脉搏，立即胸外按压（方法、注意点均同 BLS）。按压频率 100～120 次/分，高级

人工气道建立后通气时胸外按压不需停顿，要求按压有力、连续，尽可能不要间断，保证胸廓充分回弹。

（3）除颤能量（剂量）选择 除颤用于 VF 或 PVT 导致的心搏骤停，目的是恢复有序的、可触及脉搏的心电节律和心肌收缩。发现 PVT 和 VF 应尽快除颤，除颤前先给予有效的心肺复苏。

目前婴儿和儿童除颤的最低有效剂量或上限安全剂量均不清楚，但有研究表明除颤剂量 $4 \sim 9J/kg$ 是有效而安全的，无明显副作用。PVT 和 VF 应用非同步，能量首次 $2 \sim 4J/kg$，后续能量至少 $4J/kg$（不超过 $10J/kg$ 或成人最大剂量）。一次电击后立即进行 CPR，无需检查心跳与脉搏，CPR 2 分钟后再检查心脏节律。尽可能缩短电击前后的胸外按压中断，每次电击后立即从按压开始 CPR。

（4）建立静脉通路 需要复苏的患儿应尽快建立血管通路，以周围静脉穿刺最常见，周围静脉穿刺困难时可给予骨髓穿刺，建立骨髓通路。

（5）复苏常用药物和液体 心搏骤停复苏时主要给予肾上腺素，通过其 β 和 α 肾上腺素能作用，增加心肌自律性、心肌收缩力和心率，提高体循环阻力和血压，同时增加心肌氧耗量。经静脉或骨髓给药时，剂量为 $0.01mg/kg$（1 ∶ 10000 溶液，$0.1mL/kg$）；若经气管导管内给药，剂量为 1 ∶ 1000 肾上腺素 $0.1mL/kg$（$0.1mg/kg$），在复苏期间肾上腺素可每隔 $3 \sim 5$ 分钟重复一次，剂量相同。只有 β 受体阻滞剂过量时，才用大剂量 $0.1 \sim 0.2mg/kg$（1 ∶ 1000 溶液）。如果间歇肾上腺素推注治疗不能维持心脏节律，则给予肾上腺素持续输注，依据心率、血压、体循环灌注改善情况调整剂量。复苏期间的药物使用见表 3-1。

3. 脑复苏 目的是减轻已存在或已发生的脑损害，逆转正进行中的损害，保护未受损的脑组织。系统的、以大脑为导向的重症监护可能比单一的治疗干预更重要，以最大限度地减少继发性脑损伤和最大限度地恢复神经功能。

（1）维持稳定的心血管功能 应保持足够的血压，绝对避免低血压。有效通气和供氧、容量复苏和 / 或血管活性药物支持以改善心输出量和体循环灌注，常用血管活性药物包括多巴胺、多巴酚丁胺、肾上腺素、去甲肾上腺素、磷酸二酯酶抑制剂等。

（2）合理的呼吸管理 经心肺复苏自主循环恢复（return of spontaneous circulation，ROSC）后，自主呼吸过缓或过弱导致氧合不足，不能维持生命功能，应给予机械通气，同时进行动脉血压监测，依据 PaO_2、$PaCO_2$ 及血 pH 值调节通气。保持正常通气，维持 PaO_2（$70 \sim 100mmHg$）、$PaCO_2$（$35 \sim 45mmHg$）和 pH（$7.35 \sim 7.45$）在正常范围。最近研究表明，脑缺血后过度通气降低 $PaCO_2$，使脑缺血进一步恶化，故目前不主张过度通气。如只有靠高浓度氧才能维持低水平氧合时，需考虑急性肺水肿可能，可给予呼气末正压通气、利尿剂、血管活性药或强心药治疗。逐步调整吸入氧浓度（FiO_2），以最低 FiO_2 维持氧饱和度（SpO_2）在 94% ~ 99% 之间，既达到足够氧输送又避免组织内氧过多。有研究显示心搏骤停复苏后 PaO_2 过高，可因缺血再灌注加重氧化损伤，导致预后不良。若存在急性呼吸窘迫综合征（ARDS），予小潮气量通气（$5 \sim 9mL/kg \times$ 理想体重），若无 ARDS，潮气量大约 $8mL/kg$。

（3）低温疗法 有研究显示成年患者突发 VF 或其他原因导致的心搏骤停经 CPR 复苏成功后仍然昏迷时行低温治疗（中心温度 $32 \sim 34℃$）可改善预后，降低病死率和神经系统后遗症。在新生儿窒息所致缺血缺氧性脑病（中 - 重度）的研究中，也显示低温治疗可降低病死率和神经系统残障。婴儿和儿童尚没有前瞻性随机对照的低温治疗研究。目前参照成人和新生儿的研究资料，推荐在心搏骤停复苏后仍然昏迷的婴儿和儿童可进行低温治疗（体温控制在32～34℃），极力避免发热。应用心电监护以防温度过低引起心室颤动或出现凝血异常。可以通过多种技术来实现温度管理，包括使用冰袋、冷却毯或血管内设备进行表面冷却等。

（4）降低颅内压　心脏复跳、血压已上升到最低有效水平，依据颅内压情况开始应用脱水剂降低颅内压，20% 甘露醇首剂 0.5～1.0g/kg，以后依据颅内压情况选择合适的剂量和频率。或应用袢利尿剂，呋塞米 1.0mg/kg，每 6～8 小时 1 次，如与白蛋白联合应用可获得甘露醇相似效果。渗透性脱水剂及袢利尿剂应用时监测电解质并及时纠正电解质紊乱。脱水不可过度，血压维持正常水平。

（5）控制惊厥　惊厥时大脑氧耗量增加，必须及时控制，常用止痉药物为地西泮每次 0.2～0.3mg/kg、苯巴比妥钠首次 15～20mg/kg。

（6）维持内环境稳定　出入量略呈负平衡状态，补充热量，维持生理需要量。液体量按每天 60～80mL/kg，依据出入量调整。纠正低钠 / 高钠、低钾 / 高钾、低钙，维持酸碱平衡。控制血糖正常范围，当血糖大于 180mg/dL（10mmol/L）时，需要控制血糖。

（7）多种脑功能监测手段评估神经预后　对于心肺复苏后昏迷的患者，建议采用多模态方式来确定神经学预后，建议结合体格检查、连续脑电图（electroencephalogram，EEG）、体感诱发电位、生物标志物或神经影像学等确定预后不良。某些恶性脑电图模式与不良预后有很强的相关性，在 ROSC 后 1 周，脑电图出现全面抑制（< 20μV）与全面癫痫活动相关的发作抑制模式，或在平坦背景下的弥漫性周期性复合波，以及体感诱发电位的短潜伏期（N20）皮质反应缺乏者神经系统预后差。

（8）治疗原发病及防治感染　去除病因是避免再次发生心搏呼吸骤停的根本方法，应注意寻找病因，尽快治疗可逆性病因。

（二）中医治疗

心跳呼吸骤停是危重症，发病时西医以复苏急救为主，待自主循环恢复后，依据临床表现辨证论治，辅助中医药治疗。

我国早在东汉时期的《金匮要略·杂疗方》中，就对缢死复苏方法进行详尽描述，"徐徐抱解，不得截绳，上下安被卧之，一人以脚踏其两肩，手少挽其发，常弦弦勿纵之；一人以手按据胸上，数动之；一人摩捋臂胫，屈伸之。若已僵，但渐渐强屈之，并按其腹，如此一炊顷气从口出，呼吸眼开，而犹引按莫置，亦勿苦劳之"，在其中就创用了原始的人工呼吸，同时对急救自缢的心肺复苏术及疗效观察指标、注意事项等作了详细的介绍。在晋代葛洪的《肘后救卒方》中记载有"塞两鼻孔，以芦管内其口中至咽，令人嘘之。有倾，其腹中茗茗转，或是通气也，其手捞入，当益坚捏持，更递嘘之"，这也是原始的口对口人工呼吸。这种急救技术在汉唐以后已被广泛应用，不止限于自缢死亡的范畴。

临床上依据中医脏腑辨证、病因病机辨证，将心搏骤停分为 3 个临床证型：亡阴证、亡阳证和痰闭证。

1. 亡阳证

临床症状：昏聩不语，面色苍白，口唇青紫，呼吸微弱，冷汗淋漓，四肢厥逆，二便失禁，唇舌淡润短缩，脉微细欲绝，指纹淡。

治法：回阳固脱。

方药：参附汤加减。

常用药物：人参、制附子等。

2. 亡阴证

临床症状：神志昏迷，皮肤干皱，手足蠕动，口唇干燥无华，面色苍白，或面红身热，目陷睛迷，或自汗肤冷，气息低微，舌淡或绛，少苔，脉芤或细数或结代，指纹淡。

治法：救阴敛阳，回阳固脱。

方药：参麦汤加减。

常用药物：人参、麦冬、山药、牛蒡子、白芍、半夏、紫苏子、甘草等。

3. 痰闭证

临床症状：面赤身热，呼吸急促，喉间痰鸣，呼之不应，舌红赤胖大，脉洪大，指纹紫滞。

治法：豁痰化瘀解毒，开窍醒神。

方药：安宫牛黄丸、菖蒲郁金汤加减。

常用药物：牛黄、水牛角浓缩粉、人工麝香、珍珠、朱砂、雄黄、黄连、黄芩、郁金、冰片、石菖蒲、栀子、竹叶、牡丹皮、连翘、灯心草、木通、竹沥等。

四、预后

患儿院外心搏骤停较院内心搏骤停病死率高，预后更差。临床研究显示，发生心搏骤停时现场有目击者且目击者行 CPR、初始复苏时使用肾上腺素次数少者、心搏骤停发生在救护车或到达医院时、采用救护车转运等是 CPR 复苏成功的良好预测指标。疾病预防 – 早期基础生命支持（BLS）– 早期启动急救医疗服务系统（emergency medical service system，EMSS）– 儿科高级生命支持（ALS）四个环节构成了患儿完整的生存链，完善的急救网络，保证生存链中各环节的处置均迅速而有效，才能为危重症患儿赢得最佳的救治时间，从而提高心搏骤停患儿的救治成功率，改善预后。

表 3-1 复苏时常用药物和液体

药物	剂量	适应证和注意事项
腺苷 adenosine	0.1mg/kg（最大量 6mg） 重复：0.2mg/kg（最大 12mg）	能迅速、安全、有效终止室上性心动过速 静脉 / 骨髓腔弹丸式推注 监测心电图
胺碘酮 amiodarone	5mg/kg IV/IO 可重复至 15mg/kg 最大 300mg	监测心电图和血压 注意注射速度（出现灌注节律时应减慢速度）；与其他引起 QT 间期延长的药物同用时，应咨询心脏专家意见
阿托品 atropine	0.02mg/kg IV/IO； 0.03mg/kg ET* 如果需要，可重复一次 单一剂量：0.5mg（儿童） 1mg（青少年）	适用于房室传导阻滞伴心动过缓，特别对迷走神经反射引起的心动过缓及心搏停止有效 有机磷中毒可用更大剂量
氯化钙（10%） calcium chloride（10%）	20mg/kg IV/IO（0.2mL/kg）	用于低钙血症、高钾血症、高镁血症和钙通道阻滞剂过量，缓慢注射 生物学效应比葡萄糖酸钙好 无心肌收缩、心电机械分离不推荐应用

续表

药物	剂量	适应证和注意事项
肾上腺素 epinephrine	mg/kg IV/IO（0.1mL/kg 1：10000）mg/kg ET*（0.1mL/kg 1：1000）最大量：1mg IV/IO；10mg ET*	①心脏停搏；②有症状的心动过缓，对通气和供氧治疗无反应3～5分钟可重复使用
葡萄糖 glucose	0.5～1g/kg IV/IO	用于低血糖或有高危低血糖因素对标准复苏无反应的婴儿10% 葡萄糖：5～10mL/kg25% 葡萄糖：2～4mL/kg
利多卡因 lidocaine	负荷量：1mg/kg IV/IO最大量：100 mg维持量：20～50μg/（kg·min）ET*：2～3mg	用于复发性室速、心室颤动或复苏后原因不明的严重室性异位节律
硫酸镁 magnesium sulfate	25～50mg/kg IV/IO 10～20分钟尖端扭转型室速快速推注最大量：2g	用于低镁血症、尖端扭转性室速有扩血管作用，应用速度过快注意低血压
纳洛酮 naloxone	＜5 岁或≤20kg：0.1mg/kg IV/IO/ET*≥5 岁或＞20kg：2mg IV/IO/ET*	用于阿片类麻醉剂过量或中毒致呼吸抑制。小剂量即能纠正治疗剂量阿片类麻醉剂引起的呼吸抑制（1～15μg/kg）
普鲁卡因酰胺 procainamide	15mg/kg IV/IO 30～60分钟成人量：20mg/min IV 达最大总量17mg/kg	监测心电图和血压与其他引起 QT 间期延长的药物同用时，应咨询心脏专家意见
碳酸氢钠 sodium bicarbonate	每次 1mEq/kg IV/IO 缓慢注射	在保证足够通气情况下使用

*ET= 气管内给药。

第二节　急性颅内高压综合征

急性颅内高压综合征（acute intracranial hypertension，AIH）是指多种致病因素引起颅内容积增加，导致颅内压力持续增高，从而引起相应一系列临床表现，主要表现为剧烈头痛、喷射性呕吐、意识障碍并进行性加重和视神经乳头水肿等，严重者会引发脑疝，最终导致呼吸循环衰竭死亡。颅内高压综合征和脑疝在儿童群体的发病率分别为 0.63/10 万和 0.32/10 万。颅内高压综合征按病因可分为原发性和继发性，按病程分为急性和慢性，本节主要介绍急性颅内高压综合征。

儿童颅内压正常值随年龄增长而变化，新生儿 10～20mmH$_2$O，婴儿 30～80mmH$_2$O，幼儿 40～150mmH$_2$O，年长儿 60～180mmH$_2$O。儿童颅内压增高参考标准：新生儿＞80mmH$_2$O，婴幼儿＞100mmH$_2$O，3 岁以上＞200mmH$_2$O。

NOTE

一、病因与发病机制

（一）西医病因与发病机制

1. 西医病因　脑组织容积增大、脑血流量增加、脑脊液量增多是引起颅内压增高的直接因素，儿科常见引起上述病理变化的原因如下。

（1）急性感染　颅内或全身感染，如病毒性脑炎、化脓性脑膜炎、重症肺炎、脓毒症、暴发性肝炎等，均可发生脑水肿。

（2）缺氧　颅脑损伤、窒息、心搏骤停、休克、癫痫持续状态、严重贫血、休克、溺水、溺粪、呼吸衰竭、肺性脑病等均可导致脑缺氧，严重缺氧数小时即可发生脑水肿。

（3）中毒　一氧化碳、氰化物、食物、药物、农药、兽用药、乙醇、铅或其他重金属等中毒。

（4）水电解质平衡紊乱　严重低钠血症、水中毒、各种原因引起的酸中毒。

（5）颅内出血　颅内畸形血管或动脉瘤破裂、蛛网膜下腔出血、婴儿维生素 K 缺乏症、脑型白血病、血友病、血小板减少性紫癜、再生障碍性贫血等可导致颅内出血，偶见颅内血管炎引起的破溃出血。

（6）颅内占位病变　脑肿瘤及较大的颅内脓肿、颅内寄生虫。

（7）脑外伤　各种原因引起的脑外伤。

（8）其他　如高血压脑病、瑞氏综合征、各种代谢性疾病、输液输血反应、突然停用激素、颅腔狭小、颈静脉回流受阻、真性红细胞增多症等。

2. 发病机制　脑水肿是引起儿童急性颅内压增高的主要原因，依据发病机制的不同，脑水肿可分为血管源性脑水肿、细胞毒性脑水肿、渗透性脑水肿及间质性脑水肿四种类型。

（1）血管源性脑水肿　主要是各种病理因素导致血脑屏障受损，进而毛细血管通透性增高，与血浆成分类似的渗出液漏出至细胞外间隙所致。

（2）细胞性脑水肿　主要由于脑缺血、缺氧导致细胞 ATP 耗竭，细胞内水钠潴留，导致细胞肿胀。

（3）渗透性脑水肿　指各种致病因素引起脑细胞外液渗透压降低，致细胞内含水量增加而形成的脑水肿。

（4）间质性脑水肿　主要指各种病因引起的交通性或非交通性脑积水。

临床上，上述各种脑水肿常同时或先后发生，难以截然分开。颅腔是一个相对密闭的空间，其压力的调节取决于脑实质、脑血流量和脑脊液三者之间的调节平衡和相对稳定性。脑实质体积增加、脑血流循环障碍或脑脊液循环障碍都能导致颅内压增高，颅腔内容积实际可调节范围很小，当容积增加超过代偿限度时，必然导致颅内压增高。婴幼儿因前囟和颅缝尚未完全闭合等原因，颅腔容量调节能力较年长儿童和成人大，但总体仍有限，严重脑水肿时，高颅压压迫使部分脑组织嵌入孔隙，形成脑疝，导致中枢性呼吸衰竭，甚至呼吸骤停，危及生命。

（二）中医病因病机

中医学认为，急性颅内压升高和水液代谢有关，故水邪、痰、瘀血等均可导致急性颅内压升高。急性颅内压增高的病机首先是"瘀于脑府"，而后迅速由瘀生水，由瘀热灼津成痰，瘀、水、痰积于脑府而成脑水肿。现代医家认为本病病位在脑络，病因主要为"风、火、痰、瘀、气、虚"。

二、临床诊断

1.临床表现　颅内压增高的三主症为头痛、呕吐、视神经乳头水肿。

（1）头痛　儿童颅内压增高临床表现与成人有很大区别，年幼儿童常不能正确描述头痛症状，多表现为烦躁不安、哭声尖叫，甚至拍打头部；由于小儿脑水肿和颅内压增高起病急，进展快，视神经乳头水肿少见。

（2）呕吐　多为喷射性，与进食无关，少有恶心感。

（3）其他症状　还包括头部症状（包括前囟膨隆、骨缝增宽、头围增大等）、意识障碍、血压升高、颅神经麻痹、呼吸障碍、肌张力障碍、视力减退、惊厥、循环障碍、体温调节障碍等。意识障碍、呼吸减慢、血压升高伴缓脉，称为库欣三联征（cushing triad），为颅高压危象，常为脑疝的先兆。

脑疝是颅内压进一步增高导致的严重并发症，临床最常见的是小脑幕切迹疝及枕骨大孔疝。若患儿出现意识障碍加深、瞳孔改变、生命体征紊乱、运动障碍等，应考虑发生脑疝可能。小脑幕切迹疝是颅中凹颞叶海马沟回疝入小脑幕裂隙内，并压迫中脑，其主要表现为瞳孔改变（瞳孔忽大忽小、双侧大小不等、对光反射减弱或消失等）、颈项强直、呼吸节律不齐（叹息样 /抽泣样呼吸、呼吸暂停等）、锥体束征、自主神经受累、意识障碍加深等；枕骨大孔疝是颅后窝的小脑扁桃体疝入枕骨大孔所致，其主要表现为严重颅内压增高症状（头痛剧烈，有阵发性加重，恶心、呕吐频繁），出现早且明显的生命体征改变（呼吸、脉搏减慢，血压升高，呼吸衰竭等），强迫头位，四肢肌张力减低，肌力减退，瞳孔变化和意识障碍多在晚期出现，此类型疝最严重，发展最迅速，可瞬间出现呼吸停止而死亡。

2.辅助检查　常用的辅助检查有头颅 CT、头颅 MRI、经颅多普勒超声、头 X 线片、脑电图、硬膜下穿刺、腰椎穿刺测颅内压、神经生化蛋白标志物（神经元特异性烯醇化酶和S-100B 蛋白）等。凡有颅内高压者，腰椎穿刺要谨慎，以免诱发脑疝。若必须行腰椎穿刺检查以明确诊断者，术前应静脉注射甘露醇等脱水降颅压药物半小时后再穿刺测压，术中应严格控制脑脊液流速，术后平卧 4～6 小时，并进行严密观察。持续颅内压监测对评估颅内高压和指导治疗均具有重要价值。

3.病因诊断　本病确诊后应积极查找病因，如感染、脑缺氧、中毒、外伤、颅内出血、占位性病变等。在病情允许的情况下，完善头部影像学检查、硬膜下或腰椎穿刺等检查，有助于病因的判断。

三、治疗

早诊断、早治疗是改善本病预后的关键。及时中断恶性循环的每一个环节，降低颅内压，保证有效的脑灌注压和脑组织能量供应，防止脑疝发生，同时积极查找原发病，针对病因治疗。

（一）西医治疗

1.病因治疗　祛除病因，控制疾病发展是本病治疗之本，如抗感染、纠正休克与缺氧、改善通气、防治二氧化碳潴留、清除颅内占位病变等。

2. 一般治疗

（1）体位及活动　头正中位，床头抬高30°，以利于颅内血液回流，有脑疝症状时，平卧为宜。保持患儿绝对安静，避免躁动、咳嗽及痰堵。做检查或治疗时，不可使患儿猛力转头、翻身或按压其腹部及肝脏。吸氧等保持血氧和二氧化碳在正常范围，已有呼吸障碍者，可考虑气管插管机械通气；降温可以降低颅内压。纠正酸碱、水和电解质失衡。

（2）营养　应保证患儿能够摄取足够的营养。清醒患儿予普通饮食；昏迷时间长或者不能经口进食者应予流质食物鼻饲；频繁呕吐者应暂禁食，可酌情给予静脉输液及静脉营养。

（3）对症治疗　①镇静：对躁动不安的患儿尽快予以镇静，有惊厥表现者及时控制惊厥；②吸氧：保持气道通畅，必要时气管插管及人工通气；③维持生命体征平稳：维持水、电解质及酸碱平衡，维持血糖、血气等指标在正常范围内；④保持正常的脑灌流量，避免脑组织缺血缺氧而加重继发损伤；⑤及时处理尿潴留及便秘；⑥积极抗感染治疗，预防继发性呼吸道感染。

3. 降颅压及抗脑水肿治疗

（1）渗透性脱水剂　静脉注射一定量高渗物质，使血浆渗透压骤然增加，使脑与脑脊液中水分进入血浆，进而由肾脏排出，达到脱水、降颅压目的。常用药物：①20%甘露醇：一般每次0.5～1g/kg，脑疝时可加量至2g/kg，每4～6小时1次，于30分钟内快速静脉滴注完毕，该药一般15～30分钟开始起效，作用维持1～6小时；新生儿、婴儿或有心、肺、肾功能障碍者，一般每次0.25～0.5g/kg，于45～90分钟静脉滴注完毕；多次使用甘露醇后，应与其他降颅压措施交替使用，因为甘露醇在连续多次用药（一般在5次以上）后，其降颅压作用明显衰减，可出现颅压反跳，但停用一段时间后疗效可恢复。②10%甘油果糖：为复方制剂，每100mL含甘油10g，果糖5g，氯化钠0.9g，按每次5～10mL/kg计算，进行静脉滴注，每12～24小时1次，用药后15～30分钟开始起效，30分钟时作用最强，维持时间可长达24小时。③高渗盐水：重型创伤性脑外伤伴颅内高压患儿急性期可应用3%的高渗盐水静脉注射，剂量6.5～10mL/kg，持续输入的有效剂量为0.1～1.0mL/（kg·h），维持血钠在145～160mmol/L。④20%人血白蛋白：可显著及较持久地提高血浆胶体渗透压，吸收脑组织水分进入血管，减轻脑水肿和降低颅内压，但单独使用效果不明显，往往与高渗性脱水剂或利尿剂合用。常用剂量为每次0.5～1g/kg静脉滴注，每天1～2次，与呋塞米合用疗效增加，形成正常血容量性脱水。可依据颅压联合使用上述2～3种药。

（2）利尿剂　通过迅速降低血容量，减少氯离子向损伤的脑细胞内转移，影响钠离子的主动转运，抑制脑脊液生成等机制，减轻脑水肿，降低颅内压。与甘露醇合用可增加疗效，并减少各组的用量，一般配伍顺序为先甘露醇后呋塞米，但对于心功能不全的患儿，宜先呋塞米，后甘露醇。常用剂量为呋塞米每次0.5～1.0mg/kg或利尿酸钠每次0.5～1mg/kg，每日2～3次；醋氮酰胺多用于慢性脑积水患儿，可减少脑脊液生成及具有利尿作用，剂量为20～30mg/（kg·d），一般用药24～48小时开始起效。

（3）肾上腺皮质激素　对血管源性脑水肿有效，该药抗炎作用强，能减少炎性渗出，降低血管通透性，从而降低颅内压。①急性脑水肿：通常选择作用强、副作用小的地塞米松治疗，开始用大剂量冲击（0.5～1.0mg/kg），每4～6小时静脉注射1次，共2～4次，快速抑制炎症反应；继而迅速减量至每次0.1～0.5mg/kg，每日3～4次，酌情应用1～7天。②慢性脑水肿：如结核性脑膜炎、隐球菌性脑膜炎、颅内肿瘤等，由于氢化可的松或泼尼松等制剂目前尚无确切循证医学证据证明其有效性，故不推荐使用。

4. 亚低温疗法　可降低基础代谢率，减少氧消耗，增加脑对缺氧的耐受力。体温每下降1℃，脑代谢下降6.7%，颅内压降低5.5%。一般认为亚低温治疗能延长渗透性脱水药物的作用时间，采用亚低温仪控制在核心温度32～33℃。高热伴严重惊厥的患儿更适合接受亚低温治疗。

5. 过度通气疗法　当 $PaCO_2$ 值在2.76～5.33kPa（20～40mmHg）时，每下降0.133kPa（1mmHg），脑血流可减少4%，进而减少脑组织容积，起到降低颅内压的作用。过度通气时，使 PaO_2 维持在12～20kPa（90～150mmHg），$PaCO_2$ 维持在4～4.7kPa（30～35mmHg），pH 值7.50～7.55；效果较好，起效快，但维持时间短，为6～12小时。

6. 液体疗法　治疗原则是"边脱边补"，在循环稳定的基础上保持轻度脱水状态，其目的在于保证脑灌注压，及时补充能量，尽量减少智力、运动障碍等后遗症的发生。一般按40～60mL/（kg·d），或依据每天出量补充2.5～3.0mL/（kg·h），避免短期快速大量输液。如有脑疝发生应快脱慢补；脑水肿合并心、肾功能衰竭或肺水肿时，应先利尿，然后再慢脱慢补；脑水肿合并休克时，应边补边脱或先补后脱。同时注意纠正酸中毒及电解质紊乱，必要时输血或血浆治疗。

总之，急性颅内高压综合征是临床急症，需要紧急处理，以综合治疗为主，应依据病情的特殊变化而随时调整治疗方案。

（二）中医治疗

本病病因正虚邪实，遵循"审证求因、标本缓急"的原则，分辨主次、虚实、寒热、闭脱等，并依据水、热、痰、瘀等不同施治。

1. 水湿壅脑证

临床症状：头重痛，胸脘痞闷，纳呆呕恶，舌质淡或舌体偏胖，舌苔腻，脉弦滑，指纹紫滞。

治法：泻浊利水，通络止痛。

方药：疏凿饮子加减。

常用药物：槟榔、商陆、茯苓皮、大腹皮、椒目、赤小豆、秦艽、羌活、泽泻、木通、生姜等。

2. 热蒙清窍证

临床症状：头痛如裂，烦躁易怒，颜面泛红，口苦口臭，牙痛便秘，舌暗红，苔黄，脉弦滑，指纹紫滞。

治法：平肝潜阳，通腑泄热。

方药：大承气汤合天麻钩藤饮加减。

常用药物：大黄、枳实、厚朴、芒硝、天麻、钩藤、石决明、杜仲、牛膝、桑寄生、黄芩、栀子、益母草、茯神、夜交藤等。

3. 痰瘀阻络证

临床症状：头晕目眩、头重如裹，肢体麻木，胸脘痞闷，舌质暗，苔白腻或黄厚腻，脉滑数或涩，指纹紫滞。

治法：化痰息风，活血通络。

方药：半夏白术天麻汤合桃红四物汤加减。

常用药物：半夏、橘红、茯苓、白术、天麻、甘草、桃仁、红花、生地黄、赤芍、川芎、当归等。

4. 虚实夹杂证

临床症状：头晕目眩，动则加剧，言语謇涩，或一侧肢体软弱无力，渐觉不遂，口角流涎，舌质暗淡，舌体胖大边有齿痕，或舌有瘀点，苔白，脉沉细无力或涩，指纹淡。

治法：补气养血，活血通络。

方药：苏子降气汤合补阳还五汤加减。

常用药物：紫苏子、前胡、肉桂、厚朴、半夏、当归、生姜、黄芪、地龙、川芎、赤芍、桃仁、红花等。

5. 闭证

（1）热闭证

临床症状：高热、惊厥、昏迷、呕吐、头痛等，舌质紫绛，苔黄厚而干，脉滑数，指纹紫滞。

治法：清热解毒，镇惊息风。

方药：清瘟败毒饮加减。

常用药物：生地黄、黄连、黄芩、牡丹皮、石膏、栀子、炙甘草、淡竹叶、玄参、犀角（可用水牛角代替）、连翘、赤芍、知母、桔梗。

（2）寒闭证

临床症状：昏迷，喉中痰鸣，面色晦暗，四肢发凉，或有抽搐，舌胖有齿痕，苔白润或灰腻，脉滑或沉弱无力，指纹淡。

治法：行气散寒，化痰开窍。

方药：苏合香丸加减。

常用药物：苏合香、安息香、冰片、水牛角浓缩粉、人工麝香、檀香、沉香、丁香、香附、木香、乳香（制）、荜茇、白术、诃子肉、朱砂等。

（3）瘀血内闭证

临床症状：昏迷，面色晦暗，眼下眶发暗，唇、指、趾发绀，脉细弱或涩，指纹淡。

治法：活血化瘀，通经活络。

方药：通窍活血汤加减。

常用药物：赤芍、川芎、桃仁、大枣、红花、老葱、鲜姜、麝香等。

（4）肝风内动证

临床症状：惊厥反复发作，四肢强直，面红目赤，指纹紫滞，常伴有昏迷发热。

治法：平肝息风，清热镇惊。

方药：羚角钩藤汤加减。

常用药物：羚羊角、钩藤、桑叶、菊花、生地黄、浙贝母、竹茹、赤芍、天麻等。

6. 脱证

（1）亡阳证

临床症状：昏聩不语，双侧瞳孔不等大，面色苍白，口唇青紫，呼吸微弱，冷汗淋漓，四肢厥逆，二便失禁，唇舌淡润短缩，脉微细欲绝，指纹淡。

治法：回阳固脱。

方药：参附汤加减。

常用药物：人参、制附子等。

（2）亡阴证

临床症状：神志昏迷，双侧瞳孔不等大，皮肤干皱，手足蠕动，口唇干燥无华，面色苍白，喘咳烦躁，或面红身热，目陷睛迷，或自汗肤冷，气息低微，舌淡或绛，少苔，脉芤或细数或结代，指纹淡。

治法：救阴敛阳，回阳固脱。

方药：生脉饮加减。

常用药物：人参、麦冬、五味子等。

第三节　儿童脓毒症

脓毒症指宿主对感染的反应失控，导致危及生命的组织损伤和脏器功能损害。由于儿童的生理指标值及病理生理特点不同于成人，目前仍应用 2005 年国际儿科专家提出的儿童脓毒症、严重脓毒症、脓毒性休克的定义和诊断标准，即儿童脓毒症是指感染（可疑或证实）引起的全身炎症反应，也即感染同时伴有全身炎症反应综合征（systemic inflammatory response syndrome，SIRS）表现；严重脓毒症是指脓毒症导致的组织低灌注和器官功能障碍；脓毒性休克是指严重脓毒症患者在给予液体复苏后仍有持续组织低灌注和心血管功能障碍。依据全球脓毒症联盟（global sepsis alliance，GSA）的报道，脓毒症（sepsis）已成为世界上最常见的疾病，并且在过去的 10 多年中，以每年 8%～13% 的速率在增加。欧美发达国家儿童脓毒症病死率 3%～10%，脓毒性休克可达 15%～30%，发展中国家脓毒性休克病死率更高达 50%。因此，脓毒症是儿童重症监护病房（pediatric intensive care unit，PICU）患儿死亡的主要原因之一，也是危害人类健康的重要因素之一。

脓毒症临床表现复杂，中医文献中无此病名的记载，散见于中医学"外感热病""神昏""血证""脱证""喘促""腹胀""脏竭证"等疾病的描述中。在中医学的"伤寒""温病""喘病""关格""急黄""血证""脱证"等疾病的演变过程中，或在儿科"肺炎喘嗽""丹痧""胎黄"等疾病变证中可呈现脓毒症的临床特征，可参照相关章节内容辨证论治。

一、病因与发病机制

（一）西医病因与发病机制

1. 西医病因　脓毒症可以由机体任何部位的感染引起，临床上常见感染源为肺炎、导管或非导管相关性血流感染、消化道感染、腹腔内感染、中枢感染、泌尿系统感染、皮肤软组织感染、创伤感染等。其病原微生物包括细菌、真菌、病毒及寄生虫等，但以细菌感染多见。脓毒症常发生于有基础疾病或严重疾病的患儿中，如免疫功能抑制（器官移植和造血干细胞移植后、血液肿瘤化疗后、长期应用免疫抑制剂、先天性免疫缺陷等）、严重烧伤、多发伤、外科手术后等患者。

2.发病机制 脓毒症的发病机制复杂，迄今尚未完全明确。涉及感染、全身炎症反应、免疫功能障碍、凝血功能异常、组织损伤，以及宿主对不同感染病原微生物及其毒素的异常反应等多个方面，与机体多系统、多器官病理生理改变密切相关。

（1）细菌内毒素/外毒素 研究表明细菌的内毒素可以诱发脓毒症，脓毒症病理生理过程中出现的炎性反应失控、免疫功能紊乱、高代谢状态及多器官功能损害均可由内毒素直接或间接触发。革兰阳性菌外毒素尤其是金黄色葡萄球菌肠毒素 B（staphylococcal enterotoxin B，SEB）作用于 T 细胞靶位，能使 T 细胞大量活化，促炎细胞因子显著增加。

（2）炎症平衡失调与细胞凋亡 感染因素激活机体单核巨噬细胞系统及其他炎症反应细胞，产生并释放大量炎性介质，同时也激活抗炎介质，当这两种介质大量入血可导致 SIRS 与代偿性抗炎综合征（compensatory anti-inflammatory syndrome，CARS）。当 SIRS 作用强于 CARS 时，出现休克、多器官功能障碍和细胞凋亡；当 CARS 作用强于 SIRS 时，出现宿主免疫功能抑制；当 SIRS 与 CARS 作用持续存在时，可产生更强的组织损伤和更严重的免疫抑制。另外已证实在脓毒症患者体内存在大量 CD4$^+$T 细胞和 B 细胞的凋亡。

（3）免疫功能紊乱和免疫麻痹 脓毒症存在原发性低免疫反应，在脓毒症初期有 T 细胞功能抑制现象，不能清除病原体；后期出现免疫麻痹又称免疫无反应性，T 细胞对特异抗原刺激不发生反应性增殖或分泌细胞因子。脓毒症患者外周血 Th 细胞数量减少，且存活的 Th1 和 Th2 细胞功能均减弱。

（二）中医病因病机

依据中医理论，儿童脓毒症的病因分为内因和外因两方面。内因责之于患儿形气未充，卫外不足。外因多由外感六淫之邪、疫疠之邪或虫兽金刃毒物等侵袭机体，正邪交争，进一步耗伤正气，邪毒阻滞，正虚邪实，进而引发气机逆乱，脏腑功能失调。

本病的发生主要责之于正气虚弱，邪毒入侵，正邪相争，入里化热，热毒炽盛，耗气伤阴；正气不足，毒邪内蕴，内陷营血，络脉气血营卫运行不畅，导致毒热、瘀血、痰浊内阻，瘀毒损络，进而令各器官受邪而损伤，引发本病。其基本病机是邪盛正虚造成气机逆乱，脏腑功能失调，瘀毒损络。病机特点为本虚标实。

二、临床诊断

（一）诊断

1.临床表现 脓毒症的临床表现包括感染并同时存在 SIRS。感染表现指原发感染部位（即感染源）的临床症状或体征，影像学或实验室阳性结果提示可疑的感染，如胸片显示肺炎、正常无菌体液中出现白细胞等；或经过培养、组织染色或 PCR 结果为阳性的确诊感染。具备 SIRS 临床表现 4 条中的 2 条及以上的，其中一条为发热或白细胞计数改变：①中心温度＞38.5℃或＜36.0℃。②心动过速，平均心率＞同年龄组正常值 2 个标准差以上（无外界刺激、慢性药物或疼痛刺激），或不可解释的持续性增快超过 0.5～4 小时；或＜1 岁出现心动过缓，平均心率＜同年龄组正常值第 10 百分位以下（无外部迷走神经刺激及先天性心脏病，亦未使用 β 受体阻滞剂药物），或不可解释的持续性减慢超过 0.5 小时。③平均呼吸频率＞各年龄组正常值 2 个标准差以上，或因急性病程需机械通气（无神经肌肉疾病，也与全身麻醉无关）。④白细胞计数升高或下降（非继发于化疗的白细胞减少症），或未成熟嗜中性粒细胞＞10%。

当出现严重脓毒症或脓毒性休克时的表现：①脉搏变化：先是外周动脉搏动减弱或消失，后续出现中央脉搏减弱；②皮肤改变：面色苍白或苍灰，肢端湿冷，大理石样花纹，毛细血管再充盈时间（capillary refill time，CRT）延长（≥3秒）；③意识改变：早期烦躁不安或萎靡，表情淡漠，晚期意识模糊，甚至昏迷、惊厥；④尿量减少；⑤血压降低。

2. 分类

（1）脓毒症　明确或可疑感染的基础上出现SIRS表现，考虑脓毒症。

（2）严重脓毒症　在脓毒症基础上出现组织低灌注和器官功能障碍。

1）组织低灌注表现　①CRT≥3秒或皮肤花斑；②高乳酸血症（乳酸大于正常值上限）。

2）器官功能障碍表现　①呼吸功能障碍：临床表现为低氧血症，$PaO_2/FiO_2 < 300mmHg$，重者出现急性呼吸窘迫综合征（acute respiratory distress syndrome，ARDS）；②循环功能障碍：出现急性少尿[足够液体复苏后，尿量＜0.5mL/（kg·h）持续至少2小时]；③急性肾损伤：血肌酐增加＞44.2μmol/L（0.5 mg/dL）；④凝血功能异常：国际标准化比值（international normalized ratio，INR）＞1.5或活化的部分凝血活酶时间（activated partial thromboplastin time，APTT）＞60秒；⑤消化功能障碍：肠鸣音消失，出现肠梗阻表现；⑥血液功能障碍：血小板减少（＜$100×10^9$/L）；⑦急性肝功能损伤：表现为高胆红素血症，血浆总胆红素＞70 mmol/L（或4mg/dL）。

（3）脓毒性休克　严重脓毒症患者在给予液体复苏后仍持续组织低灌注和心血管功能障碍。出现下列一项即可诊断脓毒性休克。

1）低血压　0～1月龄收缩压＜60mmHg，1月～1岁收缩压＜70mmHg，1岁收缩压＜（年龄×2+70mmHg），10岁以上收缩压＜90mmHg。

2）需用血管活性药物才能维持血压在正常范围，如多巴胺＞5μg/（kg·min）或任何剂量的多巴酚丁胺、去甲肾上腺素、肾上腺素。

3）具备下列组织低灌注表现中3条或以上：①脉搏、心率变化：外周动脉搏动细弱，心率、脉搏增快；②皮肤改变：面色苍白或苍灰，湿冷，大理石样花纹。如为暖休克可表现为四肢温暖、皮肤干燥；③毛细血管再充盈时间（CRT）延长＞3秒（需除外环境温度影响），暖休克时CRT可以正常；④意识改变：早期烦躁不安或萎靡，表情淡漠。晚期意识模糊，甚至昏迷、惊厥；⑤液体复苏后尿量仍＜0.5mL/（kg·h），持续至少2小时；⑥乳酸性酸中毒（除外其他缺血缺氧及代谢因素等），动脉血乳酸＞2mmol/L。

4）脓毒性休克分期　①代偿期：当患儿感染后出现上述3条或以上组织低灌注表现，此时如果血压正常则诊断脓毒性休克代偿期；②失代偿期：代偿期灌注不足表现加重伴血压下降，则进展为失代偿期。

（二）鉴别诊断

1. 结缔组织疾病　也可出现发热、心率和呼吸增快、肾功能损害、炎性指标增高等类似脓毒症的表现，但结缔组织病通常伴有关节肿痛、皮疹，病原学检测阴性，可有自身抗体阳性，抗感染药物治疗无效，激素或免疫抑制剂治疗有效。

2. 川崎病　即皮肤黏膜淋巴结综合征，是侵犯全身中、小型血管引起的全身性非特异性血管炎。临床发病初期有病原体存在，急性炎症指标高，酷似感染，可表现为SIRS，严重者有血流动力学意义上的心肌炎表现、低血压（休克）、麻痹性肠梗阻、意识障碍等多系统损伤，应注意与脓毒症相鉴别。依据病史、临床特异性表现、超声心动图和实验室指标等综合评估，可以作出鉴别。

3. 低血容量性休克　儿童感染时往往因摄入不足、呕吐、腹泻等导致机体绝对容量不足而出现低血容量性休克，需与脓毒症休克鉴别。低血容量性休克经积极液体复苏容易恢复。而脓毒性休克因毛细血管渗漏、血流异常分布，组织低灌注情况更严重，如果炎性反应持续存在，液体复苏往往难以纠正，需要血管活性药物维持治疗。

4. 心源性休克　可因重症心肌炎、心肌病、严重心律失常等原发疾病导致的心输出量急剧降低，出现体循环灌注不足的休克表现，易与儿童脓毒性休克相混淆。依据感染病史、心电图、超声心动图、炎性指标、病原学检查等综合评估，可以作出鉴别。

三、治疗

（一）西医治疗

儿童脓毒症的治疗包括控制感染、液体复苏、血管活性药物、氧疗、皮质类固醇、血糖控制、免疫球蛋白支持、持续性血液净化及体外膜肺支持，预防深静脉血栓形成，预防应激性溃疡和选择性肠道净化，营养支持等综合治疗。

1. 早期液体复苏　脓毒症的炎症反应导致全身毛细血管通透性增加、毛细血管渗漏，引起全身有效循环容量不足，组织器官出现低灌注状态，因此及时进行有效液体复苏成为脓毒症治疗的关键措施。建议早期复苏时给予晶体液 20mL/kg，5～10 分钟之内快速静脉输入，并进行容量反应性评估，严密监测心率、尿量、毛细血管再充盈时间、意识状态和心功能评估，必要时可重复液体复苏。如果出现心功能不全，则早期复苏的液体剂量减少、输注速度减慢（如晶体液 10mL/kg，30～40 分钟之内静脉输入），第 1 小时内 40～60mL/kg。

2. 血管活性药物　如果液体复苏后仍不能使患者的脏器低灌注状态或血压得到改善，则应给与血管活性药物，可选择肾上腺素或去甲肾上腺素。冷休克可滴定肾上腺素治疗，暖休克可滴定去甲肾上腺素治疗，目标是中心静脉血氧饱和度 ≥70%，灌注改善，血乳酸降低。

3. 控制感染

（1）病原微生物培养标本获取　在应用抗病原微生物药物之前，获取病原微生物培养标本，进行细菌/真菌培养，包括血液、痰液、尿液、伤口分泌物、导管末端等处获取的标本。

（2）使用抗生素　临床疑似细菌感染，推荐在确诊严重脓毒症 1 小时内给予经验性广谱抗生素治疗，一旦获得培养结果，应依据药敏结果结合临床情况调整为有针对性的抗感染药物。

（3）去除感染源　在脓毒症治疗的同时，应该积极寻找引起感染的原因，如涉及外科感染（如化脓性胆管炎、脓肿形成、肠梗阻、化脓性阑尾炎等），应及时手术干预，清除病灶或进行引流；如为医源性材料感染（如静脉导管、导尿管或植入人工器材等）应及时取出材料并作微生物培养。

4. 氧疗　儿童发生脓毒症时建议积极氧疗，早期可行无创呼吸支持，无效时建议尽早气管插管、机械通气。当脓毒症合并 ARDS 时，需行肺保护性通气策略。

5. 皮质类固醇　对于液体抵抗和血管活性药物治疗无效或怀疑/确诊肾上腺功能不全的严重脓毒症或脓毒性休克患儿，建议使用氢化可的松短期小剂量治疗。

6. 血糖控制　脓毒症患者存在胰岛素抵抗情况，而循证医学证实脓毒症患者血糖过高是其不良预后的危险因素时，建议脓毒症患儿的血糖控制在合理的水平（7.8～10.0mmol/L），但同时应注意防止患儿发生低血糖，因此应加强血糖监测。

7. 持续血液净化　血液净化可清除内毒素、炎症因子，并能纠正体内水钠潴留和电解质紊乱。若并发急性肾损伤 2 期或以上、合并一个器官功能障碍、液体负荷超过正常的 10% 或严重电解质紊乱可进行血液净化治疗。

（二）中医治疗

1. 邪毒袭肺证

临床症状：发热，恶风，无汗，周身酸楚，气短乏力，喘促，口渴，咽干，小便黄赤，舌边尖红，苔薄黄，脉数有力，指纹紫滞。

治法：清热解毒，宣肺通络。

方药：普济消毒饮加减。

常用药物：黄芩、白僵蚕、马勃、牛蒡子、板蓝根、薄荷、升麻、柴胡、连翘、玄参等。

2. 热盛腑实证

临床症状：壮热面赤，大汗出，烦渴引饮，咽痛，头痛，喘息气粗，小便短赤，大便秘结，舌质红，苔黄燥，脉沉数或沉伏，指纹紫滞。

治法：清热凉血，泻火解毒。

方药：清瘟败毒饮合凉膈散加减。

常用药物：大黄、芒硝、连翘、栀子、石膏、薄荷、黄芩、桔梗、玄参、生地黄、丹参、淡竹叶、甘草等。

3. 毒陷心包证

临床症状：高热烦躁，神昏谵语，口渴唇焦，尿赤便秘，舌红绛，苔黄燥，脉数，指纹紫滞。

治法：清热凉血解毒，开窍醒神。

方药：清营汤合安宫牛黄丸加减。

常用药物：水牛角、生地黄、玄参、金银花、连翘、黄连、麦冬、丹参、淡竹叶等。

4. 瘀毒内阻证

临床症状：高热或神昏，疼痛状如针刺或刀割，痛处固定不移，常在夜间加重，舌质紫暗或有瘀斑，脉涩，或沉迟，或沉弦，指纹紫滞。

治法：活血化瘀。

方药：血府逐瘀汤加减。

常用药物：桃仁、红花、当归、生地黄、川芎、赤芍、牛膝、桔梗、柴胡、枳壳、甘草等。

5. 正虚阳脱证

临床症状：喘急，神昏，大汗淋漓，四肢厥冷，少尿，或发热，舌淡，苔白水滑，脉微欲绝，指纹紫滞。

治法：回阳救逆。

方药：参附汤加减。

常用药物：人参、制附子或参附注射液。

6. 气阴两虚证

临床症状：身热骤降，烦躁不安，颧红，神疲气短，汗出，口干不欲饮，舌质红，少苔，脉细数无力，指纹淡。

治法：养阴生脉，益气固脱。

方药：生脉散或独参汤。

常用药物：人参、麦冬、五味子等，或中成药生脉注射液或参脉注射液等。

第四节　哮喘持续状态

哮喘持续状态（status asthmaticus，SA）是指哮喘急性发作在合理应用支气管舒张剂和糖皮质激素等哮喘缓解药物治疗后，仍有严重或进行性呼吸困难，又称为哮喘危重状态。如果支气管阻塞未及时得到缓解，可迅速发展为呼吸衰竭，直接威胁生命，即危及生命的哮喘发作。哮喘急性发作的频率和严重程度有助于确定患儿哮喘的严重程度。尽管大多数危及生命的哮喘发作是中度至重度哮喘，但也有轻度哮喘发生了严重甚至近乎致命的急性发作。哮喘急性发作需在第一时间内予及时恰当的治疗，以迅速缓解气道阻塞症状。对哮喘急性发作患儿的最佳治疗还应包括对导致恶化的因素和潜在疾病严重程度进行更全面的评估和处理。

支气管哮喘是儿童最常见的慢性呼吸道疾病。依据全球哮喘防治创议（global initiative for asthma，GINA）委员会的报道，哮喘的患病率总体上仍在上升，尤其是在发展中国家和年幼儿童。2010 年第 3 次中国城市儿童哮喘流行病学调查显示我国主要城市城区儿童哮喘总患病率为 3.02%，较 1990 年第一次调查的总患病率 1.09%，增加了近 2 倍。哮喘急性发作的发生率较高，导致急诊和住院患儿的增加。哮喘持续状态是严重的哮喘急性发作表现，是入住儿科重症监护室（pediatric intensive care unit，PICU）最常见的原因之一，尤其是先前曾经 PICU 监护的患儿。对哮喘急性发作谨慎恰当地管理可以降低发生率和死亡率。自 1993 年世界卫生组织和美国国立卫生研究院心肺血液研究所创立 GINA 来，GINA 方案已成为目前防治哮喘的重要指南，2002 年后每年更新。而中华医学会儿科学分会呼吸学组 2016 年发表了《儿童支气管哮喘诊断与防治指南》，用于指导我国儿童哮喘的防治。

一、病因与发病机制

（一）西医病因与发病机制

1. 西医病因

（1）支气管哮喘病因　支气管哮喘是遗传和环境因素作用下促使由气道上皮细胞与先天和适应性免疫系统之间的相互作用引发的慢性气道炎症反应。环境因素是哮喘发生、持续和进展的关键因素。易感患儿在发育的关键阶段，尤其是在呼吸和免疫系统日趋成熟的早期生活中的特定暴露引起发育轨迹的变化，其部分由表观遗传标记和多基因调节的变化介导。环境的影响，包括生活方式因素（如肥胖、饮食或营养等）对哮喘发病率的影响得到日益认可。环境因素主要包括接触过敏原如尘螨、花粉等，吸二手烟，环境污染，呼吸道病毒感染，真菌暴露，运动，药物，气候变化等。尽管环境对哮喘发生很重要，但哮喘患儿常存在特应性体质，有强烈的遗传倾向，预测婴幼儿哮喘的重要因素之一为过敏性疾病家族史。

（2）哮喘持续状态病因　哮喘持续状态常由治疗不规范或致哮喘发作的诱发因素控制不佳所致，是严重的急性发作，可发生于不同程度的哮喘患儿，包括既往轻度哮喘的患儿。频繁哮喘急性发作的患儿可能具有潜在的独特致病机制。在全基因组关联研究中，CDHR3被鉴定为频繁急性加重的易感基因。CDHR3被报道为人鼻病毒（human rhinovirus，HRV）C型株的受体。

哮喘持续状态常见的危险因素：既往有急性重症哮喘发作史；过去1年内有因哮喘住院或急诊就诊史；有因哮喘重症发作行气管插管史；近期有皮质激素减量或停用史；过度依赖吸入性 β_2 受体激动剂；存在社会心理问题，治疗依从性差。

2. 发病机制　哮喘急性发作的病理生理基础包括支气管平滑肌痉挛、气道炎症和黏液生成增加。肥大细胞、T淋巴细胞和上皮细胞的相互作用导致炎性细胞和细胞因子的激增。纤毛损伤和上皮细胞脱落，使神经末梢暴露，导致气道高反应性。炎症还使杯状细胞和黏液腺肥大、功能亢进，导致黏液堵塞。当病变累及肺泡管后可出现明显弹力蛋白的丢失。上述病理生理学改变导致气道阻力增加、小气道塌陷和肺动态过度充盈。肺动态过度充盈是由于呼气时过早的气道闭合导致功能残余容量和空气滞留的增加，陷闭气体的异常分布导致通气–血流失调和低氧血症，从而导致无氧代谢和乳酸酸中毒。最初由呼吸性碱中毒代偿，一旦呼吸肌疲劳，就会合并呼吸性酸中毒。肺动态过度充气和缺氧性肺血管收缩导致右心室前负荷减少和双心室后负荷增加，吸气期正常的动脉压下降变大，产生奇脉。若病情持续进展，可发生急性充血性心力衰竭、肺动脉高压。

（二）中医病因病机

哮喘的病因既有外因，也有内因。内因责之于肺脾肾三脏功能不足，痰饮内伏，此为哮喘之夙根；外因责之于感受外邪、接触异物、异味等，其中感受外邪触发最为多见。病机为外邪引动伏痰，痰气交阻于气道，痰随气升，气因痰阻，相互搏击，气机升降不利，发为哮喘。

喘脱是哮喘发作期的危候，核心病机为正气亏虚，邪气盛行，宋代张锐认为五脏气逆，肾水乘克于心，肾不纳气，心气逆乱，发为喘脱。外感时令之邪，引动体内伏痰，痰随气升，气因痰阻，肺气郁闭，血行无力，痰、热、瘀互结，留滞于肺，气机升降失司而致。实证喘脱为痰、热、瘀壅塞气道，肺气郁闭，升降失司，形成喘逆之证；虚证为反复或持续发作，正气亏虚，邪气郁闭，耗气伤阴，正虚邪愈盛，可进一步伤及真阳，甚或损伤心阳而出现虚脱之危重证候。因此，喘脱多为本虚标实之证，标实为急。气虚欲脱是其证型基础，在气虚基础上常合并肾阳欲脱、肝肾阴虚、血虚等，甚至阴阳两虚。

二、临床诊断

（一）诊断

1. 临床表现

（1）症状　表现为咳嗽、喘息、气促、胸闷等症状急性进行性加重，呼吸困难、大汗淋漓、烦躁不安甚者焦虑、惊恐、端坐呼吸、语言不连贯、不能说话、发绀、意识障碍等。

（2）严重程度评估　依据哮喘急性发作的症状、体征、肺功能及血氧饱和度等情况，进行严重度分型，≥6岁儿童见表3-2，需注意判断急性发作严重程度时，只要存在某项严重程度的指标，即可归入该严重度等级；幼龄儿童较年长儿和成人更易发生高碳酸血症（低通气）。肺功能测定对于 5 岁及以下的年幼儿，以及危重患儿较为困难，故 < 6 岁儿童哮喘急性发作严重度分级见表 3-3，判断重度发作时，只要存在一项就归入该严重度等级。

表 3-2　≥ 6 岁儿童哮喘急性发作严重度分级

临床特点	轻度	中度	重度	危重度
气短	走路时	说话时	休息时	呼吸不整
体位	可平卧	喜坐位	前弓位	不定
讲话方式	能成句	成短句	说单字	难以说话
精神意识	可有焦虑、烦躁	常焦虑、烦躁	常焦虑、烦躁	嗜睡、意识模糊
辅助呼吸肌活动及三凹征	常无	可有	通常有	胸腹反常运动
哮鸣音	散在，呼气末期	响亮、弥漫	响亮、弥漫、双相	减弱乃至消失
脉率	略增加	增加	明显增加	减慢或不规则
PEF 占正常预计值或本人最佳值的百分数（%）	SABA 治疗后：> 80	SABA 治疗前：> 50 ~ 80 SABA 治疗后：> 60 ~ 80	SABA 治疗前：≤ 50 SABA 治疗后：≤ 60	无法完成检查
血氧饱和度（吸入空气）	0.90 ~ 0.94	0.90 ~ 0.94	0.90	< 0.90

注：PEF：最大呼气峰流量；SABA：短效 β_2 体激动剂。

表 3-3　< 6 岁儿童哮喘急性发作严重度分级

症状	轻度	重度
精神意识改变	无	焦虑、烦躁、嗜睡或意识不清
血氧饱和度（治疗前）	≥ 0.92	< 0.92
讲话方式	能成句	说单字
脉率（次 / 分）	< 100	> 200（0 ~ 3 岁） > 180（4 ~ 5 岁）
发绀	无	可能存在
哮鸣音	存在	减弱，甚至消失

注：血氧饱和度是指吸氧和支气管舒张剂治疗前测量值；说话方式需考虑儿童正常语言发育过程。

2. 体格检查　可表现为意识改变、呼吸增快、桶状胸、呼气时间延长、三凹征、胸腹矛盾运动、心动过速、奇脉，哮鸣音可从明显广泛变为消失。严重患儿可并发气胸、纵隔气肿、心肺功能衰竭，甚至心跳呼吸骤停等严重并发症。注意当哮喘急性发作时肺部听诊呼吸音低或听不到哮鸣音，提示气道严重阻塞，可很快危及生命，应立即进行抢救。

3. 辅助检查

（1）血气分析　可表现为低氧血症和 / 或高碳酸血症，代谢性酸中毒和呼吸性酸中毒。哮喘持续状态由于低通气和通气血流比例失调会发生低氧血症，但较少 PaO_2 低于 60mmHg，一

NOTE

且出现，表明病情很危重，可合并代谢性酸中毒。由于早期代偿性过度通气，$PaCO_2$ 降低或正常，当失代偿后很快出现呼吸性酸中毒。如果有些患儿持续存在呼吸窘迫，甚至矛盾呼吸，而 $PaCO_2$ 维持正常水平，会很快因呼吸肌疲劳而发生呼吸衰竭，因此不能以血气 $PaCO_2$ 来决定是否进行机械通气。

（2）肺部影像学检查　以肺气肿为主要表现，可有肺纹理增多，伴有感染时可见渗出影，严重时可并发气胸、纵隔气肿等。通过肺部影像学可进一步与支气管异物、心源性哮喘等相鉴别。

（3）肺功能测定通气功能　最大呼气峰流量（PEF）是能够正确操作患儿（大于 5 岁）的常用监测指标，PEF 小于预计值或个人最佳值的 30% ～ 50%，且经 β_2 受体激动剂治疗后无改善，提示发生哮喘持续状态。PEF < 30% 提示严重气道阻塞。

（二）鉴别诊断

1. 毛细支气管炎　多由呼吸道合胞病毒感染引起，以 2 ～ 6 月龄婴儿多发，起病急，进行性喘憋，有呼吸困难表现，肺部听诊可闻及湿啰音及喘鸣音；X 线胸片可有肺气肿表现，憋闷严重时喘息可持续不缓解，肾上腺素皮下注射不能缓解喘息。

2. 支气管异物　好发于幼儿，有异物吸入史，剧烈呛咳，呼吸困难主要表现为吸气性呼吸三凹征，听诊可闻及气管拍击音，支气管异物右侧支气管多发，听诊双肺呼吸音不对称，肺部 X 线片可见节段性肺不张、肺气肿，胸透可有纵隔摆动，纤维支气管镜可见异物。

3. 心源性哮喘　儿童相对少见，常见于先天性心脏病、心肌病等，早期左心功能不全表现为夜间呼吸困难，伴有呼气时喘鸣，肺底部可闻及弥漫性细湿啰音。有心脏病史及心脏相关体征者，X 线胸片所示心影及心脏超声等可作为鉴别依据。

4. 气胸　多在原有疾病基础上突然恶化，发病多较急重，突然出现胸痛、持续性咳嗽、憋气和发绀、呼吸动度减弱，胸部叩诊呈鼓音，肋间饱满，膈肌下移，气管与心脏均被推移至健侧，同时气促加重，严重缺氧，脉搏微弱、血压降低，发生低心搏出量休克等。

5. 外源性过敏性肺泡炎　可有典型哮喘表现，常有变应原（枯草、鸽粪、药物、空调及湿化器中的微生物孢子等）接触史，胸部影像学显示有弥漫性肺间质病变，可有结节样、磨玻璃样或片状、弥散浸润，慢性有条索状影、网状结节、蜂窝样改变，外周血嗜酸性粒细胞显著增高。

另外还需与反复呼吸道感染、肺结核、免疫缺陷病、胃食道反流、气管软化、血管环、支气管肺发育不良等疾病鉴别，尤其 5 岁及以下儿童。哮喘常见的并发症有鼻炎、鼻窦炎、胃食管反流、肥胖、阻塞性睡眠呼吸暂停、抑郁和焦虑，可导致喘息症状加重或反复及生活质量下降，有时哮喘控制不佳。

三、治疗

（一）西医治疗

哮喘持续状态的治疗原则：早期、快速识别重症状态，合理应用哮喘缓解药物扩张支气管、氧疗等适宜的心肺功能支持方法以改善供氧、维持内环境的稳定。

1. 一般治疗

（1）保持呼吸道通畅　及时清理气道分泌物，减少痰液对气道刺激，对纠正低氧及二氧化碳潴留非常重要；若痰液黏稠可湿化吸痰。

（2）氧疗　有低氧血症者，采用鼻导管或面罩吸氧，维持血氧饱和度在94%～98%。宜经加温湿化后吸入，吸入氧浓度不宜过高，以40%为宜。避免使用高浓度氧，因高浓度氧易导致肺不张，或减轻呼吸动力而加重二氧化碳潴留。

（3）镇静　缺氧及早期呼吸性碱中毒患儿可出现烦躁不安，酌情应用镇静药物，如5%水合氯醛等。应谨慎使用。

2. 药物治疗

（1）速效β₂受体激动剂（short-acting beta-2 agonists，SABA）　儿童哮喘急性发作的一线药物。①雾化吸入：吸入速效β₂受体激动剂能快速解除气道平滑肌痉挛。雾化吸入是首选，使用氧驱动或空气压缩泵雾化吸入。常用药物为沙丁胺醇雾化溶液或特布他林液，体重≤20kg，每次2.5mg；体重＞20kg，每次5mg，第1小时可每20分钟吸入1次，以后依哮喘缓解情况，逐渐延长间隔时间，依据病情每1～4小时重复；当无雾化吸入条件时可应用压力型定量气雾剂（pMDI）经储物罐吸药，每次单剂喷药，连用4～10喷（＜6岁 3～6喷）。②静脉或皮下给药：对于吸入速效β₂受体激动剂及其他治疗无效的哮喘重度发作患儿；极度烦躁无法吸入β₂受体激动剂；气道广泛黏液栓塞，或严重的支气管痉挛，以致无法吸入药物者，可选择皮下注射1∶1000肾上腺素（0.01mL/kg，最大量不超过0.3mL）、静脉应用沙丁胺醇液等。注意心律失常和低钾血症等不良反应的监测。

（2）糖皮质激素　一旦确诊为哮喘持续状态，应用全身糖皮质激素。依从性差、不能口服给药或危重患儿采用静脉途径，一般选用甲泼尼龙1～2mg/（kg·次）或琥珀酸氢化可的松5～10mg/（kg·次）静脉滴注，依据病情可间隔4～8小时重复使用，待病情控制后改为糖皮质激素及β₂受体激动剂等联合雾化吸入。早期应用大剂量吸入糖皮质激素（inhaled corticosteroid，ICS）可能有助于哮喘急性发作控制，可选用雾化吸入布地奈德1mg/次，或丙酸倍氯米松混悬液0.8mg/次，间隔6～8小时给药。但病情严重时不能以吸入治疗替代全身糖皮质激素治疗。

（3）抗胆碱药物　短效抗胆碱能药物（short-acting muscarinic antagonist，SAMA）是儿童哮喘急性发作联合治疗的组成部分，可增加支气管舒张效应，用于中重度急性发作。吸入型溴化异丙托溴铵剂量：体重≤20kg，250μg/次，体重＞20kg，500μg/次，加入β₂受体激动剂溶液做雾化吸入，间隔时间同β₂受体激动剂。如无雾化条件，也可给予SAMA气雾剂吸入治疗，每次2喷。

（4）硫酸镁　用于危重哮喘的缓解，硫酸镁25～40mg/（kg·d），≤2g/d，分1～2次，稀释后缓慢静脉滴注（20～60分钟）。2019年GINA哮喘指南对于≥2岁严重急性发作的儿童，在治疗的第1个小时内考虑雾化7.5%等渗硫酸镁（150mg）3剂。

（5）氨茶碱　平喘效果弱于SABA，治疗窗窄，在急性哮喘发作治疗中一般不推荐。如经上述药物不能有效控制哮喘，可酌情考虑使用氨茶碱，需监测心电图和血药浓度。氨茶碱有效安全的血液浓度范围为6～15mg/L，＞20mg/L可致中毒。之前未用氨茶碱类药物者可先给予负荷量4～6mg/kg（≤250mg），缓慢静滴（20～30分钟），继之以0.7～1mg/（kg·次）维持输入至喘鸣音明显减少或消失；如之前口服氨茶碱者可直接使用维持剂量，亦可采用2～4mg/（kg·次）每6～8小时间歇给药。

3.维持液体、电解质及酸碱平衡   哮喘持续状态由于摄入量不足,加之过度呼吸及出汗,常存在不同程度的脱水,脱水可导致气道分泌物黏稠,痰液难以排除,影响通气功能,因此补液有助于纠正脱水,稀释痰液,防治黏栓形成,但危重哮喘患儿多存在抗利尿激素分泌异常,避免补液过多导致肺水肿加重,因此需依据心肺功能、脱水情况补液,注意出入液量平衡。低氧血症、高碳酸血症及通气/灌注比例失衡,可导致呼吸性酸中毒及代谢性酸中毒,可予吸氧、呼吸支持,代谢性酸中毒者可予纠酸,依据血气分析结果进行补液调整。

4.呼吸支持   经合理联合治疗,但症状仍持续加重,出现呼吸衰竭征象时,应及时给予辅助机械通气治疗。早期可尝试无创正压通气(noninvasive positive pressure ventilation,NPPV),有关无创通气在哮喘中的作用的证据较少,需注意用于清醒、合作、有自主呼吸和自我气道保护能力的患儿,不应在非常烦躁的患儿中尝试,并且不应进行镇静,而对小婴幼儿可能需要轻度镇静以耐受面罩。经鼻导管高流量吸氧(high-flow nasal cannula,HFNC)目前广泛用于呼吸窘迫包括哮喘持续状态患儿,有加温、湿化、氧浓度可调节及舒适感强等优势,降低NPPV和气管插管的使用概率。但专门评估HFNC用于哮喘持续状态患儿的文献很少,需要更多研究支持。

气管插管和机械通气指征:尽管提供了高浓度的氧气或无创正压通气后仍有低氧血症(100%氧气或NPPV下,$PaO_2 < 60mmHg$);严重且进行性加重的呼吸做功增强(比如呼吸困难致说不出话);意识改变;呼吸或心跳停止。单独高碳酸血症不能作为插管指征,但以下情况需要气管插管:尽管应用哮喘缓解药物和/或无创正压通气仍有$PaCO_2$进行性升高,显著的呼吸性酸中毒或意识改变。哮喘的通气策略仍是肺保护性通气策略,限制过度通气和气压伤的风险,需注意提供足够的时间呼气,限制分钟通气量降低过度通气的风险。

5.其他治疗

(1)*脱离过敏原*   避免接触致敏原或致敏环境。

(2)*抗感染*   多数哮喘急性发作由病毒感染诱发,因而无抗生素常规使用指征。但对有细菌或非典型病原体感染证据者需给予针对性抗生素治疗。

(3)*白三烯受体拮抗剂*(leukotriene receptor antagonist,LTRA)   需长期使用,预防发作;仅有少量的证据支持白三烯受体拮抗剂在急性哮喘中的应用。

(二)中医治疗

哮喘持续状态相当于哮喘的重度发作期,可参照哮喘的发作期进行辨证论治。"邪气盛则实,精气夺则虚"。喘脱在发作期应辨虚实,实则祛邪利肺平喘,虚则培补肺脾肾、温补心阳、救逆固脱。

1.实证

(1)*痰热壅肺证*

临床症状:喘咳气急,咳痰黄稠黏腻,痰鸣如拽锯,声高气粗,鼻翼扇动,摇身撷肚,张口抬肩,面赤唇紫,焦虑或烦躁不安,双目如脱,胸胁胀满,发热或高热,汗出或少汗,口渴,大便秘结,舌红,苔黄腻,脉滑数,指纹紫滞。

治法:清肺泻火,涤痰平喘。

方药:麻黄杏仁甘草石膏汤合苏葶丸、定喘汤加减。

常用药物:麻黄、杏仁、甘草、石膏、紫苏子、葶苈子、白果、款冬花、半夏、桑白皮、黄芩等。

（2）痰浊壅肺证

临床症状：喘咳气急，痰多黏腻或呈泡沫状，咳痰不爽，喉间痰鸣，胸满闷，面色㿠白或晦暗，神疲乏力，或烦躁，无发热，恶心少食，口淡无味，舌苔白腻，脉滑，指纹滞。

治法：化痰降气平喘。

方药：二陈汤合三子养亲汤加减。

常用药物：半夏、陈皮、茯苓、甘草、莱菔子、紫苏子、白芥子等。

（3）风寒阻肺证

临床症状：喉中哮鸣如水鸡声，呼吸急促，喘憋气逆，胸膈满闷如塞，咳不甚，痰少咯吐不爽，色白而多泡沫，口不渴或渴喜热饮，形寒怕冷，天冷或受寒易发，面色青晦，舌苔白滑，脉弦紧或浮紧，指纹浮红。

治法：开肺散寒，化痰平喘。

方药：射干麻黄汤加减。

常用药物：射干、麻黄、细辛、半夏、五味子、款冬花、紫菀、生姜、大枣等。

2. 虚证

（1）肺实肾虚证（本虚标实或虚实夹杂）

临床症状：喘促，喉间痰鸣，胸胁胀满，动则益甚，面色苍晦，口唇爪甲青紫，神疲倦怠，形寒肢冷，小便清长，舌质淡，苔白或腻，脉细弱或沉迟，指纹淡红。

治法：泻肺平喘，补肾纳气。

方药：偏于肺实者予以苏子降气汤加减；偏于肾虚者予以金匮肾气丸和参蛤散加减。

常用药物：紫苏子、半夏、当归、前胡、肉桂、厚朴、甘草、生姜、人参、蛤蚧、熟地黄、山药、山茱萸、泽泻、茯苓、牡丹皮、制附子、知母、桑白皮、川贝母等。

（2）心阳虚脱证

临床症状：呼吸困难，喉中痰鸣，喘息气促，短气不能平卧，汗出肢冷，面色、唇甲青紫，胁下痞块，小便短少，舌质淡，苔白，脉细或结代，指纹淡。

治法：温补心阳，救逆固脱。

方药：参附汤加减。

常用药物：人参、制附子、生姜、大枣等。

第五节　急性呼吸衰竭

急性呼吸衰竭（acute respiratory failure，ARF）是儿童最常见的危重症之一。呼吸衰竭是指由呼吸系统和（或）呼吸中枢原发性或继发性病变，引起通气和（或）换气功能障碍，导致机体缺氧和（或）二氧化碳潴留，从而不能满足机体代谢需要。呼吸衰竭以动脉血气指标来判定，在海平面、大气压、静息状态下吸入室内空气，同时排除发绀型先天性心脏病的前提下，动脉血氧分压（PaO_2）低于60mmHg，伴或不伴动脉二氧化碳分压（$PaCO_2$）高于50mmHg。

急性呼吸衰竭起病急、发展迅速，是重症监护病房患儿住院常见原因，也是导致儿童心跳

NOTE

呼吸骤停的主要原因，有较高的病死率。急性呼吸道感染约占全球 5 岁以下儿童死亡总数的 20%，常见死因为急性呼吸衰竭。

中医学无呼吸衰竭病名，依其临床表现可属"暴喘""喘脱""厥脱""昏迷"等范畴之中，最早见于《黄帝内经》，如《灵枢·经脉》篇曰："手太阴之脉……是动则病肺胀满膨膨而喘咳。"《伤寒论·辨脉法》又云："脉浮而洪，身汗如油，喘而不休，水浆不下，体形不仁，乍静乍乱，此为命绝也。又未知何脏先受其灾，若汗出发润，喘不休者，此为肺先绝也。"

一、病因与发病机制

（一）西医病因与发病机制

1. 西医病因

（1）肺组织疾病　包括各种肺部间实质病变，如肺炎、脓毒症或创伤引起的急性呼吸窘迫综合征（acute respiratory distress syndrome，ARDS）、吸入性肺炎、心源性肺水肿、溺水肺、肺出血、新生儿呼吸窘迫综合征等。

（2）上呼吸道梗阻　在婴幼儿较为多见，以吸气性呼吸困难为主要表现，包括喉炎、气道异物、声门下狭窄、血管环、先天性气道畸形、气道软化症等。

（3）下呼吸道梗阻　以呼气性呼吸困难为主要表现，主要包括哮喘急性发作、闭塞性细支气管炎、支气管异物等；重症肺部感染时的分泌物、坏死物，也可阻塞细支气管，造成下呼吸道梗阻。

（4）呼吸泵功能障碍　包括肌肉疾病（如先天性肌病、进行性肌营养不良、多发性肌炎、皮肌炎）、周围神经病（如吉兰 - 巴雷综合征）、膈肌麻痹、神经肌接头疾病（如重症肌无力）、严重胸廓畸形（如严重脊柱侧弯、创伤性连枷胸、肋骨骨折、窒息性胸廓发育不良）影响呼吸肌运动，气胸、胸腔积液影响胸廓运动，也存在泵衰竭。

（5）中枢神经系统疾病　如感染、自身免疫性炎症、肿瘤、窒息、颅脑创伤、中毒、遗传代谢病等。

不同年龄引起呼吸衰竭的病因亦不相同，新生儿以围生期疾病为主；小于 2 岁婴幼儿以脓毒症、ARDS、重症肺炎、上呼吸道梗阻、异物吸入和脑炎为主；2 岁以上幼儿和儿童以脓毒症、ARDS、重症肺炎、哮喘持续状态、多发性神经根炎及脑炎常见。

婴幼儿呼吸衰竭发生率高。在新生儿期，大约一半的呼吸衰竭病例与早产和围生期并发症相关。儿童的呼吸系统发育特点可解释其呼吸衰竭发病率较高的原因：①婴幼儿的上气道短且狭窄，声门下区域最窄，炎症水肿可导致气道狭窄。②肺生长发育的不成熟阶段表现为肺泡数量明显少于成人，气体交换面积小，功能残气量低。胸腔内气道口径较小，软骨支持少。气道半径很小的变化也会导致气道阻力的大幅增加，比如分泌物、水肿或支气管痉挛可导致气流严重下降。婴幼儿的侧支气管通气不足，右上支气管锐角角度小，易导致肺不张。③婴幼儿呼吸肌的 I 型肌纤维较少，尤其膈肌、呼吸肌的储备少，易疲劳。④胸廓骨化不完整，胸壁顺应性较高，影响胸廓的扩张，可能导致辅助肌肉用力和反常呼吸。⑤呼吸中枢的不成熟可导致呼吸慢、呼吸暂停或呼吸短促。年龄越小的患儿代谢需求越大，呼吸储备越少，当缺氧时儿童代偿通气量最多不超过 2.5 倍，而成人可达 10 倍，因此儿童更易发生呼吸衰竭。

2. 发病机制　呼吸衰竭的基本病理生理机制是缺氧和 / 或二氧化碳潴留。机体的气体交换分为通气和换气两个过程，通气和/或换气障碍，可致呼吸衰竭。通气障碍主要引起 $PaCO_2$ 升高，可伴有不同程度低氧血症；换气障碍主要引起 PaO_2 下降，$PaCO_2$ 随病情发展和轻重可降低、正常或增高。

（1）通气障碍　是指肺泡与外界气体交换不足：①限制性通气障碍：当神经、肌肉、胸廓、胸膜的病变和（或）肺间质病变或纤维化引起胸廓、肺的顺应性降低，肺扩张和回缩受限，肺容量和通气量减少。②阻塞性通气障碍：气道狭窄或阻塞导致气道阻力增加，肺泡通气不足。

（2）换气功能障碍　是指肺泡内气体与血液内气体进行交换的过程发生障碍，最常见的原因是肺通气/血流（ventilation/perfusion，V/Q）不匹配：①功能性肺内分流：限制性或阻塞性通气功能障碍可引起部分肺泡通气不足，而血流量未显著减少，存在 V/Q 降低，该部分肺泡静脉血未经充分氧合便掺杂入动脉血。功能性肺内分流是低氧血症的主要原因，当肺内分流超过 50% 时发生高碳酸血症。②死腔样通气：肺栓塞、低血压、肺泡过度扩张毛细血管受压，流经该部分肺泡血流量减少，通气相对正常，V/Q 增大，肺泡有通气但换气不足。③弥散障碍：ARDS、肺纤维化时弥散距离增大，肺实变、肺不张时弥散面积减少，均可导致肺泡–毛细血管膜弥散障碍。④肺内解剖分流：支气管扩张伴有支气管血管扩张和肺内动静脉短路开放，解剖分流增加，即真性分流。

（二）中医病因病机

急性呼吸衰竭发病急，变化快，以邪实为主，初期邪壅肺气，且以湿热毒邪内陷迫肺最为常见。一方面毒邪化热，入里迫肺，肺失宣肃，肺气上逆。又可炼液成痰，形成痰火互结。肺气壅滞，腑气不通，腑热熏蒸于肺，又可转化为腑结肺闭。若病势控制不力，毒火弥漫，神明受扰，又可出现热闭心包和肝风内动之恶候。热毒为阳邪，最易耗气伤阴，轻则气阴两伤，重则邪盛正衰，正不敌邪，甚至阴阳两竭，形成内闭外脱之危候。另一方面，热入营血，血热搏结，或气壅痰凝，或气虚血滞，均可形成血瘀。瘀血随经上攻于肺，可进一步加重呼吸困难和发绀。

本病病位主要在肺，与脾肾密切相关，可涉及心肝。以肺、肾虚为本，痰、热、瘀为标。肺虚气失所主，肾虚气不归纳，痰热壅阻，肺气肃降无权是其主要病机。病性本虚标实，虚实夹杂贯穿疾病始终。

二、临床诊断

（一）诊断

1.**病史**　有引起呼吸衰竭的原发病或继发病变，这是诊断呼吸衰竭的前提条件。对于发生呼吸衰竭的患儿，要详细了解病史，明确病因，既有助于了解呼吸衰竭发生的基础，也有利于进行针对性的治疗。

2.**临床表现**　急性呼吸衰竭的症状和体征，包括原发病的表现，低氧血症和高碳酸血症对全身多系统的影响等，临床表现轻重与发生缺氧和二氧化碳潴留的速度密切相关。缺氧和二氧化碳潴留往往同时存在，临床所见常是两者的综合作用。依据原发病不同而有所差异。

（1）呼吸系统　由于肺部疾患所引起的周围性呼吸衰竭，常表现为不同程度的呼吸困难，患儿呼吸做功增加，可见三凹征、鼻扇等，早期呼吸频率多增快，到晚期呼吸减慢无力；上气道梗阻时以吸气性呼吸困难为主，而下气道梗阻时，以呼气困难为主。中枢性呼吸衰竭主要为呼吸节律改变，可呈呼吸浅慢，严重时可出现周期性呼吸，常见的是潮式呼吸，还可出现抽泣样呼吸、叹息样呼吸、呼吸暂停和下颌呼吸。严重周围性呼吸衰竭也可伴中枢性呼吸衰竭。神经肌肉病可表现为呼吸动度减弱甚至消失，尤其是受累肌群更为明显。当呼吸方面的临床表现不典型而出现呼吸困难时，可能并非呼吸系统的疾病，如严重代谢性酸中毒，因此单纯依据临床表现，难以对呼吸衰竭的诊断及其程度作出准确判断。

（2）心血管系统　缺氧和二氧化碳潴留早期都可引起交感－肾上腺髓质系统兴奋，出现心率增快、血压升高等，严重时出现血压下降，可有心律不齐或心率减慢。缺氧可导致肺小动脉收缩，肺动脉高压，右心负荷增加，严重时可导致右心功能不全。

（3）神经系统　中枢神经系统对缺氧十分敏感，早期可出现烦躁不安，年长儿可出现头痛。二氧化碳潴留也可引起头痛、头晕、烦躁不安等改变。随着缺氧和二氧化碳潴留程度的增加，患儿意识障碍程度逐渐加深，可出现定向障碍、抽搐、昏睡甚至昏迷，症状的轻重与呼吸衰竭的发生速度有关。

（4）消化系统　可出现消化道黏膜糜烂或溃疡出血、肠麻痹，还可引起肝脏损伤，转氨酶升高等。

（5）泌尿系统　可出现蛋白尿、血尿、少尿，甚至无尿，尿中还可出现管型、白细胞，严重时导致肾衰竭。

（6）水电解质平衡　血钾和钠水平均可异常，缺氧和二氧化碳潴留均可导致高钾血症和低钠血症，部分病例还可出现水潴留倾向而发生水肿。

3. 体格检查　周围性呼吸衰竭时可见呼吸频率增快、吸气性三凹征、鼻扇，伴 / 不伴发绀等；中枢性呼吸衰竭时可见呼吸节律不规整。呼吸肌受累时，可出现呼吸动度减弱或消失。其他相应原发病可出现相应的体征。

4. 辅助检查

（1）血气分析　用于评估酸碱状态及氧合和通气，同时动脉血气可评估氧合，优于静脉血气。同时血气分析是呼吸衰竭分类的重要参考指标。①Ⅰ型呼吸衰竭：即低氧血症型呼吸衰竭，$PaO_2 < 60mmHg$，$PaCO_2$ 正常或降低。②Ⅱ型呼吸衰竭：即同时存在低氧血症和高碳酸血症，$PaO_2 < 60mmHg$，且 $PaCO_2 > 50mmHg$，$PaCO_2$ 动态变化更有意义，即 $PaCO_2$ 增加的速度较 $PaCO_2$ 的测定值意义更大。上述指标是在海平面大气压下，安静、不吸氧状态下测定的动脉血气，并排除发绀型先天性心脏病。如患儿病情危重，不可停氧气测血气，临床常用 PaO_2/FiO_2 作为气体交换指标，$PaO_2/FiO_2 \leq 300mmHg$ 诊断为呼吸衰竭。当 $PaO_2/FiO_2 < 200mmHg$，提示肺内分流超过20%。在2015年儿童急性呼吸窘迫综合征共识会议提出，无创通气时 $SpO_2/FiO_2 \leq 264mmHg$ 作为 ARDS 的氧合指标之一。

（2）胸部影像学　通常可确定引起呼吸衰竭的诱因，包括感染性肺炎、不透射线的异物、肺不张或积液。胸片还可评估需要紧急干预的疾病，例如气胸。呼吸功能急性恶化的患儿不能因等待胸片检查或血气分析结果而延迟气管插管和机械通气等紧急治疗。

（3）病原学检测　常采用呼吸道分泌物进行微生物学、细胞学和组织学检查。有多种采样方法，黄金标准是支气管肺泡灌洗、肺组织穿刺。分泌物需送检以下实验室检查：革兰染色、抗酸杆菌染色、细胞计数、细菌培养（包括真菌和分枝杆菌培养）和 / 或病毒聚合酶链反应、宏基因检测等。支气管肺泡灌洗液还可以协助诊断肺出血、肺含铁血黄素沉着症和吸入性肺炎等。

（4）其他　对于中枢性呼吸衰竭，脑脊液的检查、脑脊髓的影像学检查、脑电图、肌电图，生化和毒物等检查有助于进一步明确诊断。

（二）鉴别诊断

1. 心力衰竭　常见于患有心脏病的患儿，如先天性心脏病、心肌病、急性心肌炎，表现有烦躁、面色差、尿量减少、呼吸增快、心率增快、奔马律、心音低钝、肝大，甚至全身水肿，可并发心源性休克，最终血压不能维持，胸片可见心影增大，心脏彩超提示心功能不全；合并心源性肺水肿时，表现有气促、端坐呼吸等呼吸困难表现，肺部满布细湿啰音，胸部影像学表现为中央性肺水肿，可并发呼吸衰竭。

2. 慢性呼吸衰竭　常见于肺间质性病变患儿，而神经肌肉病变或胸廓畸形的患儿也可演变为慢性呼吸衰竭，临床表现为咳嗽、气促、呼吸困难、运动不耐受，并渐进性加重，体征有呼吸频率增快、三凹征、两肺细湿啰音等表现。但病程迁延，有慢性缺氧表现如杵状指等。感染等因素会诱发慢性呼吸衰竭急性发作。

三、治疗

（一）西医治疗

呼吸衰竭的治疗目标是改善肺通气和换气功能，纠正低氧血症和高碳酸血症，满足机体代谢需要，保护重要脏器功能，减少或避免并发症，为原发病的治疗赢得时间。

1. 一般治疗　置患儿于合适的体位，维持气道通畅。依据镇静镇痛评估，给予适当镇静镇痛。合理的液体平衡，纠正酸碱失衡，维持内环境稳定。重症患儿常合并混合性酸中毒，当动脉血气分析 $pH < 7.20$ 时，保证通气的情况下酌情纠酸。呼吸衰竭患儿常存在能量和 / 或蛋白质供给不足，易发生低蛋白血症，免疫力低下，合理的营养支持可以增强机体免疫功能，促进肺组织修复，减少呼吸肌疲劳，并可减轻机体排出二氧化碳的呼吸负担。注意各脏器功能评估，防治并发症。

2. 病因治疗　病因治疗是呼吸衰竭治疗的根本。肺炎患儿选择适合的抗感染治疗；重症哮喘患儿及时使用解除气管痉挛药物及激素治疗；张力性气胸或大量胸腔积液的患儿及时胸腔穿刺，排气引液；颅内高压者积极降颅压；惊厥持续状态的患儿抗惊厥治疗；中毒者相应的解毒剂等治疗。注意不能因寻找病因而延缓呼吸支持等抢救。

感染是引起呼吸衰竭的常见原发病或诱因，也是呼吸衰竭治疗过程中的重要并发症，其治疗成败是决定患儿预后的主要因素；我国社区获得性肺炎病原以病毒、细菌、支原体为主；细菌以革兰阳性球菌，尤其是链球菌属居多；而院内感染以革兰阴性杆菌居多，如肺炎克雷伯菌、铜绿假单胞菌、鲍曼不动杆菌、大肠埃希菌等，革兰阳性球菌以葡萄球菌为主，如表皮葡萄球菌、金黄色葡萄球菌（包括耐甲氧西林金黄色葡萄球菌）等。因此，积极有效的抗生素治疗是呼吸衰竭综合治疗的重要手段，应反复多次进行病原学检查以指导抗生素的选择，同时还应避免滥用抗生素，减少患儿继发感染机会，因此必须注意加强院内感染的控制，强调手卫生，吸痰时无菌操作和呼吸机管道的消毒，并在条件允许的情况下，尽早拔除气管插管。

3. 改善呼吸功能

（1）保持呼吸道通畅　保持能使气道开放的体位，充分温化湿化，加强翻身拍背吸痰，及

NOTE

时清理气道分泌物，减少气道阻力和呼吸做功。

（2）氧疗　目的是纠正低氧血症，满足机体代谢需要。发绀和呼吸困难是氧疗的临床指征。烦躁不安和呼吸、心率增快是早期缺氧的重要表现，排除缺氧以外的因素后给予氧疗，并需注意加温湿化。①鼻导管给氧：氧流量儿童为 $1 \sim 2L/min$，婴幼儿为 $0.5 \sim 1L/min$，新生儿为 $0.3 \sim 0.5L/min$，吸入氧浓度 $25\% \sim 40\%$，吸入氧浓度百分比（fraction of inspiration O_2，FiO_2）与氧流量有关，$FiO_2 = 21+4 \times$ 氧流量（L/min）。②简易面罩给氧：氧流量儿童为 $3 \sim 5L/min$，婴幼儿为 $2 \sim 4L/min$，新生儿为 $1 \sim 2L/min$，氧浓度 $40\% \sim 60\%$。③头罩给氧：通常为 $5 \sim 6L/min$，氧浓度 $40\% \sim 60\%$。

（3）无创通气支持　呼吸衰竭吸氧后氧合或通气不能改善，依据病情可尝试无创通气支持，包括高流量鼻导管吸氧（heated humidified high flow nasal cannula oxygen therapy，HFNC），持续气道正压通气（continuous positive airway pressure，CPAP）和双水平气道正压通气（bi-level positive airway pressure，BiPAP）。无创通气有助于减少气管插管，但需注意早期评估患儿对无创通气的反应，如氧合和通气没有改善，需气管插管和机械通气。

（4）机械通气　是呼吸衰竭治疗的主要手段，指征为患儿有持续或进行性气体交换障碍，氧疗不能改善；呼吸暂停或呼吸停止；呼吸衰竭严重影响其他脏器功能如合并休克、脑水肿等。常频机械通气，无论哪种模式都需注意肺保护性通气策略，避免呼吸机诱导的肺损伤。ARDS 的患儿采用小潮气量通气、低平台压、适当的 PEEP 和氧合目标及允许性高碳酸血症。严重 ARDS 的患者可采用俯卧位通气、高频震荡通气等。

（5）其他肺特异性辅助治疗　吸入一氧化氮可选择性扩张肺小动脉，是公认治疗肺动脉高压的方法。吸入的一氧化氮分布在肺部通气良好的区域，并优先扩张这些区域的小动脉，故也用于 ARDS 患儿以改善 V/Q 比例失调。当存在明确的肺动脉高压或严重右心功能不全时，考虑吸入一氧化氮。吸入一氧化氮可作为重症 ARDS 挽救性措施或体外生命支持过渡措施。

（6）外源性肺表面活性物质　可改善肺表面张力、防治肺萎陷，是肺复张的辅助治疗。新生儿呼吸窘迫综合征见于早产儿，因缺乏肺表面活性物质所致，故选用肺表面活性物质治疗。有小规模儿科多中心随机对照研究发现 ARDS 患儿使用外源性肺表面活性物质可改善氧合。

（7）体外生命支持　体外膜肺是通过插管将静脉血引出体外，通过膜氧合器进行氧合和排出二氧化碳，再泵入患儿的动脉或静脉系统，相当于人工肺，起到替代部分心肺功能的作用，维持机体组织氧供。对于重症呼吸衰竭，如果呼吸衰竭的病因是可逆的或患儿适于接受肺移植时，可以考虑体外膜肺支持。严重呼吸衰竭一般采用静脉 - 静脉体外膜肺；如合并循环衰竭则采用静脉 - 动脉体外膜肺。

（二）中医治疗

临床分虚实两类，实证以热痰、瘀血为主，虚证以气虚、阳虚、阴虚为主，发作期虚实常相互转换。

1. 实证

（1）痰热壅肺证

临床症状：呼吸困难，或呼吸浅促，烦躁不安，喘粗息促，气急鼻扇，抬肩抵胸，痰声拽锯，口唇发绀，高热神昏，时有抽搐，口渴烦躁，小便黄，大便干，舌红，苔黄厚，脉洪滑数或短促，指纹紫滞。

治法：清热化痰，泻肺平喘。

方药：泻白散合葶苈大枣泻肺汤加减。

常用药物：桑白皮、地骨皮、紫苏子、葶苈子、石膏、黄芩、川贝母、郁金等。

（2）肺闭腑结证

临床症状：高热不退，烦躁不安，喘促气憋，痰涎壅滞，胸满抬肩，胸腹灼热，腹满便结，小便短赤，舌红，苔黄腻，脉弦数，指纹紫滞。

治法：清肺涤痰，通腑泄热。

方药：宣白承气汤加减。

常用药物：大黄、瓜蒌、黄芩、枳实、厚朴、半夏、石膏、葶苈子等。

（3）痰盛气衰证

临床症状：喘促气急，喉间痰声辘辘，胸闷气短乏力，无力咳痰，舌红苔白腻，脉滑数，指纹紫滞或淡紫。

治法：益气健脾，涤痰开肺。

方药：涤痰汤加减。

常用药物：党参、黄芪、胆南星、石菖蒲、半夏、郁金、天竺黄、黄芩、人工牛黄等。

2. 虚证

（1）气阴两竭证

临床症状：呼吸微弱，间断不续，或叹气样呼吸，神志昏沉，精神萎靡，时作抽搐，舌红，无苔，脉虚细，指纹淡。

治法：益气养阴，培补肺肾。

方药：生脉散加味。

常用药物：西洋参、麦冬、五味子、黄芪、茯苓、白术、山药、半夏、陈皮、熟地黄、枸杞子、川贝母、当归等。

（2）元阳欲脱证

临床症状：神情淡漠或烦躁，面色苍白或灰白，息微而促，大汗淋漓，四肢厥冷，尿少，舌淡苔薄，指纹青紫，可达命关，或透关射甲，或脉微细欲绝，指纹淡。

治法：回阳救逆，益气固脱。

方药：参附汤、黑锡丹合生脉饮加减。

常用药物：人参、制附子、干姜、龙骨、牡蛎、白芍，肉豆蔻、黑锡、肉桂、沉香、胡芦巴、阳起石、木香、小茴香等。

3. 其他疗法

（1）针刺疗法　近10年来针刺抢救呼衰已被广泛用于临床，实验证明针刺可明显影响呼吸功能，具有兴奋呼吸，平喘解痉等作用，如强刺激会阴穴、气舍穴、水沟、内关等。

（2）穴位注射　洛贝林3mg注射于曲池穴，两侧交替注射；二甲弗林8mg注射于足三里或三阴交；醒脑静1～2mL注射于膻中、曲池、中府、肺俞、足三里，每20～30分钟交替取穴；氨茶碱0.5～1mL注射于列缺、中府、合谷等穴。

（3）电针、耳针　电针可改善呼吸频率、节律。耳针一般取心、肺、交感、肾上腺、皮质下及脑干等区。

NOTE

第六节 急性心力衰竭

急性心力衰竭（acute heart failure，AHF）是儿科常见急症，指各种原因引起突然心脏结构或功能异常导致短时期内心脏泵血功能减退、心输出量不足、组织灌注减少，不能满足机体代谢需要，造成神经－内分泌系统过度激活，导致一系列的病理生理改变而发生的临床综合征。有些慢性心力衰竭患儿在某种因素作用下（如感染、缺氧、酸中毒、心律失常等）可出现病情突然加剧，出现急性心力衰竭的临床表现，称为慢性心衰急性失代偿期，其紧急抢救措施与急性心衰相似。

中医学中无心力衰竭这一病名，依据其临床症状和体征表现，属于"心痹""心悸""怔忡"等范畴。《素问·痹论》载"心痹者，脉不通，烦则心下鼓，暴上气而喘"，指出脉不通则喘促，提出了本病为标本皆损。心悸包括惊悸和怔忡，多为水饮、虚损等所致。

一、病因与发病机制

（一）西医病因与发病机制

1.西医病因 引起 AHF 的病因很多，主要原因如下。

（1）心肌病变 各种原因导致的心肌收缩力减退，包括：①原发性心肌病变：心肌炎、心肌病、心肌梗死（如川崎病并发冠状动脉病变所致）、心内膜弹力纤维增生症等。②心肌代谢障碍：休克、严重贫血、高原病、维生素 B_1 缺乏等。

（2）心脏前（容量）负荷过重 指心脏舒张期承受的容量负荷过大，包括：①右室前负荷过重：房间隔缺损、完全性肺静脉异位引流、三尖瓣或肺动脉瓣关闭不全等。②左室前负荷过重：动脉导管未闭、室间隔缺损、主动脉瓣或二尖瓣关闭不全等。

（3）心脏后（压力）负荷过重 是指心脏在收缩时承受的阻抗负荷增加，包括：①左室后负荷过重：主动脉瓣狭窄、主动脉缩窄、原发和继发高血压等。②右室后负荷过重：肺动脉狭窄、肺动脉高压、新生儿持续性肺动脉高压等。

（4）严重快速性心律失常 严重心律失常导致搏出量异常，如Ⅲ度房室传导阻滞，室性心动过速、室性颤动／扑动等。

（5）心室舒张期充盈障碍 限制型心肌病、缩窄性心包炎、房室瓣狭窄、心包填塞等。

2.发病机制 AHF，尤其是心肌功能障碍的病理生理复杂，是多种机制共同作用的结果。一方面心肌细胞死亡（坏死、凋亡、自噬等）、心肌结构改变、心肌能量代谢和心肌兴奋－收缩耦联障碍导致心肌收缩功能减低。另一方面，当发生心功能障碍时，心排血量减少后通过多种途径引起内源性神经－体液调节机制激活，介导心内与心外代偿与适应反应。主要通过以下的机制来进行调节并相互作用：

（1）心肌收缩功能降低 是造成心脏泵血功能减退的主要原因。

1）心肌收缩相关的蛋白改变 多种心肌损害（如严重心肌炎、心肌病、心肌梗死）导致心肌细胞变性、萎缩、坏死，心肌细胞数量减少，心肌收缩力降低。

2）心肌能量代谢障碍 当心肌能量在生成、储存和利用任何一个环节出现障碍时，心肌收缩功能减退。如维生素 B_1 缺乏引起的丙酮酸氧化脱羧障碍，使心肌细胞有氧氧化障碍，ATP 产生不足引起心肌收缩力降低。

3）心肌兴奋 – 收缩耦联障碍　心肌的兴奋是电活动，而收缩是机械活动，Ca^{2+} 在心肌兴奋的电信号转化为收缩的机械活动中发挥了中介作用。任何影响心肌对 Ca^{2+} 转运和分布的因素都会影响钙稳态，导致心肌兴奋 – 收缩耦联障碍，心肌收缩力降低。

（2）神经 – 体液调节机制激活　在神经 – 体液调节机制中最重要的是交感 – 肾上腺髓质系统、肾素 – 血管紧张素 – 醛固酮系统和钠尿肽系统。在其调控下机体对心功能减低进行心脏和心外的代偿。当心脏功能受损时，多种内源性神经内分泌与细胞因子激活，心肌损伤加重、心功能下降，出现血流动力学紊乱，机体来不及充分动员代偿机制，出现急性心力衰竭。

1）交感 – 肾上腺髓质系统激活　当心输出量减少时，刺激颈动脉窦和主动脉弓的压力感受器，进而激活交感 – 肾上腺髓质系统，交感神经兴奋，血浆儿茶酚胺浓度升高，表现为心肌收缩力增加、心率增快、心输出量增加；同时腹腔内脏等阻力血管收缩维持动脉血压，保证重要器官灌注，静脉血管收缩提高回心血量，这种激活使心血管系统代偿调节防止心输出量和血压发生明显变化。

2）肾素 – 血管紧张素 – 醛固酮系统激活　心输出量减少，肾血流量减少，交感神经系统兴奋和低钠血症均可激活肾素 – 血管紧张素 – 醛固酮系统。血管紧张素 Ⅱ（angiotensin Ⅱ，Ang Ⅱ）升高肾灌注压，通过肾内血流再分布维持肾小球血流量，从而维持肾小球滤过率；醛固酮增加引起水钠潴留，维持循环血量保持心输出量正常。

3）钠尿肽系统激活　心房肌主要合成和分泌心房钠尿肽（atrial natriuretic peptide，ANP），心室肌主要合成和分泌 B 型钠尿肽（B-type natriuretic peptide，BNP）。钠尿肽类激素具有利钠排尿、扩张血管和抑制肾素及醛固酮的作用。心功能不全时，心脏负荷增加或心室扩大，心肌细胞受牵拉而合成并释放脑利钠肽 /N 端脑利钠肽原（brain natriuretic peptide and N-terminal pro b-type natriuretic peptide，BNP/NT-proBNP）入血，血浆 BNP/NT-proBNP 含量升高。

（二）中医病因病机

心力衰竭的发病机制多属本虚标实、外邪痹心或他脏之病所累。本病病机关键在于心阳虚衰，气滞血瘀。风为百病之长，若风夹寒热疫毒之邪，侵袭血脉，内舍于心，伤及心阳，心阳亏虚，而致心阳虚衰。然他脏之病亦可及心，肝病日久，疏泄条达失常，则气滞不行，血阻不畅，瘀阻于心。久患肺病，损伤肺气，肺为相傅之官，无以助心行血朝百脉，致心力虚损。心动无力，致血行不畅，日久心体受损，心力衰竭，发而为病。久病伤肾，不能温煦心阳，心气无力而致血阻脉络，寒水内停，上凌于心，若脾脏受损，则运化失常，津液不布，心失所养。若病情进展，阳气损耗较重，阳损及阴，心神失养，则可出现阴阳两虚之象。若病情进一步加重，致使阳气外脱，心神不守，心气脱，则心液泄，可出现阴阳离决、阳气外脱之急危之证。本病病位在心，但与肺、脾、肝、肾均密切相关，造成阳气虚衰、气滞血瘀、气阴两虚、阳虚水泛等。

二、临床诊断

急性心力衰竭主要依据临床症状、体征，并结合辅助检查作出诊断。出现 AHF 症状和体征的儿童需立即进行评估，确定诊断和血流动力学状态，并明确 AHF 的可逆病因。

NOTE

1. 临床表现　AHF 临床表现以心肌功能障碍、肺淤血、体循环淤血及组织器官低灌注为主要特征的各种症状和体征。

（1）心肌功能障碍　①心脏扩大；②心动过速：心动过速是较早出现的代偿现象，心搏量下降的情况下，心动过速在一定范围内可提高心输出量，改善组织缺氧状况；③第一心音低钝：严重患儿出现舒张期奔马律，是由于心室突然扩大与快速充盈所致，提示患儿严重心功能不全，但新生儿期很少听见；④末梢循环灌注不良：患儿脉搏无力，血压偏低，脉压变窄，可有交替脉，四肢末梢发凉及皮肤发花，是急性体循环血量减少的征象。

（2）肺循环淤血　其为左心衰的特点，主要表现为咳嗽、咯粉红色泡沫痰、呼吸急促、夜间发作性喘息、端坐呼吸及肺部湿啰音伴或不伴喘鸣音等。

（3）体循环淤血　其为右心衰特点，主要表现为水肿、胸腹水、肝颈静脉回流征阳性和肝脏肿大等。

（4）交感神经兴奋和心输出量不足　心动过速是较早出现的代偿表现。心输出量不足表现为皮肤、脑、肾等器官灌注不足，出现低血压（儿童收缩压小于该年龄组第 5 百分位或小于该年龄组平均值减 2 个标准差）、脉搏无力、四肢皮肤湿冷、少尿、脉压变窄、意识状态改变等。

（5）心源性休克　在血容量充足的情况下，低血压或需要血管活性药物才能维持收缩压正常；心脏指数显著降低，存在肺淤血或左室充盈压升高；组织器官低灌注表现之一或以上，如意识状态改变、少尿、皮肤湿冷、血乳酸升高。

2. 辅助检查

（1）胸部 X 线片检查　典型表现为心影增大（心胸比例＞ 0.5），肺淤血、肺水肿，或伴有胸腔积液等。

（2）心电图检查　提示房室肥大、心律失常、心肌缺血改变等，对判断心肌缺血和心律失常所致的心力衰竭有诊断价值。

（3）超声心动图检查　能准确评价心脏结构、形态与功能，对首次发生 AHF 的患儿，应当早期（最好在入院 24 ～ 48 小时内）检查。对血流动力学不稳定特别是心源性休克的患儿，或怀疑有致命的心脏结构和功能异常的患儿，应紧急行床旁超声心动图检查。

（4）血气分析　当肺水肿继发通气 / 血流比失衡时，动脉血氧分压（PaO_2）常不同程度降低，并由于组织缺氧产生无氧代谢，致代谢性酸中毒。AHF 的婴儿常因水潴留而出现低钠血症。

（5）心脏生物学标记物检查　脑利钠肽（BNP）是一种依赖心室壁张力增加而释放的心脏神经激素，在 AHF 患儿中升高。目前的研究表明 BNP 和其前体 N 端脑利钠肽原（NT-proBNP）对于 AHF 具有较高的诊断价值，特异性和敏感性较高，有助于 AHF 与单纯性肺源性因素所致急性呼吸困难的鉴别。如 BNP ＞ 400ng/L 或 NT-proBNP ＞ 1500ng/L，心衰可能性大。心肌坏死标记物，如肌钙蛋白 I/T（cTnI/T）用于 AHF 患儿的病因诊断（如急性心肌炎、心肌梗死）和预后评估。肌酸磷酸激酶同工酶（CK-MB）动态升高可评估是否存在心肌损伤或坏死及其严重程度。

（6）中心静脉压　将导管插入腔静脉接近右房处测量压力，中心静脉直接与右房压相关联，如右室生理及解剖均正常，则可反映右室舒张末期压力，通常以中心静脉压作为右室前负荷的指标，提示回心血量及右心功能。

（7）心输出量　用热稀释法测定心输出量，按体表面积算出心脏指数，正常儿童心脏指数

（Cardiac Index，CI）为 3.5 ～ 5.5L/（min·m^2）。

（8）肺毛细血管楔压 可间接反映肺静脉压、左房压及左室舒张末期压力，用于评价左室前负荷及左心功能。正常值为 6 ～ 12mmHg。

三、治疗

（一）西医治疗

1. 治疗原则 积极去除诱因及治疗原发病，减轻心脏前后负荷、改善心脏收缩与舒张功能，保护心功能。AHF 治疗以限液、利尿、正性肌力药及扩张容量血管为主。AHF 应迅速转移到最近的医院，最好是有心脏病专科和/或重症监护病房（ICU）的医疗机构。

2. 病因治疗 控制和解除引起 AHF 的病因和诱因是治疗小儿 AHF 的重要环节。如先天性心脏病患儿经药物治疗心衰不能控制时，应及时行手术或介入治疗；如心律失常、感染、严重贫血等原因导致的 AHF 应积极抗心律失常、抗感染及纠正贫血等治疗。

3. 一般治疗

（1）生命体征监测 包括连续心电、呼吸、血压及经皮血氧饱和度（SpO$_2$）监测。

（2）体位 保证休息、防止躁动，必要时可给予镇静剂，静息时呼吸困难明显的患儿，应采用半卧位或端坐位，双腿下垂以减少回心血量，降低心脏前负荷。

（3）吸氧 改善机体氧供。当 SpO$_2$ < 90% 或动脉血氧分压（PaO$_2$）< 60mmHg 时应给予带温湿化的氧疗，一般可采用面罩或头罩吸氧，若缺氧或呼吸困难无法改善则使用呼吸机辅助通气供氧，使患儿 SpO$_2$95% ～ 98%。急性左心衰采用 30% ～ 50% 酒精湿化吸氧，取半坐位，利尿、硝普钠扩血管等治疗。

（4）容量管理 肺淤血、体循环淤血及水肿明显患儿应严格限制入量和静脉输液速度，限制入量至生理需要量的 80%，以限制水的摄入为主，但应保持热卡提供。

4. 药物治疗

（1）正性肌力药物 包括儿茶酚胺类、磷酸二酯酶抑制剂、钙增敏剂、洋地黄类药物等主要用于增强心肌收缩力。正性肌力药物限用于心输出量急剧降低导致重要器官低灌注的患儿，推荐短期静脉输注。通常正性肌力药物在重症监护室中给药，需进行动脉血压和心率的连续监测。对左向右分流型先天性心脏病伴心功能不全而射血分数正常甚至增高时，应慎用正性肌力药物。

1）儿茶酚胺类 ①多巴胺：小剂量 1 ～ 4μg/（kg·min）时主要是多巴胺样激动剂作用，有轻度正性肌力和肾血管扩张作用；5 ～ 10μg/（kg·min）时主要兴奋 β 受体，增加心肌收缩力和心输出量；10 ～ 20μg/（kg·min）时 α 受体激动效应占主导地位，使外周血管阻力增加，增加心脏后负荷。多用于 AHF 合并心源性休克或低血压的患儿。剂量 2 ～ 20μg/（kg·min）。②多巴酚丁胺：是多巴胺的衍生物，通过降低左心室舒张末压力，增加心排量，提高血压改善 AHF 患儿的临床症状。主要通过激动 β$_1$ 受体发挥正性肌力作用；也可作用于外周血管的 β$_2$ 受体引起血管扩张，部分患儿出现低血压。故多巴酚丁胺多用于不伴低血压的 AHF 和难治性低心排的患儿。③肾上腺素：是非选择性 α 和 β 肾上腺素能受体激动剂，其正性肌力作用强于多巴胺和多巴酚丁胺。通常用于其他正性肌力药物后仍出现心源性休克或合并明显低血压的患儿。较大剂量时收缩外周血管的作用突出，增加全身血管阻力和心脏后负荷。剂量

NOTE

$0.01 \sim 1.0\mu g/$（kg·min）。儿茶酚胺类药物不良反应包括心动过速、心肌缺血、心律失常、严重的高血压导致心脑血管意外、肢体缺血、代谢性酸中毒和乳酸酸中毒。用药过程中应密切监测血压、心律、心率、血流动力学和临床状态变化，当器官灌注恢复和/或循环淤血减轻时应尽快停用。

2）磷酸二酯酶抑制剂　选择性抑制心肌和平滑肌的磷酸二酯酶同工酶Ⅲ，阻止 cAMP 的降解而提高细胞内 cAMP 的含量，发挥正性肌力作用和外周血管扩张作用，同时不增加心率和心肌耗氧，有利于缺血后心肌功能的恢复。常以米力农为代表药物，初始负荷剂量为 $50\mu g/kg$（$15 \sim 30$ 分钟缓慢静脉注射），维持量 $0.25 \sim 0.75\mu g/$（kg·min）持续静脉输注。常见不良反应有继发于外周血管舒张的低血压和心律失常。主要用于各种急性心衰及心源性休克、脓毒性休克时左心功能不全和先天性心脏病围手术期心衰的治疗。

3）钙增敏剂　通过增强心肌肌钙蛋白 C 对细胞内钙的敏感性和延长钙的作用，发挥其正性肌力作用；同时提高肌动蛋白与肌球蛋白横桥的结合效率。此外可使血管平滑肌细胞上 ATP 依赖的钾通道开放，导致外周血管扩张，从而降低心脏后负荷；且不增加心肌耗氧，不增加 cAMP 和细胞内钙离子的浓度，可减少钙超载所致心律失常。应用于各种急性心力衰竭、心源性休克。临床常用药物左西孟旦，剂量 $0.1 \sim 0.4\mu g/$（kg·min）。

4）洋地黄类药物　洋地黄抑制心肌细胞上 Na^+–K^+–ATP 酶活性，细胞内 Na^+ 浓度升高，通过 Na^+–Ca^{2+} 交换使细胞内 Ca^{2+} 升高，从而增加心肌收缩力，发挥正性肌力作用，同时有减慢心率、扩张血管和利尿的作用。地高辛曾经是儿童心力衰竭治疗的主要药物，因逐渐认识到其潜在的毒性，且治疗 AHF 新药的不断问世，故目前使用较少。地高辛通常应用于心房颤动伴快速心室率的患儿，严重心力衰竭患儿应谨慎使用。首次给予洋地黄化总量的 1/2，余量分 2 次，隔 $4 \sim 8$ 小时给药，末次给药后达到洋地黄化。洋地黄化后 12 小时开始给予维持量。急性心力衰竭时可使用去乙酰毛花苷静脉注射，但不宜作为长期用药。< 2 岁小儿剂量为：$0.03 \sim 0.04mg/kg$；> 2 岁小儿剂量为 $0.02 \sim 0.03mg/kg$。使用中需警惕洋地黄毒性反应，如心律失常（房室传导阻滞、室性早搏和阵发性心动过速）、胃肠道症状（恶心、呕吐）及神经系统症状（嗜睡、头昏等）。一旦出现洋地黄中毒应立即停用洋地黄和利尿剂，同时补充钾盐。

（2）利尿剂　主要通过抑制水、钠重吸收，从而减轻肺水肿，降低循环血容量、回心血量和心室充盈压，减轻心脏前负荷。无论何种病因，有容量超负荷的 AHF 患儿均应在初始治疗中采用静脉利尿剂，但对伴有组织低灌注的 AHF 患儿，在未达到充分组织灌注前应避免使用。常用利尿作用强而迅速的袢利尿剂，如呋塞米 $0.5 \sim 1.0mg/kg$，$6 \sim 12$ 小时静脉注射 1 次，可静脉持续滴注或间断推注。使用利尿剂时应注意监测血压、电解质及肾功能的变化，尽量避免过度利尿发生低钾血症、肾功能受损和低血容量风险。同时加用保钾利尿剂（如螺内酯或氨苯蝶啶）以避免造成低钾血症。

（3）血管紧张素转换酶抑制剂（angiotensin converting enzyme inhibitor, ACEI）　抑制转换酶降低肾素 – 血管紧张素 – 醛固酮系统的活性，使小动脉、静脉扩张，降低体循环阻力，减轻心脏前、后负荷，增加冠脉血流与心肌供氧；ACEI 能抑制缓激肽降解达到降低后负荷作用。通常用于扩张性心肌病、左向右分流先心病（如室缺肺高压）、二尖瓣或主动脉瓣返流等所致的心衰。儿童常用制剂卡托普利 [$0.3 \sim 1.5mg/$（kg·d），3 次 / 日，口服] 和依那普利 [$0.1 \sim 0.5mg/$（kg·d），$1 \sim 2$ 次 / 日，口服]。ACEI 可与利尿剂、地高辛联合应用。

NOTE

（4）血管扩张剂　降低心脏前、后负荷，增加心室顺应性，增加搏出量，从而减慢心率，降低心肌耗氧量。适用于左室充盈压增高、不适合应用 ACEI 的充血性心衰患者，常用药物有硝酸甘油、硝普钠及奈西利肽等。其中硝普钠是合并高血压 AHF 患儿的首选。起始剂量为 0.5μg/（kg·min），常规剂量 2～4μg/（kg·min），最大剂量不超过 8μg/（kg·min）。静脉内给药的药剂如硝普钠应仅在重症监护环境中给药，尽可能短的时间给药。使用硝普钠必须持续监测血压，防止可能发生突然的低血压。

5. 非药物治疗

（1）血液净化治疗　主要用于 AHF 出现肺水肿、严重外周组织水肿、严重低钠血症、高钾血症等电解质紊乱和肾功能进行性下降的患儿。血液净化可维持水、电解质和酸碱平衡，稳定内环境，还能清除毒素、细胞因子、炎症介质及心脏抑制因子等。常用方法包括血液滤过、血液透析、连续血液净化等。

（2）人工机械辅助装置　已成为 AHF 治疗的重要发展方向，目的是暂时支持生命，等待心肺功能恢复或心脏移植。临床常用的装置包括体外膜肺氧合（ECMO）和离心泵心室辅助装置（VAD）、主动脉球囊内反搏等。主要用于对药物治疗无效的 AHF 或心源性休克患儿，如心脏病术后、急性暴发性心肌炎、终末期心脏病等待心脏移植的患儿。

（3）心脏移植　近几年由于免疫抑制治疗的改进，心脏移植的存活率明显升高。

（二）中医治疗

本病治疗原则为急则治其标，基本治则为扶正祛邪，益气温阳，化瘀利水。

1. 气滞血瘀证

临床症状：心悸气短，胸部疼痛憋闷，活动后剧烈，常伴有神疲乏力，面色青黑，口唇、爪甲紫暗。语声或哭闹无力，或伴咳嗽喘促，胁下癥块，两胁胀痛，善太息，下肢浮肿，或伴少尿，肢冷，舌青紫，苔厚腻，脉沉数，指纹淡紫，现于气关或命关。

治法：活血化瘀，温阳通脉。

方药：补阳还五汤加减。

常用药物：赤芍、当归、地龙、黄芪、桃仁、红花、川芎等。

2. 阳虚水泛证

临床症状：心悸喘促，动则尤甚，畏寒肢冷，气短乏力，胸脘痞满，或咳吐粉红色泡沫样痰，肢面浮肿，小便不利，舌淡胖边有齿痕，苔白腻，脉沉细或结代，指纹色淡，现于气关或命关。

治法：益气温阳，利水消肿。

方药：真武汤合葶苈大枣泻肺汤加减。

常用药物：制附子、白术、茯苓、白芍、生姜、葶苈子、大枣等。

3. 气阴亏虚证

临床症状：心悸气短，动则喘甚，甚则喘息不能平卧，神疲乏力，两颧发红，语声低微，哭闹无力，喜静恶动，头晕眼花，双目干涩，少气懒言，五心烦热，潮热盗汗，口干咽燥，失眠多梦，或噩梦频发，舌质红，苔少，脉细数无力或结代，指纹淡紫，现于气关。

治法：益气养阴，养心安神。

方药：炙甘草汤加减。

常用药物：人参、麦冬、五味子、炙甘草、生地黄、桂枝、阿胶、火麻仁、生姜、大枣等。

4. 阴阳俱虚证

临床症状：心悸气喘，胸满憋闷，口干咽燥，形寒肢冷，畏寒喜暖，心烦少寐，五心烦热，自汗盗汗，夜寐梦多或梦中惊醒，倦息嗜卧，渴而喜热饮，两颧潮红，面赤呈戴阳状，口唇红赤，小便不利，大便溏或干结，舌尖红赤，苔黄白相兼，脉沉细数或结代，指纹色淡，现于气关。

治法：阴阳双补，益心安神。

方药：炙甘草汤合生脉散加减。

常用药物：人参、麦冬、桂枝、炙甘草、生地黄、阿胶、生姜、大枣、五味子等。

5. 阳气衰脱证

临床症状：喘悸不休，烦躁不安，大汗淋漓，汗出如雨或如油，两颧潮红，面赤呈戴阳状，四肢厥冷，尿少浮肿，面色苍白，哭声无力，二便闭少或失禁，舌淡苔白，脉微细欲绝或疾数无力，指纹紫滞，现于命关，甚至透关射甲。

治法：回阳救逆，益气固脱。

方药：参附汤合参蛤散加减。

常用药物：药用人参、制附子、煅龙骨、煅牡蛎、蛤蚧、炙甘草等。

第七节　休　克

休克（shock）是各种原因导致急性循环衰竭和细胞氧利用不足的临床综合征；是机体不能输送足够的氧气和营养物质以满足组织代谢的需要，引起器官和组织灌注不足，细胞无氧代谢，导致乳酸性酸中毒。如果组织灌注不足持续存在，各种代谢性和全身性反应产物加剧生理状态的不稳定，出现多器官损害。因患病率和病死率高，尽早识别休克患儿并快速治疗至关重要。

依据休克临床表现，属于中医学"厥脱"范畴，包括"厥证""厥逆""脱证"等。古医籍多描述为一种以面色苍白、四肢厥冷、大汗淋漓、气息微弱，甚至昏迷、脉微欲绝为主要表现的危重病证。

一、病因与发病机制

（一）西医病因与发病机制

1. 西医病因　休克病因常分为四类，即低血容量性休克、分布性休克、心源性休克和梗阻性休克。

（1）低血容量性休克　是儿童休克最常见的原因，表现为血管内绝对容量不足的临床状态。由于血管外体液丢失或血管内容量损失，导致有效循环量下降，前负荷降低，心输出量减少。常见的原因是腹泻、呕吐、出血（内部或外部）、液体摄入不足、第三间隙液体流失（如毛细血管渗漏综合征）、大面积烧灼伤、渗透性利尿等。

（2）分布性休克　是指外周血管扩张和体循环血管阻力降低，导致血量和血流分布不均匀的一种临床状态。主要包括感染性休克、过敏性休克和神经源性休克（如脊柱损伤）。

（3）**心源性休克**　由原发性心泵功能衰竭、心输出量不足引起的一种临床状态。见于先天性心脏病（术前或术后，包括心脏移植）、先天性或获得性心肌病、急性重症心肌炎、心肌顿抑及心律失常等。

（4）**梗阻性休克**　指通过限制心脏的静脉回流或因心脏泵血减少而造成身体血流减少的临床状态。包括急性肺栓塞、心包填塞、严重腹腔间隔室综合征、张力性气胸及动脉导管依赖型先天性心脏病（如室隔完整型大动脉转位、室隔完整型肺动脉闭锁、左心室发育不全）等。

2. 休克分类

（1）**按血流动力学分类**　①高排低阻型：低循环阻力、心排量增加及血流重新分布，常见于感染性休克、神经源性和过敏性休克；②低排高阻型：低心排出量伴循环阻力增高，常见于低血容量性休克、心源性和梗阻性休克；③低排低阻型：低循环阻力，心排量减少，见于休克终末期及少部分感染性休克。各种休克的生理学变化见表3-4。

（2）**按机体代偿和对血压影响分类**　①代偿性休克：即休克早期，血管收缩压正常，但有组织和器官灌注不良的症状与体征；②失代偿性休克：即休克晚期，有休克体征同时存在低血压。

（3）**按病理生理改变分类**　冷休克（多见于低排高阻型或低排低阻型）、暖休克（多见于高排低阻型）。

表 3-4　各种休克的生理学变化

休克分型	前负荷	心肌收缩力	后负荷
低血容量性休克	降低	最初正常或升高	增加
分布性休克	降低	正常或降低	可变
心源性休克	可变	降低	增加
梗阻性休克	可变	正常	增加

3. 发病机制　休克的发生机制复杂，有效循环血量下降、心输出量降低、微循环障碍和细胞损伤是休克发生、发展的基本环节。

（1）**微循环机制**　微循环障碍是大多数休克发生的共同趋势。休克病程通常分为三期，即微循环缺血期、淤血期和衰竭期。①微循环缺血期：即休克早期（代偿期）。有效循环血量减少使微循环血液灌流减少，交感-肾上腺髓质系统兴奋，儿茶酚胺大量释放入血；同时血管紧张素Ⅱ、血栓素A$_2$、抗利尿激素等缩血管物质产生增多，血管收缩，血流减少，引起皮肤、腹腔内脏及肾脏等多器官缺血缺氧，血液重新分配，保证心、脑等重要器官的血液供应。这时通过增加回心血量和心排出量及外周血管阻力增高等代偿机制维持动脉血压的正常或稍高。②微循环淤血期：为休克进展期。这时组织细胞缺氧时间长，酸中毒和扩血管物质（组胺和一氧化氮等）生成增多，微血管扩张，早期代偿机制逐渐丧失，血压进行性下降，心脑血液供应不能维持，全身各脏器缺血缺氧加重；同时组胺、激肽等物质生成增多，导致毛细血管通透性增高，血浆外渗，血液浓缩及白细胞黏附，微循环淤滞加重，有效循环血量进一步减少。③微循环衰竭期：即难治期、DIC期。严重酸中毒、大量一氧化氮和局部代谢产物的释放，以及血管内皮细胞的损伤，使血管麻痹性扩张，毛细血管大量开放，微血管无复流，微血栓形成，导致组织器官持续低灌流，内环境受到严重破坏，DIC形成，严重时导致多器官功能障碍或衰竭甚至死亡。

（2）细胞分子机制　①细胞凋亡和坏死是休克时器官功能障碍或衰竭的病理基础。休克时线粒体损伤、ATP合成减少，细胞能量生成严重不足。缺氧、ATP减少、酸中毒、高血钾、氧自由基及其他炎症介质损伤细胞膜，溶酶体肿胀并释放溶酶体酶，引起膜离子泵功能障碍或通透性增高，使K^+外流而Na^+、Ca^{2+}内流，造成细胞水肿，细胞器发生功能障碍或结构破坏，细胞凋亡或坏死，最终导致器官功能障碍或衰竭。②休克时刺激炎症细胞活化，产生大量炎症介质，引起全身炎症反应综合征，从而加速休克的发生发展。

（二）中医病因病机

厥脱证的病因复杂，可因邪毒内侵、大汗、暴吐、暴泻、失血、中毒、剧痛、惊恐所伤，或久病耗气伤阴等因素损伤五脏，而致气血运行不畅，气机逆乱，甚则阴阳互不维系，导致阴阳离决。

二、临床诊断

1.病史　存在诱发休克的病因。

2.临床表现　组织灌注不良的表现（尤其早期休克），出现意识障碍；心率增快，脉搏细数或不能触及；四肢湿冷、皮肤发花、黏膜苍白、发绀，毛细血管再充盈时间（capillary refill time，CRT）延长至3秒以上；尿量减少或无尿；乳酸增高等。休克最初由于交感神经兴奋而代偿，可能仅表现为心动过速、外周组织灌注不良、尿量减少和意识状态改变等，严重者可出现呼吸窘迫或衰竭、低血压。低血压反映了循环系统失代偿性休克（晚期）状态，提示预后不良。

（1）休克时脏器功能的改变　①循环系统：出现心率改变（心动过速或心动过缓）、中央和/或外周脉搏搏动减弱、早期血压正常和晚期血压降低。儿童收缩压小于该年龄组第5百分位或小于该年龄组平均值减2个标准差为低血压。即：新生儿<60mmHg，1～12月<70mmHg，1～10岁<70 +[2×年龄（岁）]mmHg，≥10岁<90mmHg。脉压差减小，提示心室射血能力下降，外周阻力增高。当脉压差<20mmHg时，提示心输出量不足。②皮肤：外周血管收缩，出现皮肤苍白、发绀或大理石样花纹，肢端湿冷，CRT>3秒。③肾脏：尿量减少，如尿量<1mL/（kg·h）提示低血容量或肾灌注不良。④神经系统：患儿意识水平改变反映了脑皮质灌注的情况，出现烦躁、萎靡、意识模糊、抽搐、昏迷等。

3.辅助检查　休克时会出现多脏器功能损伤和代谢变化，以下检查有助于判断。

（1）血液学检查　中性粒细胞计数升高或降低，血小板减少及血红蛋白降低。

（2）血气分析　监测体内酸碱平衡状态和体内氧运送状况，了解机体是否低氧血症（PaO_2<60mmHg）和代谢性酸中毒。

（3）血乳酸测定　血乳酸水平升高反映了所有形式休克的组织氧输送障碍，与预后密切相关，休克时血乳酸常>2mmol/L。

（4）电解质及生化指标　休克时可出现低钙血症、低白蛋白血症、高血糖或低血糖等。

（5）心、肝和/或肾功能异常　休克时可出现心肌同工酶和心肌肌钙蛋白升高、转氨酶和胆红素升高、肌酐及尿素氮升高。

（6）凝血功能　休克导致DIC时出现凝血酶原时间延长、血清纤维蛋白原水平降低。

三、治疗

依据休克的发病机制和病理生理，应在去除病因的前提下给予综合的治疗措施，以支持生命器官的微循环、关注和改善细胞代谢为目的。

（一）西医治疗

休克早期识别和及时干预极其重要。初步评估和治疗应包括开放气道，维持呼吸和循环功能稳定。依据休克的发病机制和病理生理，应在去除病因的前提下给予综合的治疗措施，以支持生命器官的微循环灌注和改善细胞代谢为目的。无论何种休克的管理目标都是改善供氧、平衡组织灌注和代谢需求、逆转灌注异常、支持器官功能和防止进展为心搏骤停。

1. 休克治疗目标 无论何种休克，治疗应以改善微循环、改善氧合作为目标。休克复苏的初始治疗终点为血压正常、脉搏正常、中央和外周动脉搏动无差别、CRT ≤ 2 秒、四肢末梢温暖、意识正常及尿量 > 1mL/（kg·h），血糖、血清离子钙含量正常、血清乳酸水平降低。治疗过程要反复进行血流动力学评估。

2. 休克的初始治疗

（1）供氧与通气支持 一旦发生休克，应立即给予氧疗以增加氧输送。通过高流量鼻导管给氧或无创通气（如 CPAP）支持。出现严重呼吸困难、低氧血症应行气管插管进行有创机械通气。

（2）液体复苏 大多数休克患儿都存在绝对或相对的血管内有效容量不足。休克早期（代偿性休克）通过代偿系统增加心率和心肌收缩力维持心输出量，维持血压正常或稍高，如有组织灌注不良表现，仍需积极进行液体复苏。液体复苏时需建立两个静脉通路，条件允许应该放置中心静脉导管。在紧急情况下，外周静脉建立困难时，可行骨髓通路输液。首剂给予等渗晶体液（如生理盐水或林格氏液）20mL/kg，5～20 分钟内快速输注，可重复 2～3 次。每次液体复苏后需要重新评估循环和组织灌注情况（包括心率、外周脉搏、CRT、精神意识、尿量等），或进行容量反应性评估确定液体复苏次数和量。当胶体渗透压降低或输注晶体液过多时需要输注胶体液进行液体复苏（如 5% 白蛋白）。如果在液体复苏过程中出现肺部啰音或肝脏肿大提示液体过负荷，应立即停止液体复苏治疗，并适当使用利尿剂。对于休克患儿有条件情况下应进行持续血流动力学评估和监测。如心源性休克应减慢液体复苏速度，10mL/kg，15～20 分钟给予，观察 10 分钟，再依据血压等反应，第一小时不要超过 30mL/kg。

继续和维持补液：继续补液可用 1/2～2/3 张液体，可依据电解质测定结果调整；依据出入量和评估容量状态，调整输液速度，一般 6～8 小时内输液速度为 5～10mL/（kg·h）。维持补液用 1/3 张液体，24 小时输液速度为 2～4mL/（kg·h），24 小时后依据情况进行调整。在保证通气前提下，依据血气分析适当给予碳酸氢钠，使 pH 达 7.25 即可。

（3）血管活性药物 当严重低血压或经补液仍不能纠正时，建议早期使用血管活性药物。①肾上腺素：非选择性 α 和 β 肾上腺素能受体激动剂，能增强心肌收缩力，加快心率，皮肤、黏膜及内脏小血管收缩，升高血压，扩张冠脉和骨骼肌血管。剂量 0.05～2.0μg/（kg·min）持续静脉泵入。②去甲肾上腺素：通过收缩血管而提升平均动脉压（mean arterial pressure，MAP）而改善组织灌注，增快心率。去甲肾上腺素对肾脏功能具有保护作用，改善内脏器官灌注，增加心排血量。剂量 0.1～2.0μg/（kg·min）持续静脉泵入。③多巴酚丁胺：能增加心肌收缩力，提高每搏量、心输出量，作用强度与应用剂量呈正相关，同时使外周阻力下降，是心源性休克常用的正性肌力药物。剂量 5 ~ 10μg/（kg·min）持续静脉泵入，不宜超过 20μg/（kg·min）。④磷酸二酯酶抑制剂（常用米力农）：可提高细胞内 cAMP 水平而增加心肌收缩力，兼有冠状动脉及外周血管扩张作用。常用于心源性休克。负荷剂量 50μg/kg（15 ~ 30min 缓慢静脉注射），维持剂量 0.25 ~ 0.75μg/（kg·min）。⑤多巴胺：具有 α、β 和多巴胺受体兴奋作用，使心肌收缩力增强，血压升高，心输出量增加，改善脏器灌注。剂量 5 ~ 20μg/（kg·min）持续静脉泵入，最大不宜超过 20μg/（kg·min）。⑥硝普钠：可降低外周循环阻力（systemic vascular resistance，SVR），用于高 SVR 的休克患儿。剂量 0.5 ~ 8μg/（kg·min），小剂量开始，应用时注意避光。⑦抗利尿激素：当去甲肾上腺素剂量 > 0.3μg/（kg·min）或多巴胺剂量 > 10μg/（kg·min）血压无改善者，可使用抗利尿激素提高动脉血压。可作为儿茶酚胺抵抗性休克患儿纠正低血压的治疗方法，以 0.01 ~ 0.04U/min 持续静脉泵入。

（4）其他治疗 ①肾上腺皮质激素：对难治性休克、疑有绝对或相对肾上腺皮质功能不全、长期使用肾上腺皮质激素治疗者可以使用肾上腺皮质激素。可以选择氢化可的松或甲泼尼龙短期静脉输注，氢化可的松剂量 3 ~ 5mg/（kg·d）或甲泼尼龙 1 ~ 2mg/（kg·d）。②维持血糖正常：休克时可出现高血糖或低血糖，可增加病死率和住院时间。儿童血糖控制标准 ≤ 180mg/dL。如果血糖 > 200mg/dL 时予胰岛素 0.05U/（kg·h）；若有低血糖可用葡萄糖 0.5 ~ 1g/kg 纠正。③维持血钙正常：低钙血症可能导致心肌功能障碍，治疗时应以离子钙浓度正常化为目标。④镇静、镇痛：休克伴有呼吸衰竭需要机械通气时，应给予适当镇痛镇静，注意镇静镇痛有抑制循环系统的风险。⑤利尿剂和肾脏替代疗法：休克复苏后出现液体超负荷（> 10%），可以予适当的利尿剂，药物治疗无效可采用腹膜透析或持续肾脏替代治疗（continuous renal replacement therapy，CRRT）。⑥体外生命支持：如果经过积极治疗休克仍难以纠正，可使用体外膜氧合（extracorporeal membrane oxygenation，ECMO）或心室辅助装置（ventricular assist device，VAD）。不管何种原因的休克，ECMO 可能挽救难治性休克患儿的生命。VAD 可用于难治性心源性休克或近期心脏手术的患儿。

3. 各类型休克的治疗 介绍几种临床常见的儿童休克的治疗。

（1）低血容量性休克 ①液体复苏：首剂给予等渗晶体液（20mL/kg）5 ~ 20 分钟内快速输注，一小时内可输注 40 ~ 60mL/kg 的液体。每次液体复苏后需要重新评估循环和组织灌注情况；当胶体渗透压降低或输注晶体液过多时需要输注胶体液（如 5% 白蛋白）进行液体复苏。②输注浓缩红细胞：如果输注 40 ~ 60mL/kg 等渗晶体液后血流动力学情况仍不稳定的失血性休克，应输注浓缩红细胞。③原发疾病治疗：若系大量失血所致失血性休克，如肺咯血、消化道出血、外伤等，应及时止血，必要时外科手术治疗。④血管活性药物：对于发生严重低血容量性休克和低血压的患儿，进行充分的液体复苏后可给予血管活性药物增强心肌收缩力和血管张力。

（2）过敏性休克 ①去除可能引起过敏的诱因，立即肌内注射肾上腺素以逆转组胺和其他过敏介质作用导致的循环衰竭。剂量 0.01mg/kg，最大剂量 0.5mg，必要时 5 ~ 10 分钟可重复；心跳停止者给予肾上腺素 0.01mg/kg 静脉注射。②液体复苏：循环不稳定者，给予 20mL/kg（5 ~ 10 分钟内）等渗晶体液快速扩容。③肾上腺皮质激素：地塞米松 0.1 ~ 0.25mg/kg 静脉注射或氢化可的松 5 ~ 10mg/kg 静脉滴注。④血管活性药物：难以纠正的低血压可酌情使用肾上腺素、抗利尿激素等血管活性药物。⑤使用抗过敏药物。

（3）神经源性休克　①积极去除病因；②液体复苏：同低血容量性休克；③血管活性药物：对于补液难以纠正的低血压，使用血管活性药物，包括去甲肾上腺素、肾上腺素及抗利尿激素等。

（4）感染性休克（或称脓毒性休克）　①控制感染和清除感染病灶：需要积极抗感染治疗；②液体复苏：同低血容量性休克；③血管活性药物：液体复苏后休克仍存在的患儿使用血管活性药物。肾上腺素作为高体循环阻力（systemic vascular resistance，SVR）、冷休克的一线药物，去甲肾上腺素作为低 SVR、暖休克患儿首选药物；④感染性休克治疗流程：见图 3-6。

（5）心源性休克　①治疗原发疾病。②液体复苏：心源性休克主要由心功能不全引起，可有收缩功能和 / 或舒张功能障碍，或严重心律失常所致，常伴有 SVR 代偿性升高。对液体复苏反应较差，快速液体复苏可能加重心功能负荷，加重心功能不全，导致肺水肿。应先评估心脏功能，如果判断同时存在容量不足，可予 5 ～ 10mL/kg 的等渗晶体液，缓慢（30 分钟）静脉滴注，必要时重复。③血管活性药物：当心功能异常合并心输出量降低或不足，且优化前负荷后仍持续表现组织低灌注时，可给予正性肌力药物（多巴酚丁胺、磷酸二酯酶抑制剂、左西孟旦等）。难以纠正的低血压使用去甲肾上腺素、肾上腺素及抗利尿激素等血管活性药物。详见急性心力衰竭章节。

（6）梗阻性休克　①缓解病因：梗阻性休克的病因（如张力性气胸、心包填塞、肺栓塞或动脉导管依赖型先天性心脏病）需要特定干预以缓解血流受阻，如行胸腔闭式引流术、心包引流术、维持动脉导管开放（使用前列腺素 E）等。②液体复苏和血管活性药物应用：纠正梗阻诱因后仍有休克存在，可给予液体或血管活性药物（同上述）。

4. 休克治疗的监测　休克治疗的临床终点指标包括 CRT < 2 秒、心率正常、脉搏正常且大动脉和外周脉搏的脉搏无区别、四肢末端温暖、尿量 > 1mL/（kg·h）、意识清楚、CI 维持在 3.3 ～ 6 L/（min·m²）、灌注压维持在同年龄正常范围（MAP-CVP 或 MAP-IAP）、$ScvO_2$ > 70%，维持国际标准化比值（international normalized ratio，INR），阴离子间隙和乳酸在正常范围。为达到此目标，需要进行连续动态监测和评估。

5. 血流动力学评估指标　血流动力学监测的目标是评估灌注和组织氧合的充分性，指导休克的治疗。主要取决于心脏功能、前负荷、后负荷和足够的灌注压。血流动力学状态的临床评估依赖于心率、血压的持续监测、尿量、毛细血管再充盈时间及血清乳酸值。功能性血流动力学监测可评估患儿液体反应性、心脏功能，及时有效进行液体复苏及血管活性药物使用，如 CI、$ScvO_2$、床边超声心动图评估负荷状况（前负荷和后负荷）和心输出量及舌下微循环监测。

（二）中医治疗

厥脱多为疾病变证中的危重证候，其证候特点多复杂，或急骤或隐匿而发。审查病因对厥脱的治疗尤其关键，若热毒内陷者，需清热固脱；若津血亏失者，则益气固摄救逆为法；若中毒所致，则祛秽救逆同用。

1. 邪毒内闭证

临床症状：发热，烦渴躁妄，胸腹灼热，溺赤便秘，便下腐臭，气粗息促，汗出如油，周身皮肤花斑，舌质绛，苔黄燥，脉数，指纹紫。

治法：泄热解毒，益气固脱。

方药：人参白虎汤或黄连解毒汤加减。

常用药物：人参、石膏、甘草、粳米、知母、黄芩、黄连、黄柏、栀子等。

0 分钟	识别意识状态改变和灌注不足。 根据 PALS 给予高流量吸氧并建立静脉/骨髓通路。
5 分钟	如无肝大或肺部啰音可给予 20mL/kg 等渗盐水推注，总量可达 60mL/kg 直至循环改善。每剂推注后应再次评估。如出现啰音或肝大应停止推注。纠正低血糖及低血钙。 开始抗生素治疗。
15 分钟	液体难治性休克？ 经外周 IV/IO 开始滴注血管活性药物，优先选择肾上腺素 0.03～0.5μg/(kg·min) 如需建立中心静脉或高级气道，可经 IV/IO/IM 给予阿托品/氯胺酮
	冷休克滴注肾上腺素 0.03～0.5μg/(kg·min) [如无肾上腺素可经中心静脉滴注多巴胺 5～9μg/(kg·min)] 经中心静脉给予去甲肾上腺素，起始剂量 0.05μg/kg·min，可继续上调至逆转暖休克 [如无去甲肾上腺素，可经中心静脉给予多巴胺≥10μg/(kg·min)]
60 分钟	儿茶酚胺抵抗性休克？ 如有绝对肾上腺素皮质功能不全的可能，应考虑应用氢化可的松 应用多普勒超声，脉搏轮廓温度稀释连续性心排血量监测(PICCO)，股动脉热稀释法(FATD)或肺动脉导管(PAC)来指导扩容液体量，血管活性药物的应用，包括血管加压药，血管扩张药 目的是维持正常的 MAP-CVP，$ScvO_2>70\%$，CI 3.3～6.0L/(min·m²)

正常血压 冷休克 $ScvO_2<70\%$且 Hgb>10g/dL 已应用肾上腺素？	低血压 冷休克 $ScvO_2<70\%$且 Hgb>10g/dL 已应用肾上腺素？	低血压 暖休克 $ScvO_2>70\%$ 已应用去甲肾上腺素？
开始米力农滴注 如高 SVR 时 CI<3.3L/(min·m²) 和/或皮肤灌注不足可加用 NO 扩张血管。 如上述处理未成功可考虑 应用左西孟旦。	加用去甲肾上腺素维持正常舒张压。如 CI<3.3L/(min·m²)加用多巴酚丁胺，依诺普酮，左西孟旦或米力农。	如血容量充足，加用血管加压素，特利加压素或血管紧张素。但如果 CI 下降，低于 3.3L/(min·m²)，加用肾上腺素，多巴酚丁胺，依诺普酮，左西孟旦。
持续儿茶酚胺抵抗性休克？		难治性休克？
注意识别心包积液或胸腔积液， 维持 IAP<12mmHg		ECMO

*请除外合并混合病变的先天性心脏病患者

PALS: Pediatric Advanced Life Support, 高级生命支持；IV: intravenous injection, 静脉注射；IO: intraosseous infusion，骨内注射；IM: intramuscular injection, 肌肉注射；PAC:A pulmonary artery catheter, 肺动脉导管；PiCCO: pulse index contour CO, 脉搏轮廓温度稀释连续性心排血量监测；CTR: capillary refill, 毛细血管再充盈；CI: cardiac index, 心指数；$ScvO_2$: venous oxygen saturation, 静脉氧饱和度；MAP-CVP: mean arterial pressure-central venous pressure, 平均动脉压-中心静脉压；SVR: systemic vascular resistance, 体循环血管阻力；FATD: femoral artery thermodilution catheter, 股动脉热稀释法；IAP: intra-abdominal pressure 腹内压；ECMO: extracorporeal membrane oxygenation, 体外膜肺氧合；

图 3-6　感染性休克治疗流程图

2. 气虚阳脱证

临床症状：手足逆冷，畏寒，身冷如冰，神情淡漠，尿少或遗溺，下利清谷，面色晦暗无华，舌淡苔白，脉微欲绝，指纹淡。

治法：益气温阳固脱。

方药：参附汤合四逆汤加减。

常用药物：人参、制附子、干姜、炙甘草等。

3. 气虚阴脱证

临床症状：面唇苍白，低热烦躁，心悸多汗，口渴喜饮，尿少色黄，肢厥不温，皮肤花斑，舌体偏小，舌绛，舌面少津，脉细数或沉微欲绝，指纹淡。

治法：益气养阴固脱。

方药：生脉散或固元煎加减。

常用药物：人参、麦冬、五味子、熟地黄、当归、白芍、菟丝子、煅龙骨、鹿角霜、鳖甲、杜仲、白蒺藜、益母草等。

4. 阴阳俱脱证

临床症状：神情昏迷，瞳孔散大，周身俱冷，面色晦暗无华，气少息促，喉中痰鸣，舌卷囊缩，二便失禁；舌淡或绛，舌面少津，苔厚或少苔，脉细数微欲绝，指纹淡。

治法：挽阴回阳，救逆固脱。

方药：生脉散合参附汤加减。

常用药物：人参、麦冬、五味子、制附子等。

第八节　心律失常

正常情况下心搏的激动起源于窦房结，经结间束传至房室结，再经希氏束传至左右束支，并通过浦肯野纤维网与心肌纤维相连，使心脏进行收缩和舒张活动，称为正常窦性心律。心律失常是指心脏的激动来自窦房结以外的起搏点，或激动传导不按正常顺序进行，或传导时间延长或缩短。在小儿心律失常中，窦性心律失常最为多见，期前收缩等异位心律也较常见。大多数心律失常并无生命危险，如单纯房性、室性期前收缩可以存在于正常儿童，有些心律失常常可导致晕厥或突然发作死亡。

严重心律失常属于中医学"心悸""怔忡""心痹""心痛"范畴。如《素问·痹论》中提道："心痹者，脉不通，烦则心下鼓……"《素问·气交变大论》云："岁水太过，寒气流行，邪害心火……上下中寒，谵妄心痛"。《灵枢·根结》记载"持其脉口，数其至也，五十动而不一代者，五脏皆受气，四十动一代者，一脏无气，三十动一代者，二脏无气……不满十动一代者，五脏无气"。描述了该病可见胸闷、气短、眩晕、耳鸣、喘促、晕厥、脉或数或迟，或节律不齐之特征。

NOTE

一、病因与发病机制

（一）西医病因与发病机制

按其发生原理分为四大类：激动起源异常、激动传导异常、激动起源和传导异常并存及人工起搏器引起的心律失常。

（1）激动起源异常　是指发出激动的起源不一样，如窦性心律失常指激动的起源在窦房结，异常心律指激动的起源发自窦房结以外。可分为窦性心律失常及异位心律两类。

（2）激动传导异常　由于生理不应期所引起的传导异常。主要有传导障碍和折返激动。

（3）激动起源异常和传导异常并存　由于发出激动的起源及传导均出现异常所致。常见的有并行心律及异位节律伴外传阻滞。

（4）人工起搏器引起的心律失常。

（二）中医病因病机

病因较为复杂，既有体质因素，亦有感受外邪或药物中毒所致，其中体虚是其发病的根本。小儿神气怯弱，若受惊恐，扰动心神，不能自主，可发为心悸；若感风、寒、湿三邪日久则饮、痰、瘀滋生，复感外邪则内舍于心，心血运行受阻，可发为心悸；或邪气由血脉内侵于心，耗伤心之气阴，亦可发病；若感受温病、疫毒则灼伤营阴，心失所养或邪毒内扰心神，发为心悸；若患儿素有喘证、哮病、胸痹、先天心之疾加之禀赋不足，素体虚弱，或久病伤正，则耗损心之气阴，气血阴阳亏乏，脏腑功能失调，致心神失养，发为心悸；另有部分小儿可因药物过量或毒性较剧，耗伤心气而发病。

本病病位在心，虚实可见。虚证多为气、血、阴、阳亏损，心失所养为主。实者多由痰火扰心，水饮凌心或心血瘀阻，闭阻心脉，气血运行不畅所致。实证日久，病邪伤正，可兼见气、血、阴、阳之亏损，而虚证也可因虚致实，兼见实证表现。

二、临床诊断

（一）临床表现

心律失常时由于心率过快、过慢及房室收缩不协调等而引起的血流动力学改变，对血流动力学的影响程度取决于心脏是否正常及心脏代偿功能如何。常见的症状有心悸、乏力、头晕，严重的可发生晕厥、休克、心力衰竭。婴儿可突然出现惊跳、哭闹、面色苍白、拒食、呕吐、嗜睡等。

（二）缓慢型心律失常

1.窦性心动过缓　是指与该患儿的年龄、活动水平和临床情况下的正常心率范围相比，心率减慢（正常心率见表3-5）。分为无症状性和症状性。症状性心动过缓是指心率低于与心肺功能失代偿有关的同年龄儿童的正常值（通常新生儿心率＜90次/分，婴儿＜80次/分，年长儿＜60次/分）。心肺功能失代偿定义为低血压、精神状态急性改变（即意识水平下降）及休克体征。

表 3-5　小儿正常心率

年龄	清醒心率（次/分）	睡眠心率（次/分）
新生儿	100～205	90～160
婴儿	100～180	90～160
幼儿	98～140	80～120
学龄前儿童	80～120	65～100
学龄儿童	75～118	58～90
青少年	60～100	50～90

（1）病因　窦性心动过缓可分为原发性和继发性。①原发性窦性心动过缓的病因包括心脏起搏或传导系统的先天性异常、起搏或传导系统受到手术损伤、心肌病、心肌炎后病变；②继发性窦性心动过缓的病因包括缺氧、酸中毒、低血压、低体温、药物作用等。

（2）临床表现　心率降低造成心输出量下降，严重者可危及生命并导致心肺功能失代偿（低灌注）。

（3）心电图表现　①P 波为窦性；②P-P 间隔延长，Q-T 间期正常；③P-R 间期不短于正常低限。

2. 房室传导阻滞　是指通过房室结的电传导障碍。依据阻滞严重程度，临床将传导阻滞分为三度。其中Ⅱ度房室传导阻滞进一步分为莫氏Ⅰ型和莫氏Ⅱ型。

（1）病因　先天性传导阻滞、电解质紊乱、心肌炎、药物中毒及心脏手术后等均可引起。

（2）临床表现　Ⅰ度房室传导阻滞对血流动力学无不良影响，除第一心音较低钝外，无特殊体征。Ⅱ度和Ⅲ度房室传导阻滞临床表现取决于基础心脏病变，以及由传导阻滞而引起的血流动力学改变，可出现胸闷、心悸，甚至眩晕和晕厥。莫氏Ⅱ型和Ⅲ度房室传导阻滞可能发生阿-斯综合征。

（3）心电图表现

①Ⅰ度房室传导阻滞：P-R 间期较同龄儿童正常值延长，表示通过房室结的传导减慢（图3-7）。

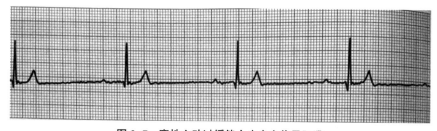

图 3-7　窦性心动过缓伴Ⅰ度房室传导阻滞

②Ⅱ度莫氏Ⅰ型房室传导阻滞（又称为文氏现象）：其特征是 P-R 间期逐次延长，直至下一个 P 波受阻，发生心室脱落（图3-8）。P-R 间期逐次延长的同时，R-R 间隔逐次缩短，直至发生心室脱落。伴有心室脱落的 R-R 间隔小于 2 个 P-P 间隔。

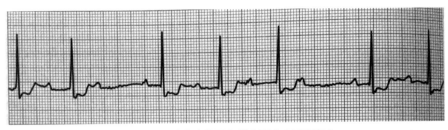

图 3-8　Ⅱ度房室传导阻滞 Ⅰ 型（文氏现象）

③Ⅱ度莫氏Ⅱ型房室传导阻滞：P-R 间期固定不变，P 波按规律出现，部分 P 波之后不继以 QRS 波（图 3-9）。

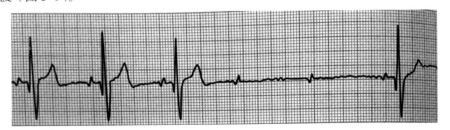

图 3-9　Ⅱ度房室传导阻滞莫氏Ⅱ型

④Ⅲ度房室传导阻滞：P-P 间隔与 R-R 间隔各有其固有规律。P 波与 QRS 波无关。心房率较心室率快，心房节律多为窦性心律，或为心房扑动或心房颤动（图 3-10）。心室节律为交界性或室性逸搏心律。

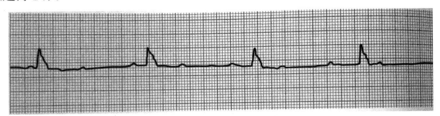

图 3-10　Ⅲ度房室传导阻滞

（四）快速型心律失常

心动过速是指与同龄儿童的正常心率相比心率增快。

1. 窦性心动过速　指窦房结去极化率快于同龄儿童的正常水平。通常发生在机体需要增加心输出量或供氧时。

（1）病因　常见的原因包括运动、疼痛、焦虑、组织缺氧、低血容量（出血性和非出血性体液丢失）、休克、发热、代谢应激、损伤、中毒（毒素、毒物、药物）和贫血。

（2）临床表现　婴儿表现为激惹、呼吸加快、睡眠异常、呕吐。出现皮肤苍白或苍灰、花纹或发绀。大龄儿童则出现心悸、气促、胸痛或胸闷。极快心率可导致心输出量不足，引起充血性心力衰竭和心源性休克。

（3）心电图表现　①每个 QRS 波前均有窦性 P 波；②P-P 间隔缩短，P-R 间期不小于正常的低限；③1 岁以内超过 140 次 / 分，1 ～ 6 岁超过 120 次 / 分，6 岁以上超过 100 次 / 分。婴幼儿可达 200 ～ 230 次 / 分（图 3-11）。

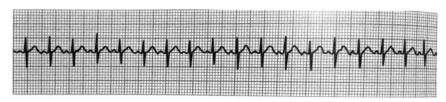

图 3-11 窦性心动过速

2. 阵发性室上性心动过速（paroxysmal supraventricular tachycardia，PSVT） 是指异位激动在希氏束以上的心动过速。PSVT 是婴儿期内最常见的快速型心律失常类型。

（1）病因 在婴儿和儿童中，最常见的病因是通过附加旁路或房室结内出现的折返性机制。

（2）临床表现 突发突止的快速、规则心律。症状和体征同窦性心动过速，PSVT 可以在短时间内产生休克，最终引起心血管衰竭。PSVT 是婴儿出现充血性心力衰竭的重要原因。

（3）心电图表现 ①R-R 间隔绝对均匀，心室率婴儿 250～325 次/分，儿童 160～200 次/分；②QRS 波形态正常；③大约半数病例可见逆行 P 波（P Ⅱ、Ⅲ、aVF 倒置，aVR 直立），紧随 QRS 波之后；④ST-T 波可呈缺血性改变，发作终止后仍可持续 1～2 周（图 3-12）。

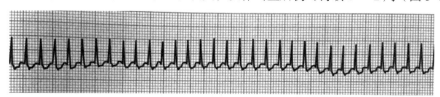

图 3-12 室上性心动过速

3. 心房扑动 是一种窄 QRS 波群快速型心律失常。

（1）病因 其产生机制可能是因心房肌及传导系统发育不完善，冲动在心房肌内或经房室旁路产生折返引起。多见于先天性心脏病，尤其是心脏手术后儿童。也可发生于正常心脏结构的儿童。

（2）临床表现 症状和体征同窦性心动过速。

（3）心电图 ①P 波消失，代之以连续、快速、规则、大小相同的锯齿状扑动波（F 波），各波间无等电位线；②频率 300～550 次/分，心室率 80～216 次/分，呈 2∶1～8∶1 下传（图 3-13）。

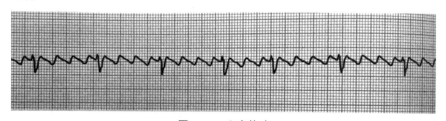

图 3-13 心房扑动

4. 室性心动过速（ventricular tachycardia，VT） 是指起源于希氏束分叉处以下的 3～5 个以上宽大畸形 QRS 波群的快速型心律失常。VT 在儿童中不常见。分为有脉性和无脉性。VT 依据心电图又可分为单形性（QRS 波群形态一致）或多形性（QRS 波群形态不同）。尖端扭转型室速是多形性 VT 的特殊形式，与 QT 间期延长有关，包括先天性长 QT 综合征和药物毒性所致。

（1）病因 部分患儿有基础心脏病（或已接受心脏病手术）、长 QT 综合征、心肌炎或心肌病，也可由感染、缺氧、电解质紊乱、药物毒性（如三环类抗抑郁药、可卡因、甲基苯丙胺）等原因引起 VT。

（2）临床表现　症状和体征同窦性心动过速，可以在短时间内产生休克、充血性心力衰竭和晕厥。

（3）心电图表现　①心室率常在 150～250 次/分，QRS 波宽大畸形，时限增宽；②T 波与 QRS 波主波相反，P 波与 QRS 波之间无固定关系；③Q-T 间期多正常，Q-T 间期延长的多见于多形性室速；④心房率较心室率缓慢，有时可见室性融合波或心室夺获（图 3-14、图 3-15）。

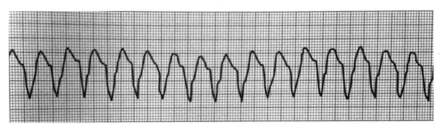

图 3-14　室性心动过速（单形性）

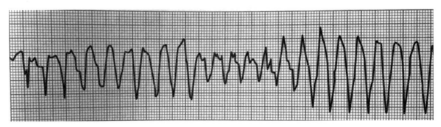

图 3-15　室性心动过速（多形性）尖端扭转型室速

5.心室颤动　儿童心室颤动较为少见。

（1）原因　所有引起室速的原因均可引发心室颤动，易患因素包括电解质紊乱、导致 VT 的心律失常药物、交感神经兴奋性增加或注射儿茶酚胺类药物、缺氧或缺血、某些先心病（术前或术后）和遗传性因素等。

（2）临床表现　心搏骤停，短时间出现心肺功能失代偿，休克、低血压、晕厥，以及无意识。

（3）心电图表现　①QRS-T 波群消失，呈现不规则的、形状和振幅各异的颤动波；②频率在 150～500 次/分（图 3-15）。

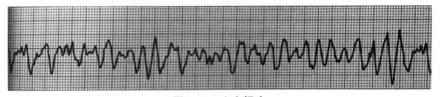

图 3-16　心室颤动

三、治疗

（一）西医治疗

1.儿童心律失常治疗原则　一旦儿童出现异常心率或心律，必须快速确定心律失常是否引起血流动力学不稳定（低灌注或灌注不充分）和其他恶化体征。心律失常患儿血流动力学不稳定的临床表现为烦躁、哭闹不安、精神萎靡、呼吸急促、发绀、面色苍白等，年长儿童可出现胸痛或心悸、猝倒。体征包括：呼吸窘迫或衰竭、低血压、意识障碍（意识模糊、昏迷）、皮肤苍白、发绀或大理石样花纹、肢端湿冷、毛细血管再充盈时间（CRT）＞2秒。

2. 心律失常初期治疗　给予开放气道、氧疗和维持循环。同时进行监测，连接监护仪和脉搏血氧仪；建立血管通路；完善ECG检查、实验室检查（如血钾、血糖、钙离子、镁离子、血气分析等）；识别并治疗可逆性病因。

3. 干预措施　包括物理措施（刺激迷走神经）、电复律和药物治疗。

（1）刺激迷走神经　室上性心动过速的患儿刺激迷走神经可通过减慢房室结传导来终止心动过速。面部敷冰是对所有年龄段患儿均可实施的迷走神经刺激法。在一个小塑料袋中装满冰水混合物，将其敷在患儿脸部上半部分15～20秒。不要堵塞鼻腔或口腔。较年长儿童可配合通过细吸管吹气来执行瓦尔萨尔瓦动作。大龄儿童还可以安全、轻松实施颈动脉窦按摩。不要压迫眼球，避免造成视网膜损伤。

（2）电复律　会产生痛感，尽可能在电复律前建立血管通路并提供程序化镇静和镇痛，尤其是血流动力学稳定的患儿。但如果血流动力学不稳定，应先行电复律，切勿为建立血管通路而延误同步电复律。①同步电复律：用于有脉的快速型心律失常（SVT、心房扑动、VT）伴血流动力学不稳定的患儿（灌注不足、低血压或心力衰竭）。电复律初次能量剂量为0.5～1J/kg。如果初次剂量无效，将其增加至2J/kg。如果心律未转换为窦性心律，重新评估是SVT还是VT。②非同步电复律（除颤）：用于心室颤动和无脉性室性心动过速，通过除颤仪给予电击。能量剂量初次予2J/kg，如无效，增至剂量4J/kg，最高10J/kg或最大成人剂量。

（3）药物治疗　见表3-6。

表3-6　部分心律失常的药物治疗

药物	适应证	剂量/给药
腺苷	SVT	持续ECG监测，给予0.1mg/kg（最大初始剂量6mg）进行快速静脉推注。如果无效，给予0.2mg/kg（最大第二剂量12mg）
胺碘酮	心房和心室快速型心律失常 刺激迷走神经和腺苷无法纠正的血流动力学稳定的SVT治疗	对于低灌注的室上性或室性心律失常，建议负荷剂量5mg/kg输注20～60分钟（最大单次剂量300mg） 依据需要可重复给予5mg/kg，每天最大剂量15mg/kg（24小时不超过成人累积最大推荐剂量2.2g）
普鲁卡因胺	各种心房和室性心律失常，包括SVT和VT 刺激迷走神经和腺苷无法纠正的血流动力学稳定的SVT治疗 心房扑动和心房颤动	负荷剂量15mg/kg，30～60分钟内输注，持续监测ECG并监测血压
利多卡因	VT、VF和室性期前收缩	负荷量1mg/kg，每10～15分钟1次，总量不超过5mg/kg（最大量300mg/kg） 维持量20～50μg/（kg·min）静脉滴注
维拉帕米	SVT、室上性期前收缩、特发性室速	0.1～0.2mg/kg，缓慢静脉注射，每分钟不超过1mg，一次量不超过5mg
硫酸镁	尖端扭转型室速	15～30mg/kg，稀释为2.5%溶液缓慢静注，继以15mg/kg静滴

续表

药物	适应证	剂量 / 给药
阿托品	心动过缓、Ⅲ度房室传导阻滞	静脉推注 0.01mg/（kg·次），最大量 0.03 ～ 0.05mg/（kg·次）
异丙肾上腺素	心动过缓、Ⅲ度房室传导阻滞，后天性 Q-T 间期延长并发扭转型室性心动过速	0.05 ～ 2μg/（kg·min）静脉滴注，开始量为 0.05μg/（kg·min），每 5 ～ 10 分钟增量 1 次，直至疗效满意

　　心律失常的治疗应是综合性的，不仅包括急性发作期的治疗，还要依据患儿个体情况进行基础疾病的治疗，以纠正心脏病理改变、调节异常病理生理功能，改善长期预后，预防心源性猝死（图 3-17 ～图 3-19）。

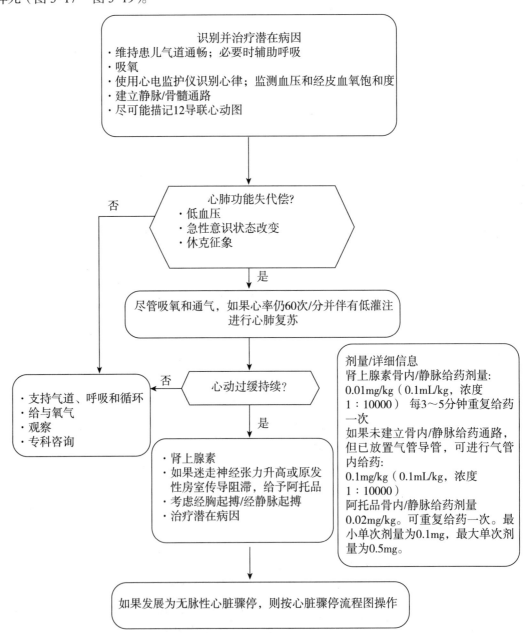

图 3-17　伴有低灌注的有脉性儿童心动过缓流程图

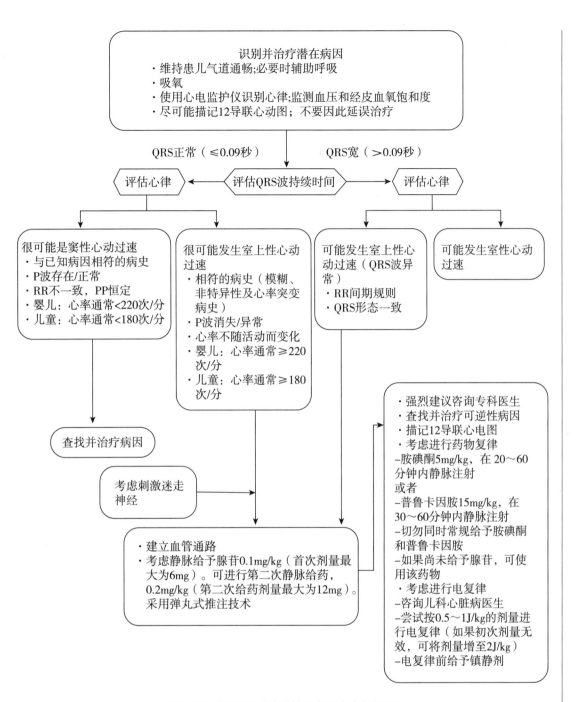

图 3-18　灌注充分的有脉性儿童心动过速流程图

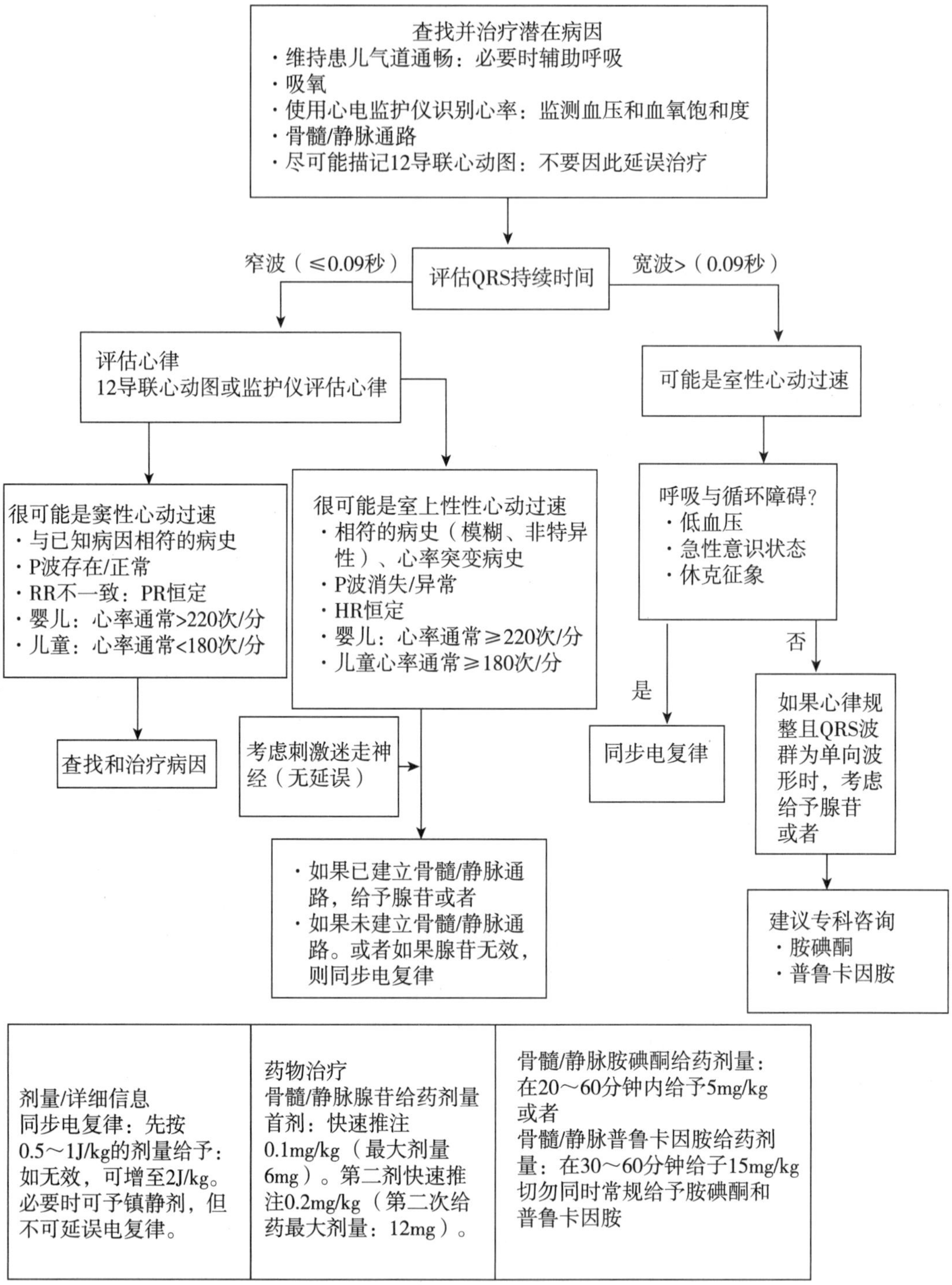

查找并治疗潜在病因
·维持患儿气道通畅：必要时辅助呼吸
·吸氧
·使用心电监护仪识别心率：监测血压和血氧饱和度
·骨髓/静脉通路
·尽可能描记12导联心动图：不要因此延误治疗

评估QRS持续时间

窄波（≤0.09秒）

宽波>（0.09秒）

评估心律
12导联心动图或监护仪评估心律

可能是室性心动过速

很可能是窦性心动过速
·与已知病因相符的病史
·P波存在/正常
·RR不一致；PR恒定
·婴儿：心率通常>220次/分
·儿童：心率通常<180次/分

很可能是室上性性心动过速
·相符的病史（模糊、非特异性）、心率突变病史
·P波消失/异常
·HR恒定
·婴儿：心率通常≥220次/分
·儿童心率通常≥180次/分

呼吸与循环障碍？
·低血压
·急性意识状态
·休克征象

查找和治疗病因

考虑刺激迷走神经（无延误）

是

同步电复律

否

如果心律规整且QRS波群为单向波形时，考虑给予腺苷或者

·如果已建立骨髓/静脉通路，给予腺苷或者
·如果未建立骨髓/静脉通路。或者如果腺苷无效，则同步电复律

建议专科咨询
·胺碘酮
·普鲁卡因胺

剂量/详细信息
同步电复律：先按0.5～1J/kg的剂量给予：如无效，可增至2J/kg。必要时可予镇静剂，但不可延误电复律。

药物治疗
骨髓/静脉腺苷给药剂量
首剂：快速推注0.1mg/kg（最大剂量6mg）。第二剂快速推注0.2mg/kg（第二次给药最大剂量：12mg）。

骨髓/静脉胺碘酮给药剂量：在20～60分钟内给予5mg/kg或者
骨髓/静脉普鲁卡因胺给药剂量：在30～60分钟内给予15mg/kg
切勿同时常规给予胺碘酮和普鲁卡因胺

图3-19　伴有低灌注的有脉性儿童心动过速流程图

四、中医治疗

本病常虚实夹杂，故治疗应辨清虚实，虚证以补益为主，应以益气、养血、滋阴、温阳为法；邪实以祛痰、化瘀、解毒为主。

（一）实证

（1）痰火扰心证

临床症状：心悸时发时止，受凉易作，胸闷烦躁，失眠多梦，口干苦，大便秘结，小便短赤，舌红，苔黄腻，脉弦滑，指纹紫滞。

治法：清热化痰，宁心安神。

方药：黄连温胆汤加减。

常用药物：法半夏、陈皮、茯苓、竹茹、枳实、黄连等。

（2）水饮凌心证

临床症状：心悸，气促，下肢浮肿，形寒肢冷，渴不欲饮，小便不利，眩晕呕吐，舌淡苔滑，脉弦滑，指纹淡滞。

治法：行气化水，温通心阳。

方药：苓桂术甘汤加减。

常用药物：茯苓、桂枝、白术、甘草等。

（3）心血瘀阻证

临床症状：心悸，胸闷，心痛，痛如针刺，唇甲青紫，舌质紫暗，或有瘀斑，脉涩或结代，指纹滞。

治法：活血化瘀，理气通络。

方药：桃红四物汤加减。

常用药物：桃仁、红花、川芎、熟地黄、当归、赤芍等。

（二）虚证

（1）气阴两虚证

临床症状：胸闷心悸，心胸隐痛，五心烦热，盗汗口干，声息低微，面苍白无华，易汗出，舌红少苔，脉细数或结代或促，指纹淡。

治法：益气养阴，活血通脉。

方药：炙甘草汤加减。

常用药物：炙甘草、生姜、桂枝、党参、生地黄、阿胶、麦冬、大枣等。

（2）心阳不足证

临床症状：心悸不定，动则更甚，胸闷气短，形寒肢冷，面色苍白，舌淡红，苔白，脉沉细弱，指纹淡。

治法：温补心阳，安神定悸。

方药：桂枝甘草龙骨牡蛎汤加味。

常用药物：桂枝、甘草、龙骨、牡蛎等。

第九节 急性肝衰竭

急性肝衰竭（acute liver failure，ALF）是指无已知慢性肝病的患儿出现严重急性肝功能受损的多系统紊乱，伴或不伴与肝细胞坏死相关的脑病。儿童急性肝衰竭（pediatric acute liver failure，PALF）病死率高达 50% ～ 70%，已成为儿童重症医学重要的临床问题，需要引起足够重视。

中医学对于 PALF 无相关病名的记载，依据儿童突发黄疸、意识障碍等症状，可将 PALF

属于中医学的"急黄""瘟黄""肝厥"等范畴。隋代巢元方《诸病源候论·黄疸诸候·急黄候》首先提出了"急黄"的病名,"热毒所加,故卒然发黄,心满气喘,命在顷刻,故云急黄也";清代医家沈金鳌在《杂病源流犀烛·诸疸源流》中说道"又有天行疫疠,以致发黄者,俗谓之瘟黄,杀人最急",均提示该病发病极为迅速,病情凶险。小儿为稚嫩之体,发育尚未完善,一旦罹患急黄之证,更是险危立至。

一、病因与发病机制

(一)西医病因与发病机制

1.西医病因 PALF病因复杂,大体上分为感染性疾病、代谢性疾病、药物/毒物因素、自身免疫性疾病、血管性疾病和恶性肿瘤性疾病等,但仍有不少的PALF的病因不明。

(1)感染性疾病 ①肝炎病毒:甲型、乙型、丙型、丁型、戊型肝炎病毒(HAV、HBV、HCV、HDV、HEV);②其他病毒:巨细胞病毒(CMV)、EB病毒(EBV)、肠道病毒、疱疹病毒、黄热病病毒等;③细菌、寄生虫等严重或持续感染:如脓毒症、血吸虫病等。

(2)药物 对乙酰氨基酚、抗结核药物、抗肿瘤药物、个别中草药、抗风湿病药物、抗代谢药物等。

(3)肝毒性物质 酒精、毒蕈、有毒的化学物质等。

(4)肝脏其他疾病 肝脏肿瘤、肝脏手术、自身免疫性肝病、肝移植术后等。

(5)胆道疾病 先天性胆道闭锁、胆汁淤积性肝病等。

(6)代谢异常 肝豆状核变性、遗传性糖代谢障碍等。

(7)循环衰竭 缺血缺氧、休克、充血性心力衰竭等。

(8)其他 创伤、热射病等。

(9)原因不明 亦有原因不明者。

2.发病机制 肝衰竭的发病机制非常复杂,并且多种因素可相互影响,具体机制尚不十分清楚。目前认为造成肝衰竭的机制主要包括两方面:一方面是各种因素对肝细胞的直接损伤,如药物、病毒等对肝细胞的直接破坏作用,造成肝细胞不同程度坏死;另一方面则为免疫机制,如通过细胞因子或内毒素等介导的免疫损伤。

(二)中医病因病机

本病属黄疸之重症,其病因有内外之分,外因主要是以感受湿热或疫毒之邪,侵犯中焦为主;内因主要责于小儿脏腑娇嫩,形气未充,卫外不固,神志怯弱,易受外邪侵袭,感邪之后,邪气易于鸱张,可致肝胆脾胃功能失调。病因以湿、热、疫毒为主;瘀作为病理产物,贯穿疾病始终,并对疾病的发展变化有着重要影响;其病位多在肝胆,与脾胃相关。

二、临床诊断

(一)诊断

1.病史 有感染性疾病、代谢性疾病、药物/毒物因素、自身免疫性疾病、血管性疾病和恶性肿瘤性疾病等病史,或无特殊病史。

2.临床表现 极度乏力,有明显厌食、恶心、呕吐、腹胀等消化道症状;短期内黄疸进行性加深;出血倾向;肝臭;性格、行为、智力和意识改变等肝性脑病表现。发病前可以有急性嗜肝病毒或细菌感染、易致肝损毒物或药物接触或摄入等。

3. 体格检查　皮肤、巩膜黄染，皮下出血点、瘀斑、牙龈出血、鼻黏膜出血、甚至消化道或颅内出血等；肝臭；意识障碍、扑翼样震颤；早期肝脏可肿大甚至压痛、但后期进行性缩小。

4. 辅助检查　①凝血指标：血浆凝血酶原时间活动度（prothrombin activity，PTA）≤ 40%或国际标准化比值（international normalized ratio，INR）≥ 1.5，且排除其他原因；②低蛋白血症；③血氨升高；④胆红素每日上升幅度 ≥ 17.1 ～ 34.2μmol/L，其浓度常达 171μmol/L 以上；⑤乳酸增高；⑥转氨酶（谷草转氨酶、谷丙转氨酶）早期可增高、后期降低甚至出现胆酶分离；⑦低血糖。

5. PALF 的分期　目前尚无确定的 PALF 分期标准。依据 2018 年成人肝衰竭诊治指南建议，借鉴急性肝衰竭和慢加急性（亚急性）肝衰竭分期，按临床表现的严重程度，可将 PALF 分为前期、早期、中期和晚期。在未达到标准时的前期要提高警惕，须密切关注病情发展。

（1）前期　①极度乏力，并有明显厌食、呕吐和腹胀等严重消化道症状；②丙氨酸转氨酶（ALT）和 / 或天冬氨酸转氨酶（AST）大幅升高，黄疸进行性加深（85.5μmol/L ≤血清总胆红素（TBIL）< 171μmol/L）或每日上升 ≥ 17.1μmol/L；③有出血倾向，40% < PTA ≤ 50%（INR < 1.5）。

（2）早期　①极度乏力，并有明显厌食、呕吐和腹胀等严重消化道症状；② ALT 和 / 或 AST 继续大幅升高，黄疸进行性加深（TBIL ≥ 171μmol/L 或每日上升 ≥ 17.1μmol/L）；③有出血倾向，30% < PTA ≤ 40%（或 1.5 ≤ INR < 1.9）；④无并发症及其他肝外器官衰竭。

（3）中期　在肝衰竭早期表现基础上，病情进一步发展，ALT 和 / 或 AST 快速下降，TBIL 持续上升，出血表现明显（出血点或瘀斑），20% < PTA ≤ 30%（或 1.9 ≤ INR < 2.6），伴有 1 项并发症和 / 或 1 个肝外器官功能衰竭。

（4）晚期　在肝衰竭中期表现基础上，病情进一步加重，有严重出血倾向（注射部位瘀斑等），PTA < 20%（或 INR > 2），并出现 2 个以上并发症和 / 或 2 个以上肝外器官功能衰竭。

肝衰竭是连续演变的过程，各临床分期的时间可长短不一，且临床分期实际上是连续发展的，依诱因和个体体质不同，与疾病发生机制密切相关，如及时有效治疗，疾病可进入相对稳定的平台期，或者病情缓解，症状逐渐好转，生命体征逐渐稳定。

（二）鉴别诊断

本病诊断比较容易，但需要与以下疾病鉴别。

1. 胆道阻塞性疾病及严重胆道感染　此类疾病一般黄疸深而肝功能损害轻，ALT 上升幅度小，胆酶如 γ-GT、AKP 和胆汁酸明显升高，并常伴有发热、腹痛、肝大等特点可资鉴别。

2. 淤胆性肝炎　黄疸较深时会误诊为肝衰竭，但本病消化道症状轻，血清 ALT 升高及 PT 延长不明显，患者多有明显皮肤瘙痒及粪便颜色变浅，ALP 及 γ-GT 活性明显升高，极少出现肝性脑病、出血及腹水等。

3. 肝衰竭重度肝性脑病与其他病因引起的昏迷鉴别　许多疾病可导致昏迷如重型乙型肝炎、流行性脑脊髓膜炎、中毒性细菌性痢疾、流行性出血热等感染性疾病，以及尿毒症、低血糖昏迷、水电解质紊乱等非感染性疾病，严重输液反应也可导致意识障碍、黄疸、休克、出血及肾衰竭，应注意鉴别。

三、治疗

（一）西医治疗

目前 PALF 治疗尚缺乏特效药物和手段。原则上强调早期诊断、早期治疗，针对不同病因采取相应的病因治疗和综合措施，并积极防治各种并发症。患儿诊断明确后，应进行病情评估和重症监护治疗。有条件者早期进行人工肝治疗，视病情进展情况进行肝移植前准备。本病须加强基础支持，采用综合性治疗措施，应在患儿昏迷前期及时处理，有可能提高成活率。主要措施包括减少和清除有毒物质，阻止肝坏死和促进肝细胞修复，支持疗法和对症治疗，防治并发症以及人工肝支持系统和肝移植。

1. 一般治疗

（1）休息　急性期应卧床休息，减少体力消耗，减轻肝脏负担，病情稳定后加强适当运动。

（2）加强病情监护　评估神经状态，监测血压、心率、呼吸频率、血氧饱和度，记录体质量、腹围变化、24 小时尿量、排便次数及性状等。

（3）营养　推荐肠内营养，包括高碳水化合物、低脂、适量蛋白饮食。肝性脑病患儿详见"肝性脑病"部分。进食不足者，每日静脉补给热量、液体、维生素及微量元素，推荐夜间加餐补充能量。

（4）积极纠正低蛋白血症　补充白蛋白或新鲜血浆，并酌情补充凝血因子。

（5）进行血气分析监测　注意纠正水电解质及酸碱平衡紊乱，特别要注意纠正低钠、低氯、低镁、低钾血症。

（6）注意消毒隔离　加强口腔护理、肺部及肠道管理，预防医院内感染发生。

2. 病因治疗　肝衰竭病因对指导治疗及判断预后具有重要价值，包括发病原因及诱因两类。对其尚不明确者应积极寻找病因以期达到正确处理的目的。

（1）去除诱因　如重叠感染、各种应激状态、饮酒、劳累、药物影响、出血等。

（2）针对不同病因治疗　①肝炎病毒感染：对 HBV DNA 阳性的肝衰竭患儿，不论其检测出的 HBV DNA 载量高低，建议立即使用核苷（酸）类药物抗病毒治疗。在肝衰竭前、早、中期开始抗病毒治疗，疗效相对较好。抗病毒药物应选择快速强效的核苷（酸）类药物，如恩替卡韦、替诺福韦。HCV RNA 阳性的肝衰竭患儿，可依据肝衰竭发展情况选择抗病毒时机及药物治疗。甲型、戊型病毒性肝炎引起的 PALF，目前尚未证明病毒特异性治疗有效。其他确诊或疑似疱疹病毒或水痘 – 带状疱疹病毒感染导致 PALF 的患儿，应使用阿昔洛韦（5 ～ 10mg/kg，3 次 / 日，静脉滴注）治疗，危重者可考虑进行肝移植。②药物性肝损伤：因药物肝毒性所致 PALF，应停用所有可疑的药物。追溯过去 6 个月服用的处方药、中草药、非处方药、膳食补充剂的详细信息（包括服用数量和最后一次服用的时间）。尽可能确定非处方药的成分。已有研究证明，N– 乙酰半胱氨酸（N-Acetyl-L-cysteine，NAC）对药物性肝损伤所致 PALF 有效。其中，对于确诊或疑似对乙酰氨基酚（acetaminophen/　N-acetyl-p-aminophenol，APAP）过量引起的 PALF 患儿，如果摄入 APAP 的时间在 4 小时内，在给予 NAC 之前应先口服活性肽。摄入大量 APAP 的患者，血清药物浓度或转氨酶升高提示即将或已经发生了肝损伤，应立即给予 NAC。怀疑 APAP 中毒的 PALF 患者也可应用 NAC，必要时进行人工肝治疗。在非 APAP 引起的 PALF 患者中，NAC 能改善轻度肝性脑病的 ALF 成人患者的预后。确诊或疑似毒蕈中毒的

PALF 患者，考虑应用青霉素 G 和水飞蓟素。③肝豆状核变性：以驱铜药物为主，驱铜及阻止铜吸收的药物主要有两大类药物，一是络合剂，能强力促进体内铜离子排出，如青霉胺、二巯丙磺酸钠、三乙烯 – 羟化四甲胺、二巯丁二酸等；二是阻止肠道对外源性铜的吸收，如锌剂、四硫钼酸盐。④毒蕈中毒：确诊或疑似毒蕈中毒，可考虑应用青霉素 G 和水飞蓟素。

（3）免疫性 PALF 予以免疫抑制治疗，包括糖皮质激素及其他免疫抑制剂，一般优先推荐泼尼松（龙）和硫唑嘌呤联合治疗，亦可用泼尼松（龙）、布地奈德，目前亦有应用吗替麦考酚酯（MMF）、环孢素 A、他克莫司、6– 巯基嘌呤、甲氨蝶呤、抗肿瘤坏死因子 α 单抗等治疗难治性免疫性 PALF 的报道。

3. 其他治疗

（1）糖皮质激素 适用于自身免疫性肝炎所致的 PALF，可应用泼尼松 1 ～ 2mg/（kg·d）。其他原因所致 PALF 前期或早期，若病情发展迅速且无严重感染、出血等并发症者，也可酌情使用。

（2）促肝细胞生长治疗 为减少肝细胞坏死，促进肝细胞再生，可酌情使用促肝细胞生长素、前列腺素 E1（PEG1）脂质体等药物及胰高血糖素 – 胰岛素疗法。

（3）微生态调节治疗 PALF 患儿存在肠道微生态失衡，肠道益生菌减少而肠道有害菌增加，应用肠道微生态制剂可改善 PALF 患者预后。因此可应用肠道微生态调节剂、乳果糖或拉克替醇，以减少肠道细菌易位或降低内毒素血症及肝性脑病的发生。

4. 防治并发症

（1）脑水肿 有颅内压增高者，可给予：①渗透性脱水剂：20% 甘露醇 0.5 ～ 1.0g/kg；②袢利尿剂：一般选用呋塞米，可与渗透性脱水剂交替使用；③人工肝支持治疗；④ PALF：患者使用低温疗法可防止脑水肿，降低颅内压；⑤不推荐糖皮质激素治疗颅内压增高。

（2）肝性脑病 ①去除诱因：如严重感染、出血及电解质紊乱等；②限制蛋白饮食；③应用乳果糖或拉克替醇口服或高位灌肠，可酸化肠道，促进氨的排出，调节微生态，减少肠源性毒素吸收；④视患儿的电解质和酸碱平衡情况酌情选用精氨酸、鸟氨酸 – 门冬氨酸等降氨药物；⑤可酌情使用支链氨基酸或支链氨基酸与精氨酸混合制剂以纠正氨基酸失衡；⑥对Ⅲ度以上的肝性脑病建议气管插管；⑦抽搐患儿可酌情使用半衰期短的苯妥英钠或苯二氮䓬类镇静药物，但不推荐预防用药；⑧人工肝支持治疗。

（3）出血 ①对显著凝血障碍患儿，可给予新鲜血浆、凝血酶原复合物和纤维蛋白原等补充凝血因子，血小板显著减少者可输注血小板；②肝衰竭患儿常合并维生素 K 缺乏，故常规使用维生素 K；③常规预防性使用 H_2 受体阻滞剂或质子泵抑制剂；④对门静脉高压性出血患儿，为降低门静脉压力，首选生长抑素类似物，也可使用垂体后叶素（或联合应用硝酸酯类药物）；⑤对弥散性血管内凝血（disseminated intravascular coagulation，DIC）者可酌情给予小剂量低分子肝素或普通肝素，对有纤溶亢进证据者可应用氨甲环酸或止血芳酸等抗纤溶药物；⑥对输注新鲜血浆、凝血酶原复合物和纤维蛋白原等方式改善凝血功能效果欠佳者，可考虑血浆置换。

（4）胆红素清除 胆红素增加（尤其是直接胆红素）可导致肝内胆汁淤积甚至胆汁性肝硬化，加重肝脏损害。①对于淤胆，主要治疗药物为熊去氧胆酸和腺苷蛋氨酸；②重度黄疸或严重瘙痒，经积极内科治疗无效者，可考虑应用非生物型人工肝方法治疗，主要包括血浆置换、胆红素吸附、血浆滤过透析和分子吸附再循环系统等。

NOTE

（5）急性肾损伤及肝肾综合征　防止急性肾损害（acute kidney injury，AKI）的发生：纠正低血容量，积极控制感染，避免肾毒性药物，需用静脉造影剂的检查者需权衡利弊后选择。肝肾综合征治疗：①Ⅰ型患儿可用特利加压素（1mg/q4～6h）联合白蛋白（0.5～1g/kg），治疗3天血肌酐下降<25%，特利加压素可逐步增加至2mg/4h。若有效，疗程7～14天；若无效，停用特利加压素。②去甲肾上腺素（0.5～3.0mg/h）联合白蛋白（0.5～1g/kg）对Ⅰ型或Ⅱ型肝肾综合征有与特利加压素类似效果。

（6）低血糖　密切检测血糖，依据血糖水平调整葡萄糖输注速度，防治低血糖。

5. 人工肝支持治疗　人工肝支持系统是治疗肝衰竭的有效方法之一，其治疗机制是基于肝细胞的强大再生能力，通过一个体外的机械、理化和生物装置，清除各种有害物质，补充必需物质，改善内环境，暂时替代衰竭肝脏的部分功能，为肝细胞再生及肝功能恢复创造条件或等待机会进行肝移植。人工肝支持系统分为非生物型、生物型和混合型三种。非生物型人工肝已在临床广泛应用并被证明确有一定疗效。依据病情不同进行不同组合治疗的非生物型人工肝系统地应用和发展了血浆置换（plasma exchange，PE）/选择性血浆置换（fractional PE，FPE）、血浆（血液）灌流（plasma-or-hemoperfusion，PP/HP）/特异性胆红素吸附、血液滤过（hemofiltration，HF）、血液透析（hemodialysis，HD）等经典方法。推荐人工肝治疗肝衰竭方案采用联合治疗方法为宜，选择个体化治疗，注意操作的规范化。

6. 肝移植　是治疗晚期肝衰竭最有效的挽救性治疗手段。

（二）中医治疗

中医治疗 PALF 的治疗原则：重在祛邪，采取清热通腑、祛湿退黄、凉血化瘀以迅速控制病情发展，截断逆挽。积极防治血证、呕吐、鼓胀、厥证等病证。辨证施治基础上有针对性地选用药物。

1. 热毒炽盛证

临床症状：发病迅速，高热大汗，烦渴，黄疸迅速加深，身目呈深黄色，烦躁不安，或神昏谵语，胁痛，脘腹胀满，呕吐频作，小便短赤，大便秘结或黏滞不爽，或衄血、尿血，皮下紫斑，或有腹水，舌质红绛，苔黄燥，脉弦数或细数，指纹紫滞。

治法：清热解毒、利胆退黄。

方药：黄连解毒汤合茵陈蒿汤加减。

常用药物：黄连、黄芩、黄柏、茵陈、栀子、大黄等。

2. 热陷心包证

临床症状：发病迅速，高热，口渴唇焦，黄疸迅速加深，身目呈深黄色，烦躁不安，或神昏谵语，四肢抽搐、颈项强直，甚者呼之不应，小便黄少，大便秘结，舌质绛，苔黄腻，脉数，指纹紫滞。

治法：清热解毒，醒脑开窍。

方药：清宫汤加减。

常用药物：玄参心、莲子心、竹叶卷心、连翘心、犀角（可用水牛角代替）、麦冬心等。

3. 瘀热互结证

临床症状：壮热，烦躁不安，甚则神昏、痉厥、四肢抽搐，身、目、小便俱黄，或腹胀时有腹痛，皮肤瘀斑兼有衄血、吐血，大便燥结，舌质紫暗或有瘀斑，脉细涩或结代，指纹紫滞。

治法：清热解毒，凉血散瘀。

方药：犀角地黄汤加减。

常用药物：犀角（可用水牛角代替）、生地黄、赤芍、牡丹皮等。

4.阴阳两竭证

临床症状：大汗淋漓，面色苍白，四肢厥冷，神昏惊厥。或昏迷日久，谵语气促，肢体强直，手足痉挛，闻及肝臭，大便失禁，小便短少或无，气息低微，舌质淡，苔少或无，脉微欲绝，指纹淡。

治法：益气养阴，回阳固脱。

方药：参附汤合生脉散加减。

常用药物：人参、制附子、干姜、麦冬、甘草、五味子等。

第十节 急性肾损伤

急性肾功能衰竭（acute renal failure，ARF）是指由于多种因素引起的短期内肾功能急剧下降或丧失、不能维持机体内环境，临床出现尿量减少、氮质血症、水电解质酸碱紊乱及相应临床症状和体征的一组综合征。近年来，急性肾损伤（acute kidney injury，AKI）已逐渐取代 ARF 的概念。2012 年，改善全球肾脏病预后组织（Kidney Disease：Improving Global Outcomes，KDIGO）发布了新制定的 AKI 临床指南，更新了 AKI 的定义、诊断及分期。AKI 定义为：病程在 3 个月以内，包括血、尿、肾组织检查及影像学检查所见的肾脏结构与功能的异常；肾功能在 48 小时内突然降低，至少 2 次血肌酐升高的绝对值 ≥ 0.3mg/dL（26.5μmol/L），或血肌酐较前一次升高 50%；或持续 6 小时以上尿量 < 0.5mL/（kg·d）。

依据中国地区多中心调查结果估计，2013 年我国约 290 万成年住院患者罹患 AKI，其中约 70 万死亡。目前 AKI 的发病率呈逐年上升趋势，在住院重症患儿中十分常见，增加了死亡风险。近年来发现儿童 AKI 的病因以缺氧缺血损伤、肾毒性损害及严重脓毒症为主。PICU 患儿的 AKI 患病率及病死率高于其他住院患儿，一项多中心研究发现，47.5%PICU 患儿 AKI 的发生与脓毒症密切相关，住院病死率高于其他 AKI 患儿，达 70% 左右。

中医学没有"急性肾损伤"的病名，依据临床，属于"癃闭""关格""水肿""溺毒"等范畴。

一、病因病机和发病机制

（一）西医病因与发病机制

1.西医病因 引起儿童 AKI 的病因很多，主要分为肾前性、肾性和肾后性三类。

（1）肾前性 由各种原因引起有效循环血量降低，使肾脏灌注减少，肾血流量不足，肾小球滤过率降低所致。常见病因包括严重呕吐、腹泻和胃肠减压等引起胃肠道液体大量丢失、大面积烧烫伤、手术或创伤导致的大失血等绝对有效循环血量不足；或脓毒症、低蛋白血症、休克、充血性心力衰竭、严重心律失常、心包填塞等相对有效循环血量不足。

（2）肾性 也称为肾实质性 AKI，指各种肾实质病变所致的 AKI，系指各种肾实质病变所致的肾功能下降，或由于肾前性因素未能及时去除、病情进一步发展所致。常见病因包括原发性或继发性肾小球疾患，如急性肾小球肾炎、急进性肾炎、过敏性紫癜及系统性红斑狼疮、溶血尿毒综合征等；肾小管疾患，如各种原因导致的急性肾小管坏死（acute tubular necrosis，ATN）、肾脏缺血及肿瘤浸润、肾毒性重金属、氨基糖苷类抗生素等；急性肾间质疾患，如急性间质性肾炎、急性肾盂肾炎、药物过敏等；或慢性肾脏疾病在某些诱因刺激下肾功能急剧衰退。肾性 AKI 是儿科最常见急性肾损伤原因，是肾实质损伤的直接后果，预后也较肾前性或肾后性 AKI 差。

（3）肾后性　多由梗阻引起，主要见于先天性尿道畸形、泌尿系统结石、肿瘤压迫、感染后粘连狭窄等。若持续时间长可导致肾实质损伤，进展成为肾性 AKI；若能早期诊断、早期治疗，及时解除梗阻，肾功能多可恢复正常。

2. 发病机制　AKI 病因和病情严重程度不同其发病机制也不尽相同，尚不能用一种学说来完全解释 AKI 的发病机制。目前被广泛认可的有以下几种学说。

（1）肾小管损伤学说　各种原因导致肾小管损伤，肾小管上皮细胞变性、坏死和脱落，肾小管基膜断裂。一方面，脱落的上皮细胞阻塞肾小管，造成管内压增高和肾小管扩张，导致肾小球滤过压和滤过率下降及尿量减少；另一方面，小管液通过受损的肾小管上皮细胞和基膜反漏入间质，造成肾间质水肿，进一步压迫肾小管及周围毛细血管，加重肾损伤。

（2）肾血流减少学说　导致机体有效循环血量不足的任何原因，可使肾灌注减少，引起肾小球滤过率下降、尿量减少及血肌酐、尿素氮上升。此外，肾缺血可使体内肾素 – 血管紧张素、儿茶酚胺、前列腺素等物质分泌，加重肾小动脉收缩，进一步减少肾血流量。

（3）肾缺血再灌注损伤学说　肾血流减少再恢复后，细胞损伤加重的现象称为肾缺血再灌注损伤。当缺血再灌注时，细胞内钙通道开放，钙离子内流造成细胞内钙超负荷；同时，局部大量氧自由基产生，继续加重细胞损伤。因此，细胞内钙离子超载和氧自由基的产生在肾缺血再灌注损伤中起到了重要作用。

（4）非少尿性 AKI 的发病机制　依据尿量将 AKI 可分为少尿性和非少尿性，临床上以少尿性 AKI 多见。非少尿性 AKI 肾内病变可能较轻，虽也有肾小球滤过率下降和肾小管损伤，但肾小管浓缩功能障碍更为明显。此类患儿每天平均尿量可达 600 ～ 800mL，很少有高钾血症，预后较好。

3. 病理特点　不同病因的 AKI 病理改变有所不同，以 ATN 为例，可有以下表现：

（1）肉眼　肾脏苍白，体积增大，剖面皮质肿胀、髓质暗红。

（2）光镜　主要损伤部位在近端小管直段。早期小管上皮细胞肿胀、脂肪变性和空泡变性；晚期小管上皮细胞呈融合样坏死，细胞核浓缩，细胞破裂或溶解，基膜暴露断裂，间质充血、水肿及炎性细胞浸润，可有肾小管上皮细胞再生。肾小球和肾小动脉多无显著变化。

（3）缺血性 ATN 的病理改变　近端肾小管刷状缘弥漫性消失或变薄、远端肾单位节段性管腔内管型形成。

（4）中毒性 ATN 的病理特征　近端肾小管和远端肾单位节段散在局灶斑块坏死和细胞脱落。

（二）中医病因病机

小儿脏腑功能娇嫩，卫外不固，受到湿邪、风邪等六淫之邪的影响，或受到药毒、虫毒、疫毒等毒物的影响，外邪入里化热，化生热毒，湿热热毒伤阴消耗正气，导致气阴两虚；湿邪较为严重者，阻碍血液流通和气机通畅，导致血瘀气滞。所以瘀血、湿浊等病理产物是其特点。

1. 外感邪毒　外感风湿热邪，或疫毒侵犯，肺失于宣肃，不能宣发布散水气于全身，致水湿停滞。湿热困阻脾胃，碍滞气机，三焦壅滞，水液不行。或湿热邪毒炼血成瘀，瘀阻肾络，尿毒内闭，气机逆乱，而见尿闭、呕吐、神昏等。

2. 尿道内阻　砂石或他物阻滞尿道，尿毒内闭，气机逆乱，可见尿闭、呕吐、气紧、神昏等。

3. 毒物伤肾　小儿误食毒物或药物，损伤脾胃致升降失职，清浊不分，进而伤及肾气，无以蒸腾气化，水湿不行，尿毒内闭。

4. 阴竭气脱　疾病影响，或误用攻伐，致小儿汗、吐、泻下过度，阴津损耗，气随津脱，气机逆乱，津血阻滞，尿毒内闭。

总之，风、湿、热、毒、瘀等诸邪蕴郁体内，阻滞三焦，水道不通，瘀阻肾络，五脏功能失调，而成急性肾损伤。一般初期多为风、湿、热、毒、瘀等邪气壅塞三焦，影响三焦通调水道的功能，以邪实为主，后期以脏腑亏虚为主。

二、临床诊断

（一）诊断

1. 病史　有休克、严重感染、应用肾毒性药物（如氨基糖苷类药物、造影剂等）、手术或创伤等因素的病史，均可诱发 AKI。

2. 临床表现　少尿性 AKI 临床过程分为三期：少尿期、多尿期和恢复期。

（1）少尿期　病程一般在 10 天左右，不同病因持续时间不同，肾毒性 5～6 天，休克 1～2 周，急性肾炎 2 周左右，急进性肾炎可超过 3～4 周。该期临床表现如下：①少尿或无尿：少尿指尿量 < 250mL/m² 或 1mL/（kg·h），无尿指 < 50mL/d。若少尿持续两周以上不能恢复或病程中少尿与无尿间歇出现，多提示预后不佳。②水潴留：尿量减少，大量水分滞留体内，表现为全身水肿、胸腹水等，严重者可发生心力衰竭、肺水肿、脑水肿等，是此期死亡的主要原因。③电解质酸碱紊乱：表现为"三高三低"，即高钾血症、高磷血症、高镁血症、低钠血症、低钙血症、低氯血症。高钾血症是由于尿量减少，经肾脏排钾减少，继发感染、组织坏死、溶血及酸中毒等也均可引起高钾血症。由于尿量减少，水潴留可导致稀释性低钠血症，或因合并呕吐、腹泻、大面积烧伤、脱水等可导致缺钠性低钠血症。由于肾功能不全，磷在体内蓄积，引起高磷血症。钙从肠道丢失增加，引起低钙血症。④氮质血症：由于体内蛋白分解增加，代谢产物不能经肾脏排出，在体内积聚，血中尿素、肌酐等含氮物质水平增高。高热、严重创伤及消化道出血等情况均可加重氮质血症。⑤代谢性酸中毒：由于肾脏排酸保碱功能障碍所致，具有进行性、不易纠正的特点。⑥其他：少尿期因肾脏排泄功能受损，各种毒性物质在体内积聚，可出现全身各系统表现。心血管系统症状主要与水钠潴留有关，表现为高血压、心力衰竭、心律失常及心包炎等。消化系统表现为食欲不振、恶心、呕吐及腹泻等，严重者可出现消化道出血或黄疸，而大量消化道出血可加重氮质血症。神经系统表现为意识模糊、烦躁不安、嗜睡、昏迷及抽搐等，也可出现多汗或皮肤干燥等自主神经功能紊乱。血液系统表现为正细胞正色素性贫血，贫血随肾功能恶化而加重，系由于红细胞生成减少、血液稀释和消化道出血等原因所

致；出血倾向多因血小板减少、血小板功能异常等原因引起。继发感染是 AKI 少尿期常见的并发症，以呼吸道和尿路感染多见，致病菌以金黄色葡萄球菌和革兰阴性菌为主。

（2）多尿期 尿量逐渐增多，表明肾功能有所好转，能排除体内潴留的水分，但也可能是肾小管重吸收减少所致，因此不能放松警惕。多尿期持续时间因人而异，多为 5～10 天，部分患儿可长达 1～2 个月。由于尿量明显增多，大量的钾和钠从肾脏丢失过多，可出现低钾血症、低钠血症及脱水等临床表现。

（3）恢复期 多尿期后肾功能逐渐改善，尿量、血肌酐及尿素氮逐渐恢复正常。肾小球滤过功能恢复较快，而肾小管功能恢复较慢。少数患儿可遗留不同程度的肾功能损害或转为慢性。此期患儿可表现虚弱、消瘦及免疫力低下，整个恢复期可能需要数月。

3. 辅助检查 包括尿液、血液、影像学及病理学等检查。

（1）尿液检查 ①钠排泄分数：是尿液最敏感的指标，阳性率高达 98%。钠排泄分数 =（尿钠 / 血钠）×（血肌酐 / 尿肌酐）×100%。肾前性 AKI 钠排泄分数 < 1%，肾性钠排泄分数 AKI > 2%～3%。②自由水清除率：自由水清除率 = 尿量（mL/h）×（1– 尿渗透压 / 血渗透压），为肾脏稀释功能的指标，在 AKI 早期即下降。③肾衰指数：肾衰指数 = 尿钠 × 血肌酐 / 尿肌酐，肾前性 AKI 肾衰指数 < 1；肾性 AKI 肾衰指数 > 1，有时可达 4～10。④尿钠：肾前性 AKI 尿钠 < 20mmol/L；肾性 AKI 尿钠 > 40mmol/L。

在使用尿液指标时，应注意：①是否应用利尿剂，因为利尿剂可使尿钠排出增加，影响结果判断。②蛋白尿、糖尿或应用甘露醇等药物后，可使尿比重和渗透压增高，应注意上述因素影响尿检结果。

（2）生化检查 ①动脉血气和电解质：应注意血电解质浓度变化和酸碱失衡情况。②肾功能：血肌酐、尿素氮水平增高。③目前早期判断肾脏损伤的指标：如中性粒细胞明胶酶相关脂质运载蛋白（neutrophil gelatinase–associated lipocalin，NGAL）、白介素 –18（interleukin–18，IL–18）、肾损伤分子 –1（kidney injury molecule–1，KIM–1）、尿 N– 乙酰 – β –D– 氨基葡萄糖苷酶（尿 N–acetyl–beta–D–glucosaminidase，NAG）开始用于早期评估。

（3）影像学检查 采用腹部平片、超声波、逆行和下行肾盂造影、放射性核素检查、肾血管造影、CT、磁共振等检查，以了解肾脏大小、形态、血管和输尿管、膀胱有无梗阻，了解肾血流、肾小球和肾小管的功能。造影剂引起的造影剂肾病（contrast associated nephropathy，CAN）日益受到关注，如泛影葡胺可诱发或加重肾损伤，短期内应避免重复使用。

（4）肾活检 对病因不明的 AKI，需做肾活检，可帮助诊断和评估预后。

AKI 分期标准（2012 年 KDIGO 指南）见表 3–7。

表 3–7 AKI 分级诊断标准

分期	血 Scr 标准	尿量标准
1	基础值的 1.5～1.9 倍，或增加 ≥ 0.3mg/dL（26.5μmol/L）	< 0.5mL/（kg·h），持续 6～12 小时
2	基础值的 2.0～2.9 倍	< 0.5mL/（kg·h），≥ 12 小时
3	基础值的 3.0 倍，或肌酐增高至 353.6μmol/L；或开始进行肾脏替代治疗；或 < 18 岁，eGFR 下降 < 35mL/（min·1.73m²）	< 0.3mL/（kg·h），> 24 小时 或无尿 ≥ 12 小时

注：Scr：血清肌酐；eGFR：估计肾小球滤过率

（二）鉴别诊断

当患儿急性起病，有 AKI 诱因，临床上出现少尿或无尿、水电解质酸碱紊乱、血肌酐 / 尿素氮增高、尿检指标异常，应考虑 AKI 可能。AKI 一旦诊断成立，应鉴别肾前性、肾性还是肾后性的原因。

1. 肾前性和肾性 AKI 鉴别 见表 3-8。

2. 肾后性 AKI 多由尿路梗阻所致，泌尿系统影像学检查有助于诊断，明确泌尿道结石、肿瘤或先天性畸形等病因。

三、治疗

（一）西医治疗

治疗原则是去除病因，积极治疗原发病，减轻症状，改善肾功能，防止并发症的发生。

1. 少尿期治疗

（1）去除病因、治疗原发病 肾前性 AKI，稳定血流动力学；避免肾毒性药物，依据肾功能调节用药剂量，密切监测尿量和肾功能；肾后性 AKI，解除泌尿系统梗阻，必要时需手术治疗。

（2）饮食与营养 应选择高糖、低蛋白、富含维生素的食物，尽可能供给足够的能量。热量控制在 $210 \sim 250J/（kg \cdot d）$，应选择优质蛋白质，脂肪比例占总能量的 $30\% \sim 40\%$。

（3）严格控制液体入量 量出为入，严格限制水、钠摄入。每天进液量 = 前一天尿量 + 显性失水（呕吐、大便、引流量）+（不显性失水 - 内生水），无发热患儿每日不显性失水按 $300mL/（m^2 \cdot d）$ 计算，体温每升高 1℃，不显性失水增加 $70mL/m^2$，内生水按 $100mL/m^2$ 计算。异常丢失液体包括呕吐、腹泻、胃肠引流等。用 $1/4 \sim 1/2$ 张液体或依据血电解质情况给予补充。

表 3-8　肾性和肾前性 AKI 鉴别

项目	项目	肾性	肾前性
1. 症状与体征	脱水症	无或有	有
	血压	正常或偏高	降低
	眼眶	无凹陷	凹陷
2. 血液检查	血红蛋白	降低或正常	增高
	尿素氮	升高	正常或偏高
	血钾	偏高	正常或偏高
	中心静脉压	正常或偏高	正常降低
3. 尿常规	常规	蛋白 + 管型	基本正常
	比重	1.010	> 1.020
4. 尿液诊断指标	尿钠	40mmol/L	< 20mmol/L
	尿渗透压	< 350mOsm/L	> 500 mOsm/L
	尿 / 血渗透压比	< 1.2	> 1.5

续表

项目	项目	肾性	肾前性
4. 尿液诊断指标	排泄钠分数	> 3	< 3
	肾衰指数	> 1	< 1
	自由水	> 0	< −25

（4）纠正代谢性酸中毒　轻、中度代谢性酸中毒一般不需特殊处理，当血 HCO_3^- < 12mmol/L 或动脉血 pH < 7.2，可应用 5% 碳酸氢钠纠酸，纠酸时应注意低钙性抽搐。

（5）纠正电解质紊乱　包括高钾血症、低钠血症、低钙血症和高磷血症的处理。①高钾血症：当血钾 > 6.5mmol/L，应积极处理。包括限制含钾食物和药物的摄入；葡萄糖酸钙拮抗钾离子对心肌的毒性作用；促进钾从细胞外向细胞内转移（纠正酸中毒、葡萄糖和胰岛素极化液、应用 $β_2$ 受体激动剂等）；血液净化治疗等。②低钠血症：当血钠 < 120mmol/L，并出现临床症状时，应给予补充 3% 氯化钠。补充 3% 氯化钠 3 ～ 6mmol/L，可提高血钠水平 2.5 ～ 5mmol/L。纠正低钠血症应缓慢而谨慎，血钠上升速度每天不超过 10mmol/L，以避免发生渗透性脱髓鞘综合征。③低钙血症：纠酸过程中易出现低钙症状，一旦出现，应予葡萄糖酸钙和氯化钙补充治疗。低钙抽搐时，可应用镇静剂如地西泮。④高磷血症：可应用氢氧化铝或碳酸钙治疗。

值得注意的是，对于严重代谢性酸中毒和电解质紊乱患儿，若药物治疗效果不佳时，应及时给予血液净化治疗，大多可缓解。

（6）控制感染　AKI 患儿易合并感染，一旦发生，应积极选择敏感抗生素控制感染，避免使用具有肾毒性的抗生素。

（7）肾脏替代治疗　AKI 患儿血液净化的目的是维护水、电解质和酸碱平衡及机体内环境稳定，保证重要脏器的功能和生命支持，并使其他治疗不受限制。当药物治疗无效时，应及时行血液净化治疗，可采用腹膜透析、血液透析和血液滤过等方式，儿童（尤其是婴儿）由于血管通路建立困难，常应用腹膜透析。AKI 时，血液净化指征为：①严重容量超负荷、肺水肿、脑水肿、心功能不全或衰竭；②血钾 ≥ 6.5mmol/L，或心电图有高钾表现；③严重酸中毒（HCO_3^- < 12mmol/L，药物治疗无效）；④严重氮质血症（BUN > 28.6mmol/L，Scr > 707.2mmol/L），伴高分解状态（严重感染或创伤、大量消化道出血）。

2. 多尿期治疗　多尿期早期，肾功能尚未完全恢复，血肌酐、尿素氮、血钾等仍可继续增高，酸中毒继续加重，但随着尿量增多，还可出现低钾血症、低钠血症等电解质紊乱，故应注意监测尿量、电解质，及时纠正水、电解质紊乱。

（1）低钾血症　可口服或静脉补钾。可给 2 ～ 3mmol/（kg·d）口服，静脉补钾浓度一般不超过 0.3%，同时要监测血钾和心电图，防止血钾过高。

（2）水和钠的补充　由于水分的丢失，应注意补充。

3. 恢复期治疗　此期肾功能逐渐恢复正常，但可遗留营养不良、贫血和免疫力低下，少数患儿遗留不可逆的肾功能损害，应注意休息和加强营养，防治感染。

（二）中医治疗

少尿期病多邪实为急，攻伐肾元，重在辨治病因，和胃泄浊、分利二便，务使邪去正安；若肾元亏虚已甚，又当培补肾元。外感邪毒者，治以疏风清热、泄浊解毒；异物内阻者，治以清热利湿、化浊祛瘀；毒物伤肾者，治以解毒利尿、化湿祛浊；阴竭气脱者，治以益气养阴、生津固脱。

多尿期、恢复期病以虚为主，重在辨治本病，补益肾元。热邪残留，肾阴亏虚者，治以滋阴清热、补肾固涩；气阴两虚者，治以益气养阴、补肾固摄；肾阳不足，温固无权者，治以温补肾阳、固肾摄尿。

非少尿型急性肾损伤，病多为虚实夹杂，可参照上述治疗。

1. 少尿期

（1）外感邪毒证

临床症状：尿少尿闭，烦躁不安或神昏，心悸气喘，或伴发热，口干欲饮，或呕吐，舌质红，苔黄，脉数，指纹紫滞。

治法：疏风清热，泄浊解毒。

方药：白虎汤合黄连解毒汤加减。

常用药物：石膏、知母、黄芩、黄连、黄柏、栀子、忍冬藤、连翘、苍术、藿香等。

（2）湿热阻滞证

临床症状：尿少尿闭，纳呆呕恶，胸闷腹胀，口臭，头身疼痛，咽干，烦躁，甚则神昏谵语，抽搐，舌红，苔黄腻，脉滑数，指纹紫滞。

治法：清热利湿，化浊祛瘀。

方药：甘露消毒丹加减。

常用药物：茵陈、滑石、通草、黄芩、石菖蒲、藿香、白豆蔻、厚朴、连翘、射干、郁金、石决明、钩藤等。

（3）异物内阻证

临床症状：尿少尿闭，少腹拘急，腹疼腰痛，尿中带血或有砂石，恶心呕吐，烦躁，舌红，苔黄，脉弦滑，指纹紫滞。

治法：清热利湿，化浊祛瘀。

方药：石韦散加减。

常用药物：石韦、冬葵子、瞿麦、车前子、滑石、萹蓄、川牛膝、金钱草、大黄、小蓟、白茅根、海金沙、郁金等。

（4）水毒内闭证

临床症状：全身浮肿，尿少或尿闭，头晕头痛，恶心呕吐，嗜睡，甚则昏迷，舌质淡胖，苔垢腻，脉滑数或沉细数，指纹紫滞。

治法：通腑泄浊，解毒利尿。

方药：温胆汤加减。

常用药物：姜半夏、陈皮、茯苓、枳实、竹茹、生大黄、大腹皮、车前子、藿香、石菖蒲、郁金等。

（5）津竭气脱证

临床症状：尿少尿闭，汗出黏冷，口干咽燥，手足厥逆，烦躁不安或神昏，舌红少津，脉细数或微细欲绝，指纹淡。

治法：益气养阴，生津固脱。

方药：生脉散加减。

常用药物：人参、麦冬、五味子、玄参、桂枝、赤芍、煅龙骨、煅牡蛎等。

2. 多尿期

（1）热邪残留证

临床症状：尿多清长，潮热盗汗，两颧潮红，口干喜饮，头晕耳鸣，舌红少苔，脉细数，指纹淡。

治法：滋阴清热，补肾固涩。

方药：知柏地黄丸加减。

常用药物：知母、黄柏、生地黄、牡丹皮、山茱萸、山药、茯苓、泽泻、桑螵蛸、覆盆子、玄参、麦冬等。

（2）气阴两虚证

临床症状：尿多清长，口干欲饮，神疲乏力，腰膝酸软，手足心热，舌红少津，脉微细，指纹淡。

治法：益气养阴，补肾固摄。

方药：参芪地黄汤加减。

常用药物：人参、黄芪、生地黄、牡丹皮、山茱萸、山药、茯苓、泽泻、天冬、麦冬、芡实、金樱子、杜仲等。

（3）肾阳不足证

临床症状：小便频数清长，面色㿠白，神萎乏力，腰膝酸软，形寒肢冷，舌淡，苔白，脉沉迟无力，指纹淡。

治法：温补肾阳，固肾摄尿。

方药：缩泉丸合右归丸加减。

常用药物：桑螵蛸、益智仁、乌药、制附子、肉桂、当归、枸杞子、鹿角胶、菟丝子、熟地黄、山药、山茱萸等。

四、预后

AKI 患儿病因不同而预后不同，肾前性 AKI 多可恢复；肾性 AKI 以急性肾小球肾炎预后最好，急进性肾炎预后最差。非少尿性 AKI 较少尿性 AKI 预后好；年龄越小，预后越差。

第十一节　弥散性血管内凝血

弥散性血管内凝血（disseminated intravascular coagulation，DIC）是致病因素损伤微血管体系，导致凝血过度激活，全身微血管血栓形成、凝血因子大量消耗并继发纤溶亢进，引起以出血及微循环衰竭为特征的临床综合征。DIC 不是一个独立的疾病，而是多种因素造成的一种复杂的病理生理现象，终末损害多为微循环障碍导致的器官功能衰竭。大多数起病急骤、病情复杂、发展迅猛、预后凶险，如不及时诊治，常危及生命。

依据弥散性血管内凝血的临床表现，属于中医学"血证""厥脱""五衰"等范畴。

一、病因与发病机制

（一）西医病因与发病机制

1. 西医病因　DIC 主要致病因素包括缺血缺氧损伤、严重感染、恶性肿瘤、手术及创伤等，儿童 DIC 最常见诱因为脓毒症。有研究显示 1 个月至 18 岁儿童的 DIC 患病率为 1.12%，最常见的病因是脓毒症（95%），其次是严重创伤（5%）。另有研究显示儿童急性淋巴细胞白血病和急性早幼粒细胞白血病发生 DIC 的比例分别为 14% 和 4%～8%。DIC 以凝血途径活化为特征，导致纤维蛋白凝块形成，从而引起脏器功能损害，伴随血小板降低和凝血因子消耗而导致出血。引起儿童 DIC 的相关疾病包括：①脓毒症；②严重创伤；③器官受损，如各种原因的休克、急性重症胰腺炎等；④恶性肿瘤：包括白血病、实体瘤；⑤血管异常：包括巨大血管瘤、血管内皮瘤等；⑥严重肝损伤：如急性肝功能衰竭；⑦中毒和免疫性损伤：包括蛇咬伤、血型不合输血、移植排异反应等。上述疾病导致细胞因子活化或由于促凝物质的释放，最终引起凝血途径活化，诱发 DIC。

2. 发病机制　DIC 的发病机制极为复杂，但其实质是凝血酶生成过程被放大，其诱发因素包括组织因子（tissue factor，TF）表达增加、天然抗凝系统功能缺失、纤溶功能失调及带阴离子的磷脂增加等。脓毒症、严重创伤、大手术、恶性肿瘤或严重缺氧等在组织损伤及炎症因子作用下，导致内皮细胞、多形核细胞和单核细胞释放 TF，启动外源性凝血途径。TF 激活凝血因子Ⅶa（FⅦa）形成 TF-FⅦa 复合物，启动凝血酶产生，通过血小板活化 - 聚集过程及凝血因子Ⅷ、Ⅴ、Ⅺ等和凝血酶激活的纤溶抑制物（thrombin activation fibrinolytic inhibitor，TAFI）的激活来增强止血级联反应，促进白细胞的炎性作用。因此，TF 途径是 DIC 的主要触发因素。该机制导致内源性抗凝物（如抗凝血酶、蛋白 C、蛋白 S 等）的消耗及血栓调节蛋白（thrombomodulin，TM）和组织因子途径抑制物（tissue factor pathway inhibitor，TFPI）活性的下调以促进血栓形成。其中 TFPI 功能显著失衡，蛋白 C 系统的严重缺乏可进一步阻碍抑制凝血酶产生。蛋白 C 通路的损伤是由于内皮细胞上 TM 表达下调，同时蛋白 C 合成减少和降解增强导致。由于抗凝物消耗和合成受损导致抗凝机制抑制。此外，炎症反应使细胞因子如白介素 -1 和组织坏死因子 -α 刺激纤溶酶原激活物抑制剂 -1（plasminogen activator inhibitor，PAI-1）的产生，进一步抑制纤维蛋白溶解过程。PAI-1 是纤溶酶原激活和纤溶酶生成的最重要调节器。DIC 的发病机制见图 3-20。激活凝血系统的炎症反应在 DIC 的器官损伤中起着关键作用。DIC 的最新进展集中于炎症 - 凝血交联。

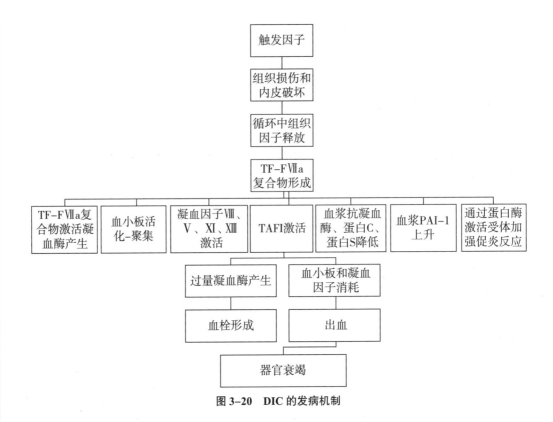

图 3-20　DIC 的发病机制

（二）中医病因病机

1. 外感邪毒　外感六淫或疫疠之邪，肺失宣发，痰热蕴结，阻滞气机。若热毒炽盛，则入营耗血，血液运行障碍，形成瘀血。血不循于脉道而离经，离经之血亦为瘀血。瘀滞不去则新血不生，伤阴耗气，则见皮肤、窍道出血，甚至神昏抽搐、体肤厥冷等。

2. 外受创伤　金刃创伤、蛇毒、手术等侵犯机体，耗伤正气，迅速出现脏腑功能衰竭，而见血出于皮下，甚或内脏、窍道等，真阳衰微，肾失蒸腾气化，出现尿少、尿闭、烦躁神昏等。

3. 脏腑虚衰　大病久病，五脏衰败，气、血、阴、阳不足，脏腑无以生化气血，亦统血无能，血不从其正道，妄行于外，出现各种部位出血、皮肤瘀斑瘀点、气短、汗脱、神昏等。

总之，内、外伤及不内外因均可伤及脏腑功能，甚至五脏衰败，进展为弥散性血管内凝血。

一般初期多为外邪和内脏虚损夹杂，后期则五脏虚衰为主。瘀血贯穿于疾病整个过程中，或瘀血阻滞，或脏腑无以生血统血，则血不归经而见各种出血证。

二、临床诊断

（一）诊断

1. 临床表现　DIC 的临床表现因原发病不同而差异较大，主要表现如下。

（1）出血　多为自发性、多部位出血，常见于皮肤、黏膜、伤口及穿刺部位，严重者可发生危及生命的出血。典型的出血特点为：①静脉穿刺部位出血；②留置导管渗血；③自发性或极小创伤相关的全身性瘀斑；④在先前的病毒性出疹部位发展为大疱性出血性皮肤病变；⑤牙龈、胃肠道或泌尿道的黏膜出血；术后引流位置或创口周围出现意外的大出血。

（2）微血管栓塞　可发生在浅层的皮肤、消化道黏膜的微血管，但较少出现局部坏死和溃疡。发生于器官的微血管栓塞其临床表现各异，可表现为顽固性的休克、呼吸衰竭、意识障碍、颅内高压和急性肾损伤等，严重者可导致多器官功能衰竭。典型血栓形成特征为：①非常见部位的血栓性静脉炎；②不明原因急性呼吸窘迫综合征（ARDS）或肾功能受损；③与微循环缺血一致的中枢神经系统异常改变，如意识障碍和癫痫发作；④皮肤梗死和皮肤坏死；⑤指尖、脚趾或耳垂发绀。

DIC 的凝血功能紊乱是凝血和纤溶亢进共同作用的结果。当高凝状态占优势时，容易形成血栓，造成器官衰竭，此现象常见于感染和创伤患儿。如果纤溶亢进占优势，则主要表现为出血（如急性早幼粒细胞白血病）。当同时高凝和纤溶亢进时，则出现消耗性凝血病，临床可见大量出血。

（3）休克或微循环衰竭　其特点为不能用原发病解释，顽固休克不易纠正，早期即出现肾、肺、大脑等器官功能不全。休克时出现严重微循环障碍，发生组织缺血、缺氧和酸中毒，损伤血管内皮细胞，从而诱发 DIC，而 DIC 发生后微血管阻塞，加重微循环障碍，血液瘀滞回心血量更少，则又加重休克，二者形成恶性循环。

（4）血栓性微血管病（thrombotic microangiopathy，TMA）　较少发生，临床以微血管性溶血性贫血、急性肾损伤、血小板减少为特征。贫血程度与出血量不成比例。由于微血管内纤维蛋白沉着形成无数"网眼"，阻碍血流通过。红细胞勉强通过时受到挤压而损伤，或红细胞表面有纤维蛋白附着，使红细胞变形，呈三角形红细胞、芒刺细胞、盔状细胞或瓦解成碎片。红细胞大量破坏而成溶血性贫血。临床可见皮肤、巩膜黄疸、血红蛋白尿及发热，大量红细胞破坏产生红细胞素，加重凝血过程，从而加重 DIC。

2. 辅助检查　DIC 的实验室检查包括两方面，一是反映凝血因子消耗的证据，包括凝血酶原时间（prothrombin time，PT）、活化的部分凝血活酶时间（activated partial thromboplastin time，APTT）、纤维蛋白原浓度（FIB）及血小板计数（blood platelet count，BPC）；二是反映纤溶系统活化的证据，包括纤维蛋白降解产物（fibrin degradation products，FDP）、D- 二聚体、3P 试验。

（1）PT 和 APTT　在 DIC 的病程中，50%～60% 患儿 PT 或 APTT 延长，主要是因为凝血因子消耗所致。近半数 DIC 患者 PT 和 APTT 正常甚至缩短，主要是因为循环中存在活化的凝血因子，如凝血酶或凝血因子，后者可加速凝血酶的形成。因此，PT 和 APTT 正常并不能排除凝血功能异常，需反复检测。

（2）纤维蛋白原　FIB 是诊断 DIC 的有效指标。研究显示，FIB 水平降低在诊断 DIC 中灵敏度仅为 28%，超过 57% 患者 FIB 水平正常，仅在严重 DIC 患者中才能见到低纤维蛋白原血症。连续测定 FIB 更有助于 DIC 诊断。

（3）血小板　BPC 减少或持续下降是 DIC 诊断的灵敏指标。98% DIC 患者表现为 BPC 减少，其中约 50% 患儿 BPC < $50×10^9$/L。BPC 下降与凝血酶生成密切相关，BPC 持续下降说明凝血酶生成活跃。

（4）FDP 和 D- 二聚体　FDP 测定可反映纤溶活性的强弱。DIC 时 D- 二聚体、FDP 均可升高。但创伤、近期手术或静脉血栓栓塞性疾病不伴有 DIC 时也可引起 FDP 和 D- 二聚体升高，肝、肾功能不全也可影响 FDP。据此，FDP 和 D- 二聚体不能单独作为 DIC 诊断的依据。

（5）其他凝血标志物　在 DIC 患者中天然抗凝物质如抗凝血酶和蛋白 C 常下降。因此，对 DIC 的诊断具有提示意义。但是，单项检测上述指标对 DIC 诊断的灵敏度及特异度不高。

（6）其他检验和检查项目　在 DIC 病程中，除了需要监测凝血系统相关指标以外，还需要检查以下项目，如白细胞计数和血红蛋白、肝肾功能、乳酸脱氢酶、动脉血气、血培养和部分影像学检查（如胸部 X 线片、胸腹部 CT、头颅 MRI、B 超等），可以提供关于 DIC 病因和器官受累程度的线索。

（7）儿童的特殊性　儿童因为生长发育的不成熟，尤其是新生儿，有些凝血检测指标不能依照成人的参考范围，如纤维蛋白原、D- 二聚体、凝血因子的水平等需要结合患儿的年龄段特征而界定正常值范围。

3.**诊断标准**　由于 DIC 是一个复杂和动态的病理变化过程，不能仅依靠单一的实验室检测指标及一次检查结果得出结论，需强调综合分析和动态检测。在确定基础疾病的基础上，结合临床表现和实验室检查才能作出正确诊断。

（1）临床表现　存在易引起 DIC 的基础疾病；同时有下列一项以上的临床表现：①多发性出血倾向；②不易用原发病解释的微循环衰竭或休克；③多发性微血管栓塞的症状、体征。

（2）实验检查指标　同时有下列 3 项以上异常：①血小板计数 $< 100 \times 10^9/L$ 或进行性下降；②血浆纤维蛋白原含量 $< 1.5g/L$ 或进行性下降，或 $> 4g/L$；③血浆 FDP $> 20mg/L$，或 D- 二聚体水平升高或阳性，或 3P 试验阳性；④ PT 缩短或延长 3 秒以上，或 APTT 缩短或延长 10 秒以上。

（二）鉴别诊断

1.**血栓性血小板减少性紫癜**（thrombotic thrombocytopenic purpura，TTP）　是一种严重的弥散性血栓性微血管病，以微血管病性溶血性贫血、血小板聚集消耗性减少、微血栓形成造成器官损害（如肾脏、中枢神经系统损害表现）为特征。与 DIC 比较，有 TTP 血管内溶血症状和一过性、多样性的神经精神症状。遗传性 TTP 系血管性血友病因子裂解酶（ADAMTS13）基因突变导致酶活性降低或缺乏所致；特发性 TTP 因患者体内存在抗 ADAMTS13 自身抗体（抑制物）而导致 ADAMTS13 活性降低或缺乏；继发性 TTP 由感染、药物、肿瘤、自身免疫性疾病等因素引发。

2.**严重肝脏疾病**　严重肝脏疾病时，凝血因子的合成障碍，可出现严重出血表现，常在早期 PT 延长，晚期可出现多种凝血因子异常，尤其是纤维蛋白原的减少。由于血管性血友病因子（von willebrand factor，vWF）是由血管内皮细胞合成，Ⅷ因子可在肝脏以外细胞或肝脏间质组织等单核 – 吞噬系统合成，因此，肝病时这两种因子不受影响而可以正常或升高。

3.**原发性纤溶亢进**　在某些原发疾病的病理过程中，纤溶酶原激活物释放入血，纤溶酶原被激活为纤溶酶，或由于纤溶系统通过内激活系统被激活，或由于纤溶系统的抑制物减少，导致纤溶酶形成增多或其活性不受抑制，导致纤溶活性增高，出血加重。本症与 DIC 的主要区别在于血小板计数和 D- 二聚体水平正常，同时血块溶解时间缩短、优球蛋白溶解时间缩短、纤维蛋白原降解产物水平明显增高。某些疾病如急性早幼粒细胞性白血病可出现 DIC 合并原发性纤溶亢进。

三、治疗

（一）西医治疗

原发病的治疗是终止 DIC 病理过程的最为关键和根本的治疗措施。在某些情况下，凡是病因能迅速去除或控制的 DIC 患儿，凝血功能紊乱往往能自行纠正。但多数情况下，纠正凝血功能紊乱的治疗是缓解疾病的重要措施之一。

1. 治疗基础疾病及去除诱因　依据基础疾病分别采取控制感染、治疗肿瘤、积极处理外伤等措施。

2. 抗凝治疗　抗凝治疗的目的是阻止凝血过度活化、重建凝血 - 抗凝平衡、中断 DIC 病理过程。DIC 的抗凝治疗应在处理基础疾病的前提下，与凝血因子补充同步进行。

（1）适应证　①DIC 早期（高凝期）；②血小板及凝血因子呈进行性下降，微血管栓塞表现（如器官功能衰竭）明显；③消耗性低凝期但病因短期内不能去除者，在补充凝血因子情况下使用；④除外原发病因素、顽固性休克不能纠正者。

（2）禁忌证　①手术后或损伤创面未经良好止血者；②近期有严重的活动性出血；③蛇毒所致 DIC；④严重凝血因子缺乏及明显纤溶亢进者。

（3）常用药物　临床上常用的抗凝药物为肝素，包括普通肝素和低分子量肝素。普通肝素：一般不超过 200U/（kg·d），每 6 小时用量不超过 2500U，静脉或皮下注射，依据病情决定疗程，一般连用 3 ～ 5 天。低分子量肝素：有多种类型如那屈肝素钙等，具有不同的用法，依据病情决定疗程，一般连用 3 ～ 5 天。

（4）监测　使用普通肝素者，血液学监测最常用 APTT，肝素治疗使其延长为正常值的 1.5 ～ 2.0 倍为合适剂量。普通肝素过量可用鱼精蛋白中和，鱼精蛋白 1mg 可中和近 2 小时内使用的肝素 100U。低分子肝素常规剂量下无需严格血液学监测。由于肝素主要通过与抗凝血酶Ⅲ结合发挥抗凝作用，应监测抗凝血酶Ⅲ。

3. 替代治疗　替代治疗以控制出血风险和临床活动性出血为目的。适用于有明显血小板或凝血因子减少证据且已进行病因及抗凝治疗、DIC 未能得到良好控制、有明显出血表现者。脓毒症等纤溶抑制型 DIC 出血症状少，需补充治疗者少。急性白血病和腹部大动脉瘤等的纤溶优势型 DIC 中血小板和凝血因子减少引起出血症状者居多，需补充治疗。对止血因子极度降低引起的出血倾向尚无其他替代疗法，必需输注血小板和新鲜冷冻血浆。纤维蛋白原缺乏时可给予提纯的纤维蛋白原浓缩剂或冷沉淀物加以纠正。

（1）新鲜冷冻血浆（fresh frozen plasma，FFP）等血液制品　每次 10 ～ 15mL/kg。FFP 主要用于 PT 延长的出血患儿，APTT 超过正常范围上限的 1.5 倍。应用 FFP 时必须严格评估血流动力学状态以防止液体过载，因为 DIC 患者往往需要多种血液成分。也可使用冷沉淀物。纤维蛋白原水平较低时，可输入纤维蛋白原，使血浆纤维蛋白原升至 1.0g/L。

（2）血小板悬液　未出血的患者血小板计数 < 20×10^9/L，或者存在活动性出血且血小板计数 < 50×10^9/L 的 DIC 患者，需紧急输注血小板悬液，血小板计数（20 ～ 50）× 10^9/L、止血困难时有必要输注血小板。出血或需要侵入性操作的高出血风险患儿，当血小板计数 < 50×10^9/L 时，需要输注血小板。

因血栓而引起严重脏器功能障碍者，输注血小板应慎重。应尽量避免对慢性 DIC 患者输注血小板。血栓性血小板减少性紫癜、溶血性尿毒综合征和肝素诱导的血小板减少症患者，原则上禁忌输注血小板。血小板体内半衰期为 3 ～ 5 天，对血小板生成处于停止状态的患儿通常静脉输注血小板每周 2 ～ 3 次，DIC 时多数患者血小板半衰期缩短。

非出血和慢性 DIC 患者，不推荐使用预防性血小板输注，建议密切监测临床状态。

（3）F Ⅷ及凝血酶原复合物　偶在严重肝病合并 DIC 时考虑应用。儿童液体超负荷是临床常见的问题，当无法承受 FFP 的液体容量时，可以考虑输注凝血酶原复合物。但补充这些因子有发生血栓的风险，需要临床密切关注。另外，凝血酶原复合物缺乏某些凝血因子（如凝血因子 Ⅴ 等），DIC 时内源性抗凝物（如抗凝血酶、蛋白 C、蛋白 S）也显著减少，单纯应用凝血酶原复合物也无法补充抗凝物。

4. 其他治疗

（1）支持对症治疗　抗休克，纠正缺氧、酸中毒及水电解质紊乱。

（2）纤溶抑制药物治疗　临床上一般不使用，仅适用于 DIC 的基础病因及诱发因素已经去除或控制，并有明显纤溶亢进的临床及实验证据，继发性纤溶亢进已成为迟发性出血主要或唯一原因的患者。

对 DIC 禁忌抗纤溶治疗是因为其抑制微小血栓溶解的机体防御反应，尤其在脓毒症引起的 DIC 时，由于纤溶酶原激活物抑制剂 –1 显著增加而抑制纤溶，不适宜进行抗纤溶治疗，可导致器官功能损害和全身血栓等严重并发症。但纤溶优势型 DIC 的部分病例采用抗纤溶治疗对出血症状有显著效果，治疗原则是抗凝加抗纤溶治疗。

（3）纤溶治疗（组织型纤溶酶原激活物、尿激酶型）　血小板计数和纤维蛋白原降低等消耗性凝血障碍是进行性 DIC 的主要特点，纤溶治疗有诱发出血的危险，一般临床上不采用。

（4）糖皮质激素治疗　不作常规应用，但下列情况可予以考虑：基础疾病需糖皮质激素治疗者；感染性休克合并 DIC 已有效抗感染治疗者；并发肾上腺皮质功能不全者。

（二）中医治疗

本病重在辨证求因，初期多为正虚邪甚，宜祛邪扶正，后期脏腑衰败，甚则阴阳两虚，急予救阴固阳。

1. 热毒血瘀证

临床症状：高热，烦渴，甚则神昏谵语，皮肤瘀斑瘀点，或出现吐血、咯血等出血，大便干结，小便黄赤，舌红，苔黄，脉弦数，指纹紫滞。

治法：清热凉血，活血化瘀。

方药：清瘟败毒饮合桃红四物汤加减。

常用药物：桃仁、红花、生地黄、当归、赤芍、川芎、石膏、知母、黄芩、黄连、黄柏、栀子、忍冬藤、连翘、半边莲、虎杖等。

2. 气虚血瘀证

临床症状：神疲乏力，气短懒言，食少，面色萎黄，甚或神昏，皮肤瘀斑瘀点，或便血、呕血等出血，尿少或尿闭，舌淡暗，苔薄，脉沉细无力，指纹淡。

治法：补气养血，化瘀止血。

方药：归脾汤合十灰散加减。

常用药物：生晒参、黄芪、血余炭、大蓟、小蓟、白茅根、茜草根、地榆炭、牡丹皮炭、赤芍、苎麻根、当归、白芍、艾叶炭等。

3. 气阴两伤证

临床症状：气短，汗多，肢凉，五心烦热，夜寐不安，烦躁甚或神昏，皮肤瘀斑瘀点，或出现呕血、咯血等出血，舌嫩红，苔少，脉细欲绝，指纹淡。

治法：益气养阴，活血化瘀。

方药：玉屏风散合生脉散加减。

常用药物：黄芪、防风、白术、西洋参、麦冬、五味子、玉竹、赤芍、鱼腥草、黄芩、鬼针草等。

4.阴竭阳脱证

临床症状：大汗淋漓，四肢冰冷，面色淡白，言语低微，呼吸喘促，烦躁甚或神昏，皮肤瘀斑瘀点，颜色较浅，或便血、呕血等出血，舌嫩红苔少，脉细欲绝。

治法：回阳救逆，益气固脱。

方药：四逆汤加减。

常用药物：制附子、干姜、甘草、生晒参、三七粉、山茱萸、龙骨等。

第十二节　多器官功能障碍综合征

多器官功能障碍综合征（multiple organ dysfunction syndrome，MODS）是指机体受到各种严重感染、全身炎症反应、创伤、休克、中毒及大手术等急性损伤24小时后，同时或序贯发生2个或2个以上器官或系统功能障碍或衰竭，不能维持内环境稳定的临床综合征。1975年Baue提出了多器官衰竭（multiple organ failure，MOF）的概念，之后的研究认识到从感染和非感染因素致病到发生MOF是个渐进的过程，MOF只是这个过程的终末阶段。1991年美国胸科医师学会和危重病医学会联合会议提议改用MODS取代MOF。MOF是MODS持续发展的严重结果，MODS的分级评分系统对器官功能进行量化评价。

依据已发表的文献，儿科重症监护病房内MODS的发生率在6%～57%，MODS发生率的显著变化归因于MODS定义的变化、研究人群及对MODS评估时间的不同。脓毒症是小儿MODS的主要原因，其中17%～73%的脓毒症儿童并发MODS。MODS一旦发生，其死亡率可高达50%。尽管数据表明每增加一个器官功能障碍，死亡概率（odds of death）增加2.25倍，但Leclerc等的研究表明这种关系是非线性的，在脓毒性休克合并多器官功能障碍时，死亡的危险比增加50倍以上。

中医文献中无多器官功能障碍综合征病名的记载，从其临床表现分析，属中医学"肺闭""急黄""心悸""怔忡""喘证""痰饮""水肿""虚劳""瘀血""脱证""癃闭""关格""肾风"等范畴。当此危候发生时，两个或两个以上的脏器功能衰竭，病因病机多错综复杂。

一、病因与发病机制

（一）西医病因与发病机制

1.西医病因　全身炎症反应综合征（systemic inflammatory response syndrome，SIRS）、脓毒症、脓毒症休克是MODS的最常见病因。脓毒症常常与MODS密切相关，MODS是脓毒症和脓毒性休克高致死率的主要原因，所致的死亡率可高达到80%。严重创伤、大面积烧伤、外科手术应激、快速大量输血等，均可引起MODS。

MODS 的危险因素包括严重的低氧血症、心跳呼吸骤停、休克、脓毒症、创伤、急性胰腺炎、肠道灌流不足、急性白血病、实体器官或造血干细胞移植、噬血细胞性淋巴组织细胞增生症、血栓性微血管病和动物毒液、蜇伤等。值得注意的是年龄也是危险因素，与年龄较大的儿童相比，新生儿和婴儿更易患 MODS。

2. 发病机制 MODS 发病是多个环节紊乱所致，炎症反应可能是主要机制。MODS 的发病机制非常复杂，其确切机制尚未完全阐明，已知 MODS 的发生涉及循环、体液、代谢、神经、免疫等多个方面。目前存在多种假说，炎症反应失控学说、缺血再灌注损伤学说和肠道菌群、毒素移位学说等得到了较多的公认，其中炎症反应失控可能是 MODS 发生的基础，MODS 的发生主要与下列病理生理改变有关。

（1）促炎 - 抗炎介质平衡紊乱 感染、创伤、缺血缺氧等因素刺激机体后，炎症细胞激活和释放大量炎症介质，导致持续失控的炎症反应而引起脏器损伤。为了抑制过度的炎症反应，机体产生复杂的抗炎机制。若体内促炎症反应占优势，易发生器官功能衰竭；若抗炎反应占优势，易产生免疫抑制而增加感染；两者并存且相互加强，形成恶性循环导致炎症反应和免疫功能严重紊乱。

（2）缺血和再灌注 再灌注损伤在 MODS 的发生发展中也起着重要作用，MODS 发生时，机体的组织器官发生微循环障碍、血流灌注明显减少发生缺血损伤，但因此引发的再灌注损伤对组织细胞的损害程度远大于缺血本身。缺血再灌注损伤的发生过程中会产生大量的氧自由基、白三烯、一氧化氮、血小板活化因子、肿瘤坏死因子及缺血时磷脂酶 A2 被激活产生的花生四烯酸代谢产物血栓素 A2 等，可参与、加重微循环障碍，促进 MODS 的发生发展，可使中性粒细胞趋化至缺血部位，进一步损伤血管内皮细胞引起出血、水肿和微血栓形成，同时两者之间的相互作用，又可逐级放大，发生级联反应，最终导致炎症反应激活，引起组织器官受损，某一器官的缺血再灌注损伤可引起炎症介质进入循环，激活中性粒细胞单核 / 巨噬细胞后进一步损伤远隔器官。

（3）肠道细菌、毒素移位 在创伤、感染、缺氧、休克等应激发生时，肠黏膜上皮受损，通透性增加，肠道屏障功能被破坏，大量细菌和内毒素可经门静脉和肠系膜淋巴系统进入人体循环，导致肠源性内毒素血症和细菌移位。并在一定条件下激发细胞因子和其他炎症介质的级联反应，最终导致全身各器官受损。

（4）细胞凋亡 MODS 的发生发展过程中，多种因素均可启动细胞凋亡，这些因素可刺激细胞膜受体产生第二信使，再通过一系列的级联反应实现凋亡。细胞因子在创伤和感染等所引起的细胞凋亡中发挥着重要作用。如果细胞凋亡程序被过度激活，凋亡细胞过多或清除功能障碍，可导致凋亡细胞发生继发性坏死，从而导致各种炎症。

（5）二次打击学说 如直接损伤局部器官、组织、细胞结构的功能，即机体遭受到第一次打击。部分患儿可表现为一次打击性极严重的损伤引起 SIRS 失控后，迅速发展为 MODS，另外一部分患儿可能在首次打击后，SIRS 被激活启动代偿性抗炎症反应综合征（compensatory antiinflammatory response syndrome，CARS）提高了组织和细胞对损伤因素的敏感性。危重症患儿可能遭受二次或更多次打击，使得炎症反应放大失控，很快进入 MODS。以上各个学说之间相互关联，相互重叠，最终共同造成 MODS，但最终都会集中到炎症反应上，是炎症反应激活了各种细胞因子、炎性介质等参与到 MODS 的发生发展过程中。

（二）中医病因病机

中医把多器官功能障碍综合征的病因分为内因和外因。内因责之于小儿稚阴稚阳之体，正气不足，感邪后传变迅速或由于脏腑内伤；外因可由外感六淫、湿热疫毒、阴阳失调、久病失治，以及跌仆、烧烫伤、药物中毒、电击、溺水等引起。

在内外因等多种因素的作用下，毒邪内蕴，耗伤正气，气机逆乱，血行涩滞，百脉皆瘀，痰饮阻遏，热、毒、湿、痰、瘀、虚互为影响，导致心、肝、肺、肾等多脏腑虚损，甚至阴竭阳脱，预后不良。病性为本虚标实。

二、临床诊断

（一）诊断

1. 临床表现　MODS 序贯性损伤中，肺常是最早受累的脏器，最初表现为轻度肺功能异常，随病情进展可发展为急性呼吸窘迫综合征（acute respiratory distress syndrome，ARDS）；其次为脑、心、胃肠、肝脏等，受累器官越多，病死率越高。儿童较成人更易发生 MODS，年龄越小，MODS 发生率越高，病情发展越快。MODS 患儿还可因升糖激素增多、肝糖原产生增加和外周胰岛素抵抗，出现血糖升高；因肾上腺素分泌，及细胞因子增多等因素可使机体乳酸产生增加；因凝血改变、免疫失调、血栓性微血管病、巨噬细胞活化等而出现血小板减少；也可发生正细胞正色素性贫血。

MODS 临床上主要有两种表现形式。

（1）单相速发型（原发型）　由损伤因子直接引起，临床上多见于严重创伤、失血、休克后迅速发生，或休克复苏后短时间内发生的 MODS。婴儿以原发性 MODS 多见，常见诱因为呼吸系统感染、误吸等导致急性呼吸衰竭，并迅速引起其他器官系统衰竭。救治重点在于积极治疗原发病。

（2）双相迟发型（继发型）　原发损伤引起的轻度器官功能障碍经治疗后 1～2 天内缓解，或休克复苏后经历相对稳定的缓解期，3～5 天后继发感染，迅速出现脓毒症，导致机体二次打击，病情急剧加重，死亡危险增高。年长儿以继发型 MODS 多见，诱因以重症感染、创伤、中毒等为主。救治重点在于阻断或抑制炎症反应瀑布效应，调控异常的免疫反应。

2. 诊断标准及评分

（1）诊断标准

1）前驱诱因　脓毒症、严重创伤、严重缺氧、休克、中毒等诱因。

2）器官功能障碍　急性损害起病 24 小时后同时或序贯出现 2 个或 2 个以上器官功能障碍。

3）受累器官　肺、心血管、中枢神经、肝脏、胃肠道、肾脏及血液系统等。

4）诊断　2005 年国际儿科脓毒症定义大会发表了儿童 SIRS 和 MODS 的诊断标准。我国制定的儿童 MODS 诊断标准见表 3-9。MODS 诊断包括诱发因素 + 机体炎症反应失常 + 多器官功能障碍。

表 3-9　婴儿（＜ 12 个月）及儿童（＞ 12 个月）系统脏器功能衰竭诊断标准

系统	体征及实验室检查
1. 心血管系统	（1）血压（收缩压） 婴儿：＜ 40mmHg；儿童：＜ 50mmHg，或需要持续静脉输注血管活性药物，才能维持血压在上述标准之上 （2）心率：体温正常、安静状态、连续测定 1 分钟 婴儿：＜ 60 次 / 分或＞ 200 次 / 分 儿童：＜ 50 次 / 分或＞ 180 次 / 分 （3）心搏骤停 （4）血清 pH ＜ 7.2（$PaCO_2$ 不高于正常值）
2. 呼吸系统	（1）呼吸频率：体温正常、安静状态、连续测定 1 分钟 婴儿：＜ 15 次 / 分或＞ 90 次 / 分 儿童：＜ 10 次 / 分或＞ 70 次 / 分 （2）$PaCO_2$ ＞ 65mmHg （3）PaO_2 ＜ 40mmHg（不吸氧，除外青紫型心脏病） （4）需机械通气（不包括手术后 24 小时内患儿） （5）PaO_2/FiO_2 ＜ 200（除外青紫型心脏病）
3. 神经系统	（1）Glasgow 昏迷评分：≤ 7 分 （2）瞳孔固定散大（除外药物影响）
4. 血液系统	（1）急性贫血危象：血红蛋白＜ 50g/L （2）白细胞计数：≤ $2×10^9$/L （3）血小板计数：≤ $20×10^9$/L
5. 肾脏系统	（1）血清肌酐：≥ 176.8μmol/L（既往无肾脏疾病） （2）血清尿素氮：≥ 35.7μmol/L （3）因肾功能不全需透析者
6. 胃肠系统	（1）应激性溃疡出血需输血者 （2）中毒性肠麻痹、高度腹胀、肠坏死、肠穿孔
7. 肝脏系统	总胆红素＞ 85.5μmol/L，谷草转氨酶或乳酸脱氢酶高于正常值 2 倍以上，肝性脑病＞ Ⅱ 级以上

（2）儿童 MODS 的评分系统　儿童 MODS 的评分主要用于描述疾病的严重程度和预测预后。儿童死亡风险评分（PRISM）、儿童死亡指数的主要目标最大化预测死亡风险；儿童逻辑回归器官功能障碍评分（PELOD）-2，每日儿童逻辑回归器官功能障碍评分（dPELOD）-2，无器官衰竭天数等描述 MODS 的严重性并监测其进展。目前 MODS 的诊断标准和评分系统有其实用性，可以通过临床流行病学研究进行相应更新，提高诊断和预测价值。

（二）鉴别诊断

MODS 应与以下情况相区别：①发病 24 小时内死亡的病例，即由于复苏失败导致的死亡，死亡前多个器官功能的衰竭，不属于 MOF；②直接损伤导致的多脏器的复合伤；③原有某器官衰竭的慢性患儿，继发引起另一器官衰竭，如心脑综合征、肝肾综合征等累及多个脏器衰竭的诊断也不包括在内。

三、治疗

（一）西医治疗

1. MODS 的监护　儿童 MODS 缺乏特异性临床表现，进展快，需连续监测生命体征及评估各脏器功能，以便早期识别、干预，提高生存率。

（1）血流动力学　观察精神状态、皮肤颜色和 CRT、尿量；检测心功能、血压、氧代谢指标。

（2）呼吸功能　观察呼吸状态和肺部体征、检查肺部影像学、监测血气、V/Q 比值等。

（3）中枢神经系统　Glasgow 昏迷评分和瞳孔对光反射、监测脑电图、脑组织氧合、经颅多普勒超声。

（4）消化功能　观察消化道出血情况、腹部体征、腹压监测。

（5）肝功能　监测谷丙转氨酶 / 谷草转氨酶、凝血因子、胆红素、血氨、白蛋白。

（6）肾功能　观察尿量、监测血清肌酐、尿素氮。

（7）血液系统　观察瘀点瘀斑和各脏器出血情况、监测血常规、凝血功能、D- 二聚体、血栓弹力图。

（8）内环境　血糖、电解质、血气分析。

（9）免疫功能　免疫球蛋白、CD 系列、中性粒细胞功能、炎症因子 IL-6 等。

2. MODS 治疗

（1）治疗原则

1）治疗原发病，去除病因　积极清除损伤和坏死组织、引流感染灶；积极清除感染，及时抗感染；积极纠正休克；处理腹胀，恢复肠道屏障。

2）改善氧代谢，纠正组织缺氧　维持患者血流动力学稳定，增加机体输送、降低需氧量及改善组织细胞氧利用。

3）积极脏器支持，维护脏器功能　采取有效的措施救治已有功能障碍的脏器，严密监测其他功能尚好的脏器，防治病情继续恶化。

4）治疗过程中需对各脏器功能权衡利弊　治疗过程中维护某一脏器功能而给予治疗时，应兼顾其他脏器，不可对其他脏器产生不良影响。

5）调整免疫平衡，减轻炎症反应　炎症反应在 MODS 发病机制起到重要作用，所有治疗的目的均为减轻机体炎症反应。免疫状态对炎症反应和抗炎反应均有影响。因此，调节机体免疫平衡对治疗很重要。

（2）MODS 防治方法

1）一般防治方法　尽量减少侵入性操作，加强院感管理，改善免疫功能，维持内环境稳定。

2）合理使用抗菌药物　感染是 MODS 发生的主要原因之一，积极控制感染减轻或遏制 MODS 进展。治疗中应把握抗菌药使用的时机，依据临床特点和致病菌特点选用抗菌药，积极进行病原学监测。

3）防治缺血再灌注损伤　尽可能早期控制休克，维持器官灌注，改善氧代谢；可使用维生素 C 和维生素 E 等抗氧自由基药物，清除体内氧自由基，减轻脏器进一步损伤。

4）营养支持　由于儿童危重病中热量过多和摄入不足均与器官功能恶化有关，因此满足但不超过需求的能量供给可能预防或改善 MODS。MODS 时能量需求与原发病的性质及严重程度有关。简化测量能量需求的技术可以促进精确而个性化的能量处方。有条件时推荐间接测热法（indirect calorimetry，IC）测定静息能量消耗（resting energy expenditure，REE）；如选公式法，建议 Schofield 公式。注意营养成分的比例，兼顾循环系统、肝肾功能等对营养补充的耐受情况。选择营养支持途径时，原则上应由少至多，逐渐调整比例，减轻器官负荷；监测并控制血糖，补充营养要素；尽量经胃肠喂养。当胃肠营养支持不能满足需要时，经肠外及时补充营养可以改善患者的营养状态和能量负平衡。在《2020 拯救脓毒症运动国际指南：儿童脓毒性休克和脓毒症相关器官功能障碍管理》中提出无肠内营养禁忌证的脓毒性休克或脓毒症相关器官功能障碍患儿，临床实践中倾向于入院后 48 小时内接受早期肠内营养支持治疗，逐步增加至营养目标。应用血管活性 - 正性肌力药物时不需要暂停肠内喂养，血流动力学充分复苏后，如不再需要增加血管活性药物剂量或开始减量的脓毒性休克患儿，不是肠内喂养的禁忌证；肠内营养应作为首选的喂养方法，入住 PICU 的前 7 天可不给予肠外营养。通常建议在肠外营养液中所含氨基酸的氮量（g）与非蛋白热量（kcal）之比最好为 1 ∶ 100 ～ 200，建议蛋白 1.5g/（kg·d）可作为最低摄入参考值。2020 指南中提出血糖上限 180 mg/dL（10mmol/L），不支持采用强化胰岛素使血糖低于 140mg/dL（7.8mmol/L）。液体超负荷，即当体重增加超过基线水平 10% 时可增加 MODS 患者病死率，因此，保持血流动力学稳定情况下，应避免输注过多液体。

5）早期器官功能支持　①呼吸系统：MODS 患儿最常受累及的是呼吸系统，主要表现为呼吸衰竭和 ARDS。对此应尽早进行通气支持，改善通气和换气功能，保证充分氧合，轻度 ARDS 血氧饱和度维持在 92% ～ 97%，中重度 ARDS 维持在 88% ～ 92%。ARDS 在 MODS 中发生率最高，症状出现最早，因此，应严密动态监测呼吸频率、氧合指数，及时随访肺部影像学检查。一旦发生积极给予机械通气，应采取肺保护策略包括小潮气量策略、最佳 PEEP、允许性高碳酸血症、调整吸呼比等。也可给予肺复张、俯卧位通气、高频通气、肺泡表面活性物质及一氧化氮吸入。②循环系统：保证充分的血容量，维持血流动力学稳定，维持器官灌注对于 MODS 患儿至关重要。休克和心功能不全是循环系统受累的主要表现，应结合病因，评估容量状态后积极给予液体复苏和血管活性药物，维持有效循环血容量，改善心功能。常用的血管活性药物包括去甲肾上腺素、肾上腺素、多巴酚丁胺、米力农、洋地黄类等。③中枢神经系统：减轻脑水肿，降低颅内压。常用的治疗措施包括去除病因如清除颅内血肿；甘露醇、甘油果糖、白蛋白、利尿剂及高张盐（3% 氯化钠最常用）；也可采用适当过度通气（$PaCO_2$ 维持在 30 ～ 35mmHg）；镇静止惊、亚低温降低脑代谢。病程中应注意库欣三联征，即呼吸心率减慢、血压升高、昏迷加重，警惕脑疝形成。注意维持平均动脉压不低于 50mmHg，以保证足够的脑灌注压，并注意避免血压波动过大。④肾脏：补充血容量充足，维持动脉血压，积极进行抗休克和弥散性血管内凝血治疗可改善肾灌注；低分子右旋糖酐、利尿剂应用可增加肾滤过。急性肾损伤少尿期应严格控制液体输注，简易公式为：尿量 + 异常损失量 +（10 ～ 15mL）/kg；防治高血钾和酸中毒，有条件时适时血液净化；避免应用肾毒性较大的药物以保护肾功能。多尿期注意电解质平衡、营养支持等。⑤肝脏：维持有效血容量，足够热量供给，纠正低蛋白血症；积极保肝治疗，如复方甘草酸苷、还原型谷胱甘肽、门冬氨酸鸟氨酸等；口服乳果糖、大黄等减少肠肝循环；补充凝血因子、维生素 K_1、支链氨基酸；避免使用肝毒性药物，对于急性肝功能衰竭患者，可应用人工肝治疗。⑥胃肠道：MODS 胃肠道损伤主要表现为应激性溃疡和严重腹胀或腹腔间隔室综合征。维持血压正常，改善微循环，促进胃肠灌注。应激性溃疡可用 H_1 受体阻滞剂西咪替丁、雷尼替丁等、质子泵抑制剂奥美拉唑和生长抑素等，上消化道出血也可选用内镜下局部止血，大出血不止者外科干预。严重腹胀导致腹腔间隔室综合征应及早给予外科减压。病程中应注重肠内营养，以减轻胃肠功能不全，促进胃肠上皮细胞修复，降低细菌和毒素移位。⑦血液系统：DIC 发生常常比较隐匿，应动态监测血小板计数、凝血功能、D- 二聚体。治疗时应首先纠正休克，适当给予低分子右旋糖酐疏通循环、降低血黏度。早期给予小剂量肝素（5 ~ 30U/kg）应用，并依据血常规、凝血功能补充凝血因子、血小板。

6）MODS 表型特异性疗法　糖皮质激素用于脓毒症合并肾上腺皮质功能不全的患儿；粒 - 巨噬细胞集落刺激因子、干扰素 -1、胸腺肽等免疫调节用于免疫麻痹；血浆置换和或依库丽单抗用于血栓性微血管病相关的 MOF；静脉用丙种球蛋白（intravenous immunoglobulin，IVIG）和 / 或利妥昔单抗用于淋巴组织增生性疾病导致的 MOF；IVIG、甲基泼尼松龙和 / 或抗炎生物制剂用于巨噬细胞活化综合征。

7）MODS 的体外支持治疗（multiple organ support system，MOST）　连续性肾脏替代疗法（continuous renal replacement therapies，CRRT）用于脓毒症相关的急性肾损伤（AKI）和体液超负荷的管理；CRRT / 血浆置换促进促炎 / 抗炎介质途径的免疫稳态；血浆置换改善凝血反应，减少器官微血栓形成；体外膜肺氧合（extracorporeal membrane oxygenation，ECMO）部分或全部替代患儿的心肺功能，维持机体组织灌注和氧合，使心肺功能衰竭患儿的心肺充分休息而度过疾病急性期，从而获得抢救成功机会。

（二）中医治疗

多器官功能障碍综合征（MODS）发生时，以下各个证型中的两种或两种以上可同时或先后发生，可视具体情况辨证施治。

1. 肺闭证（呼衰）脾肾阳虚、痰瘀阻肺。

临床症状：喘促日久，气促，动辄尤甚，张口抬肩，咳嗽痰多，不易咳吐，四肢欠温，或兼见浮肿，小便不利，面色晦暗，舌暗滞，苔薄白，脉沉细或结代，指纹淡。

治法：健脾温肾，化痰祛瘀。

方药：千金苇茎汤合真武汤加减。

常用药物：苇茎、冬瓜仁、薏苡仁、丹参、桃仁、赤芍、制附子、白术、桂枝、川芎、葶苈子等。

2. 急黄证（肝衰）热毒壅盛、血热妄行。

临床症状：迅速恶化的黄疸，伴有高热，烦躁，口渴，胸腹胀满，大便秘结，小便黄赤，神昏谵语，抽搐，衄血，便血、溺血，皮肤斑疹，舌质红绛，苔黄腻干燥，脉弦数，指纹紫滞。

治法：清热解毒，凉血滋阴。

方药：犀角地黄汤合黄连解毒汤、清营汤、茵陈蒿汤加减。神昏谵语者配安宫牛黄丸、至宝丹，开窍化浊。紫雪丹解毒镇痉作用较强，亦可依据辨证选用。

肝性脑病：在前驱期或昏迷前期，尽早选用神犀丹、紫雪丹、安宫牛黄丸等。

脑水肿：清瘟败毒饮加减（生石膏、水牛角、生地黄、黄连、栀子、黄芩、桔梗、知母、赤芍、玄参、连翘、甘草、牡丹皮、鲜竹叶）煎服，其中水牛角磨汁服或粉剂冲服。

出血：五倍子加诃子煎水后加少量玄明粉频服，对消化道出血有较好疗效。热入营血，迫血妄行者，宜用清营汤合犀角地黄汤加减。

3. 脱证（心衰）

（1）气阴两虚、心气不敛证

临床症状：心悸不宁，动则气促，咳嗽少痰，阵发胸闷，神疲乏力，自汗盗汗，头昏颧红，烦热口渴，夜寐不安，舌质红，苔少，脉细数，指纹淡紫。

治法：益气养阴，收敛心气。

方药：生脉散合天王补心丹加减。

常用药物：人参、麦冬、五味子、生地黄、丹参、玄参、茯苓、远志、桔梗、当归、天冬、麦冬、柏子仁、酸枣仁等。

（2）肾阳虚衰、心阳气脱证

临床症状：心悸怔忡，气短不续，呼吸喘促，张口抬肩，气息衰微，烦躁不安，大汗淋漓，全身浮肿，面色苍白或口唇发绀，四肢厥冷，指趾甲青紫，舌质淡或晦暗，苔薄白，脉微细欲绝，指纹淡隐。

治法：益气固脱，回阳救逆。

方药：参附汤合四逆汤加减。

常用药物：人参、制附子、干姜、甘草等。

4. 关格证（肾衰）

（1）水毒内闭证

临床症状：颜面及全身肿甚，尿少、尿闭、恶心呕吐，头晕、头痛甚或昏迷，舌苔腻，脉弦，指纹滞。

治法：辛开苦降，辟秽解毒。

方药：温胆汤合附子泻心汤加减。

常用药物：陈皮、半夏、茯苓、枳实、竹茹、大枣、大黄、黄连、黄芩、制附子、干姜、甘草等。

（2）湿热内蕴证

临床症状：浮肿、尿少黄赤或尿闭、脘腹胀满、口臭、恶心欲呕或大便不通，舌质红、苔黄腻、脉滑数，指纹紫滞。

治法：清热利湿，行气逐水。

方药：五味消毒饮合五皮饮加减。

常用药物：金银花、野菊花、蒲公英、紫花地丁、紫背天葵、生姜皮、桑白皮、陈皮、大腹皮、茯苓皮等。

第十三节　严重过敏反应

严重过敏反应是指机体在接触过敏原后突发的、严重的、可危及生命的全身性过敏反应，其主要临床特征为快速出现的、可威胁生命的呼吸系统或 / 和循环系统问题，大部分情况下会出现皮肤黏膜改变。严重过敏反应通常在患儿接触过敏原后数分钟至数小时内发作，部分患儿（0.4% ～ 23.3%）会发生双相反应，即患儿初次发作症状缓解后，在未接触过敏原的情况下严重过敏反应的症状再次发作，双相反应的发作间隔时间范围为数分钟至数天。还有小部分患儿会发生迟发性严重过敏反应，即在接触过敏原后数小时至数天内发作。

各国之间严重过敏反应的发生率、诱发因素和治疗之间也存在不同。严重过敏反应的终身患病率为 1.6% ~ 5.1%。美国的严重过敏反应每年发病率为 49.8/10 万，英国的一项调查显示为 75.5/10 万。

严重过敏反应在中医典籍中无明确对应概念，相关论述散见于"瘾疹""恶虫叮咬""哮病""厥脱""腹痛""胸痹"等疾病。

一、病因与发病机制

（一）西医病因与发病机制

1.西医病因

（1）食物 任何食物均会引起过敏，但常见引起过敏的食物有牛奶、蛋清、花生、坚果等。

（2）疫苗 如麻疹、腮腺炎、黄热病和流行性感冒疫苗。

（3）膜翅目昆虫 如蜂类。

（4）药物 以青霉素类或头孢类较常见。

（5）皮肤实验 如皮内实验、点刺实验和斑贴实验。

（6）其他 如运动、寒冷、天然橡胶等。

（7）原发性复发性过敏症 亦可见于相关疾病中。

在全身性过敏反应患儿中，共存疾病和合并用药可能会影响症状和体征的严重程度及治疗的效果，如哮喘、心血管疾病、年龄及药物等，都是全身性过敏反应结局不良的重要危险因素。此外，体质因素、急性感染（如上呼吸道感染）、发热、情绪应激、月经前、运动、日常生活改变及非甾体抗炎药和饮酒也有可能增加严重过敏反应的风险。

2.发病机制 严重过敏反应是一种可能致死的急性多系统综合征，由肥大细胞和嗜碱性粒细胞来源的介质突然释放进入循环引起。最常见的原因是对食物、药物或昆虫叮咬的免疫反应，但所有能使肥大细胞或嗜碱性粒细胞突发全身性脱颗粒的物质或因素，也可通过非免疫机制诱发全身性过敏反应。大多数人类全身性过敏反应的机制涉及 IgE，其他可能的机制仍未完全清楚。环境暴露和复杂的遗传因素也可能发挥重要作用。目前发病机制可能和以下反应有关。

（1）IgE 介导的反应 变应原特异性 IgE 与肥大细胞、嗜碱性粒细胞上高亲和的 IgE 受体结合诱发免疫反应是严重过敏反应的主要发病机制。

（2）IgG 介导的反应 研究者在小鼠模型中发现，变应原与结合至巨噬细胞和嗜碱性粒细胞上 Fcγ R Ⅲ 的变应原特异性 IgG 相互作用，并且巨噬细胞活化主要导致血小板活化因子（platelet activating factor，PAF）释放，而非组胺释放。PAF 会导致血小板聚集、强效血管收缩物质（血栓素 A2 和 5- 羟色胺）释放，并可直接作用于血管内皮细胞而增加血管通透性。

（3）免疫复合物 / 补体介导的反应 例如部分药物可导致危及生命的速发反应，临床上类似于全身性过敏反应，但识别不到药物特异性 IgE。其致病机制是由免疫复合物激活补体所致。

（4）非免疫性全身性过敏反应 各种药物导致的全身性过敏反应揭示了一些其他可能的机制，这些机制中肥大细胞和嗜碱性粒细胞的活化不涉及 IgE、其他抗体或免疫复合物。

（二）中医病因病机

依据严重过敏反应的临床表现及起病方式，中医可将严重过敏反应的病因分为内因和外因。内因责之于小儿稚阴稚阳之体，正气不足，感邪后传变迅速或由于脏腑内伤；外因可由外感邪气、药物、食物等引起，外感邪气中尤以风、寒、毒、热、湿为主。在内外因等多种因素的作用下，邪气内蕴，伤及正气，气机逆乱，风、寒、热、毒、湿、瘀等互为影响，变生各种表现。病性为本虚标实。

二、临床诊断

（一）诊断

满足以下三个标准中任何一项时应高度考虑严重过敏反应。

1.**急性起病**　（数分钟至数小时）有皮肤、黏膜或者两者受累（如全身风团、瘙痒或潮红、唇－舌－外阴的肿胀）并且有以下至少一个表现：①呼吸系统受累 （如呼吸困难、喘息、气道痉挛、喘鸣、峰流速下降、低氧血症）；②血压降低或末梢器官功能障碍（如肌张力下降、晕厥、失禁）。

2.**临床表现**　暴露于可疑过敏原后迅速出现以下 2 个或更多表现：①皮肤黏膜受累症状（如全身风团、瘙痒、潮红、血管神经性水肿）等，常为严重过敏反应最早征兆；②呼吸系统受累症状（如呼吸困难、支气管痉挛、哮鸣、低氧血症）；③心血管系统受累症状（心悸、出汗、面色苍白、低血压、休克、心搏骤停等）；④持续的胃肠道症状（如腹部绞痛、呕吐、恶心、大便失禁）；神经系统受累：烦躁、头晕，因缺氧缺血和脑水肿出现意识下降、抽搐、昏迷等。

3.**低血压**　暴露于已知的过敏原后数分钟至数小时出现低血压，儿童低血压定义：1 个月～ 1 岁儿童，收缩压＜ 70mmHg；1 ～ 10 岁，收缩压＜（70mmHg+2× 年龄），11 ～ 17 岁，收缩压＜ 90mmHg，或收缩压下降＞ 30%。

依据患儿表现，对过敏反应的严重性进行分级，以患者出现的最严重的症状为主，不同级别处理也不同（图 3-10）。

表 3-10　严重过敏反应的不同分级

分级	临床表现
Ⅰ级	只有皮肤黏膜系统症状和胃肠道系统症状，血流动力学稳定，呼吸系统功能稳定 皮肤黏膜系统症状：皮疹，瘙痒或潮红，唇舌红肿和／或麻木等 胃肠道系统症状：腹痛，恶心，呕吐等
Ⅱ级	出现明显呼吸系统症状或血压下降 呼吸系统症状：胸闷、气短、呼吸困难、喘鸣、支气管痉挛、发绀、呼气流量峰值下降、血氧不足等 血压下降：婴儿与儿童：＜ 1 岁，收缩压＜ 70mmHg；1 ～ 10 岁：收缩压＜（70mmHg+2× 年龄）；11 ～ 17 岁：收缩压＜ 90mmHg 或比基础值下降 30% ～ 40%
Ⅲ级	出现以下任一症状：神志不清、嗜睡、意识丧失、严重的支气管痉挛和／或喉头水肿、发绀、重度血压下降（收缩压＜ 80mmHg 或比基础值下降＞ 40%）、大小便失禁等
Ⅳ级	发生心跳和／或呼吸骤停

（二）鉴别诊断

1.**哮喘发作**　严重过敏反应期间患儿可突然发生哮鸣、咳嗽及呼吸急促，哮喘急性发作期间也可能发生这些症状。急性哮喘常在夜间及凌晨发作，常由运动后、感染、接触过敏原等诱发，给予平喘治疗后能够缓解症状。对于除喉鸣、咳嗽或呼吸急促外，还伴有瘙痒、潮红、荨麻疹、血管性水肿、声音嘶哑、喉头发紧、腹痛、呕吐、腹泻、头晕、虚脱或低血压等症状的患儿，都应考虑严重过敏反应可能。

2. 血管迷走性晕厥　血管迷走性晕厥（昏倒）可能是全身性过敏反应的症状，但也可能是单独的情况。血管迷走性晕厥常伴有皮肤苍白、出汗、虚弱、恶心、呕吐、心动过缓等，严重者还会出现意识丧失，卧位可缓解。而在严重过敏反应中，心动过速比心动过缓更常见。

3. 急性全身性荨麻疹和 / 或血管性水肿　突然发作的全身性荨麻疹和血管性水肿可能是严重过敏反应的症状。严重过敏反应的特征通常除皮肤受累外，还存在其他系统受累。对于遗传性血管性水肿，急性发作期间补体（C4 和 C2）水平会下降，C4 水平持续偏低。大多数此类患者的 C1 酯酶抑制因子缺乏或功能性缺失，依据这些检查可以鉴别。

4. 其他类型的休克　过敏性休克有时与心源性休克及脓毒性休克难以鉴别。心源性休克常有心脏本身病变、心脏压迫或梗阻引起。脓毒症休克伴有发热、白细胞异常、炎症指标（如超敏 C 反应蛋白、降钙素原、细胞因子）的变化，常合并多脏器功能不全，依据血流动力学分为暖休克和冷休克，除了扩容还需要积极使用抗生素。

三、治疗

目前对严重过敏反应除应避免接触可疑过敏原外，尚无有效的预防手段，及时、合理地采用救治措施为保障患儿安全的重要手段。

（一）西医治疗

目前对严重过敏反应除避免接触可疑过敏原外，尚无有效的预防手段，及时、合理地采用救治措施是保障患者安全的重要手段。严重过敏反应救治过程中，应对心脏、血压、呼吸、血氧饱和度实施密切监护。当发生气道水肿或支气管痉挛而导致严重呼吸困难时，应考虑气管插管或气管切开，紧急情况下对患儿也可行环甲膜穿刺。

1. 一般治疗

（1）移除过敏原　尽可能去除可能的过敏因素，但如果去除过敏因素不可行，不可因此而拖延治疗。

（2）患儿体位　尽量避免患儿坐起或站立，应包括患儿平躺，抬高下肢，以保证循环血量，特别是对心血管受累的患儿，突然的体位改变可能会造成心搏骤停；部分呼吸困难或呕吐的患儿可能不耐受平躺，取患儿舒适体位，保持下肢抬高；有自主呼吸但昏迷的患者应侧卧位，防治误吸。

（3）快速建立静脉通路　血压低的患儿，应给予液体复苏。如果静脉通路不易建立，应建立骨髓通路。

（4）辅助吸氧　有呼吸系统症状或低血压的严重过敏反应患儿都应该进行氧疗。氧疗的关键是高流量吸氧，最好用储氧面罩。

（5）快速评估患儿气道　如果有明显的喘鸣或呼吸骤停，应立即进行气管插管；如果有气道受累或舌、口咽组织（包括悬雍垂）明显水肿或声音已发生改变，尤其是在暴露后较短时间的情况下，应做好早期插管的准备。早期出现上呼吸道梗阻代表气道损害发展迅速，需要立即处理；在少数情况下，气管插管不能通过水肿的声门时，则需要行紧急环甲膜切开术或穿刺术。

（6）过敏反应后的心搏骤停　立即给予心肺复苏。

2. 液体复苏　严重过敏反应常累及心血管，导致心动过速或动脉血压降低，充分的液体支持可以改善病情。第一小时输液既要考虑液量不足，又要注意心肺功能（如肺部啰音、奔马律、肝脾大小等）。如果液量超过 40mL/kg，血压仍低或仍有明显灌注不良表现的，应考虑应用血管活性药物。

3. 药物治疗　对于Ⅱ级及以上的严重过敏反应患儿，肾上腺素是救治的首选药物。肾上腺素用法详解如下。

（1）时机　肾上腺素应在患儿被确诊为Ⅱ级及以上的严重过敏反应后尽早使用。

（2）途径　对于Ⅱ、Ⅲ级反应患儿，应首选肌内注射肾上腺素；对于胃肠系统症状难以缓解的Ⅰ级反应患儿也可考虑肌内注射肾上腺素。肌内注射肾上腺素的部位为大腿中部外侧。对于已发生或即将发生心跳和/或呼吸骤停的Ⅳ级反应患儿，应静脉注射肾上腺素；对发生Ⅲ级反应且在 ICU 内/手术期间已建立静脉通路并得到监护的患儿，可静脉注射肾上腺素。对于Ⅳ级反应患者，症状改善但未完全缓解时，可考虑静脉维持肾上腺素。

（3）肌内注射剂量和浓度　①剂量：肾上腺素按 0.01mg/kg 体重给予，14 岁及以上患儿单次最大剂量不超过 0.5mg，14 岁以下患儿单次最大剂量不超过 0.3mg；②浓度：1mg/mL（1 ∶ 1000）肾上腺素注射液。5 ～ 15 分钟后效果不理想者可重复给药。

（4）静脉注射剂量和浓度　①剂量：Ⅲ级反应：14 岁以上儿童及成人 0.05 ～ 0.1mg，≤ 14 岁儿童 2 ～ 10μg/kg，但临床中应避免对婴儿和儿童使用肾上腺素推注，因为此方法有效性和安全性数据很少，给药剂量尚未完全确定。对于初始肌内注射肾上腺素和液体复苏无效的患儿，应通过缓慢静脉输注肾上腺素进行治疗；Ⅳ级：14 岁以上儿童及成人 0.5 ～ 1mg，≤ 14 岁儿童 0.01mg/kg。②浓度：0.1mg/mL（1 ∶ 10000），即将现有 1mL ∶ 1mg 规格的肾上腺素注射液稀释 10 倍；3 ～ 5 分钟后效果不理想者可重复给药，直到患儿状况稳定。

（5）静脉维持剂量和浓度　①剂量：0.1 ～ 1μg/（kg·min）；②浓度：1mg 肾上腺素加入 1000mL 生理盐水或加入 250mL 生理盐水，制备成 1μg/mL 和 4μg/mL，为避免儿童大量输液，采用最高浓度 10μg/mL 更合适。

（6）肾上腺素使用禁忌证　在危及生命的严重过敏反应紧急救治中，肾上腺素的使用没有绝对禁忌证；但对于有心血管疾病史的患儿应权衡利弊谨慎使用。

（7）肾上腺素不良反应的应对　为防范使用肾上腺素所产生的不良反应，应尽量避免不必要的静脉给药；静脉使用肾上腺素时应注意控制浓度，并进行持续心脏、血压、呼吸、血氧饱和度的监测。发生肾上腺素局部不良反应时，可使用酚妥拉明进行局部浸润注射。

（8）其他药物　①糖皮质激素：可作为严重过敏反应救治的二线用药。口服或静脉注射糖皮质激素可能会降低发生双相反应或迟发相反应的风险；若患儿出现持续的支气管痉挛，可考虑雾化吸入或静脉给予糖皮质激素。②H_1 受体拮抗剂：可作为严重过敏反应救治的二线用药，主要用于缓解皮肤黏膜症状，不作为抢救药物使用。Ⅰ级反应患儿可予口服，Ⅱ级反应及以上患儿在给予肾上腺素抢救后可予口服或静脉滴注。③短效 β_2 受体激动剂：可作为严重过敏反应救治的二线用药，对于支气管痉挛、呼吸困难、喘鸣患儿，可吸入短效 β_2 受体激动剂。

（二）中医治疗

中医药治疗过敏性疾病历史悠久，临床常用于 I 型过敏反应，治疗呼吸道和皮肤过敏反应的应用较多，多采用祛风除湿、散寒解表、清热解毒、活血化瘀等方法。因严重过敏反通常是皮肤黏膜改变同时伴有呼吸、循环症状的重症疾病，因其发生突然且强烈，甚至危及生命，一旦出现需及时处理，紧急救治以西医为主，中医药的治疗可参考呼吸衰竭、心力衰竭、休克等相关章节的中医辨证治疗。

第十四节　糖尿病酮症酸中毒

糖尿病酮症酸中毒（diabetic ketoacidosis，DKA）是小儿糖尿病最常见、最严重的并发症，多因胰岛素绝对缺乏或胰岛素抵抗所致的以高血糖、酮症和代谢性酸中毒为主要表现的三联征。但 DKA 一般缺乏明显的症状，经常容易出现误诊、漏诊，导致病情诊治被延误，更为严重的还会导致患者死亡。糖尿病患儿中 20%～30% 的首发症状是酮症酸中毒，严重影响患儿的身心健康。新发 1 型糖尿病患儿 DKA 的发生率各国报道不一，为 15%～70%，国内尚缺乏多中心流行病学调查的结果，北京地区报道约为 20%，浙江为 43%。国外报道儿童 2 型糖尿病患者诊断时 DKA 的发生率高达 25%。

中医学认为糖尿病属"消渴"范畴，"消渴"之名首见于《素问·奇病论》。对于 DKA 未有统一的认识，古今医家以"形弊""尸夺""秽浊""毒火""神昏""糖毒秽浊""呕吐""恶心"等命名。

一、病因与发病机制

（一）西医病因与发病机制

1. 西医病因　DKA 的发生与多种因素相关，诱发 DKA 的原因主要为感染、饮食或治疗不当及各种应激因素。未经治疗、病情进展急剧的 1 型糖尿病患儿，DKA 可作为首发症就诊。儿童 1 型糖尿病（type 1 diabetes mellitus，T1DM）因延误诊断、急性感染、过量进食或中断胰岛素治疗时极易诱发 DKA。约有 40% 的 T1DM 患儿以 DKA 为首发症状，若不及时治疗，将危及患儿生命。主要有：①急性感染；②治疗不当，如中断药物（尤其是胰岛素）治疗、药量不足及抗药性产生等；③饮食失控和（或）胃肠道疾病；④儿童 1 型糖尿病延误诊断；⑤其他应激，如严重外伤、麻醉、手术等。

除此以外，还有一些危险因素会造成或加重 DKA，包括：①糖尿病控制不佳或以前反复出现 DKA 者；②围青春期女孩；③精神异常或患有进食紊乱症；④问题家庭的患儿；⑤遗漏胰岛素注射；⑥家庭存在经济问题；⑦胰岛素泵使用不当者。

2. 发病机制　DKA 的发病机制主要涉及两个方面：一是胰岛素绝对缺乏；二是拮抗胰岛素的升糖激素（如胰高血糖素、GH 和皮质醇等）分泌增多。任何诱因均可使此两种情况进一步加重。由于胰岛素的缺乏，首先是不能产生足够量的草酰乙酸将乙酰辅酶 A 带入三羧酸循环；其次是血糖不能被很好地利用，而引起脂肪分解增加以供能，结果大量脂肪分解，产生游离脂肪酸和甘油三酯，游离脂肪酸经 β－氧化后生成大量乙酰辅酶 A，这些乙酰辅酶 A 在肝脏缩合成酮体，酮量的增加超过了周围组织的氧化能力而引起高酮血症。酮体中的乙酰乙酸和 β–羟基丁酸都是较强的酸，血酮升高使血中有机酸浓度增高，引起酸血症；大量有机酸与体内碱基结合成盐从肾脏排出，造成机体碱储备大量丢失，加重酸中毒；蛋白质分解增强，生酮氨基酸增加，生糖氨基酸减少，这在酮症血症的发展中也起到重要作用，酮症进一步加强组织分解、血管扩张、灌注下降、组织氧利用受抑制，出现血 pH 下降，患者通过换气过度来减低 PCO_2，部分代偿，可出现典型的 Kussmaul 呼吸，甚至昏迷。同时，高血糖状态也必然引起渗透压增高，高渗的细胞外液引起细胞内液外移，造成细胞内液减少，细胞脱水，造成低血容量高渗性脱水。高糖状态还可引起渗透性利尿，造成体内水分和电解质丢失，引起水电解质平衡紊乱。

（二）中医病因病机

糖尿病的病因主要与禀赋不足、饮食失节、情志失调、劳逸失度有关，病机主要是阴津亏损，燥热内盛。阴虚生热，燥热伤津，久之阴损及阳，气阴两伤或阴阳俱虚，产生瘀血、痰浊，若加饮食情志、劳逸时邪或创伤等，致阴虚燥热至极，火因水竭而愈烈，水因火烈而愈干，脏腑功能严重失调，水谷精微代谢紊乱愈甚，终致糖尿病酮症酸中毒。

病初在中上二焦，阴津亏损，燥热渐盛，"三多一少"症状加重，为出现酮体及渗透压升高的早期阶段。失治或误治，由肺传胃，上焦津枯，中焦燥火，炼液成痰，肠燥腑实，浊气上逆，出现恶心呕吐，便秘口臭，大渴引饮，为高渗性脱水明显、酸中毒程度加重。控制无效，伤及下焦营血，出现烦躁不安，嗜睡甚至昏迷。病情恶化，下焦肝肾真阴耗竭，出现手足蠕动甚至抽搐等症。最后阴脱阳亡，肌肤干瘪皱褶，昏迷不醒，大汗不止，四肢厥逆，脉微欲绝。

二、临床诊断

（一）诊断

1. 病史　有感染、饮食或治疗不当及各种应激因素的病史。

2. 临床表现　DKA 可以是糖尿病的首发症状或发生于既往确诊糖尿病的患儿。患儿大多具有多尿、多饮、多食、体重下降等糖尿病的特征表现，呼气有酮味及口唇樱红等酮症酸中毒的症状，甚至出现昏迷。但急重症，特别是暴发型 1 型糖尿病患儿以上表现可不典型；以 DKA 发病的儿童，当伴有呼吸道感染、消化道症状，或表现为急腹症时，也不易首先考虑到 DKA 而容易漏诊。因此对于不明原因的酸中毒、昏迷患者应该首先了解有无糖尿病的病史，并做尿糖、血糖和电解质检查，及时确定有无 DKA。DKA 通常表现为：①脱水；②深大或叹气样呼吸（Kussmaul respiration）；③恶心、呕吐、腹痛，可类似急腹症；④进行性意识障碍或丧失；⑤白细胞增多或核左移；⑥血清淀粉酶特异性增高；⑦合并感染时可发热。

3. 体征　①脱水；②深大呼吸（Kussmaul respiration）；③进行性意识障碍或丧失；④休克。

4. 辅助检查　任意血糖＞11.1mmol/L，静脉血 pH＜7.3 和（或）血 HCO_3^-＜15mmol/L，阴离子间隙 AG=$[K^++Na^+] - [CL^-+HCO_3^-]$ 增高；血酮体和尿酮体及尿糖阳性。

5. DKA 严重程度分度　依据血气、酸中毒的程度分为轻中重度：①轻度 pH＜7.3，或 HCO_3^-＜15mmol/L；②中度 pH＜7.2，或 HCO_3^-＜10mmol/L；③重度 pH＜7.1，或 HCO_3^-＜5mmol/L。

6. 危重指征　出现下列之一者视为危重：①意识障碍；②明显脱水；③严重酸中毒；④血压明显下降。

（二）鉴别诊断

1.饥饿性酮症　因进食不足造成，患者脂肪分解，血酮体呈阳性，但尿糖阴性，血糖多不高。

2.低血糖昏迷　患者曾有进食过少的情况，起病急，呈昏睡、昏迷，但尿糖、尿酮体阴性，血糖低，多有过量注射胰岛素或过量服用降血糖药史。

3.高渗性非酮症糖尿病昏迷　此类患者亦可有脱水、休克、昏迷等表现，儿童少见，但血糖常超过 33.3mmol/L，血钠超过 155mmol/L，血浆渗透压超过 330mmol/L，血酮体为阴性或弱阳性。

4.乳酸性酸中毒　此类患者起病急，有感染、休克、缺氧史，有酸中毒、呼吸深快和脱水表现，血糖正常或升高，但其血乳酸显著升高（超过 5mmol/L），阴离子间隙超过 18mmol/L。

5.乙醇性酸中毒　有酗酒习惯，多在大量饮酒后发病，患者因剧吐致血 β–羟丁酸升高，血酮可出现阳性，但在有酸中毒和阴离子隙增加的同时，其渗透压亦升高。

6.急性胰腺炎　半数以上糖尿病酮症酸中毒患者会出现血、尿淀粉酶非特异性升高，有时其升高幅度较大。

三、治疗

（一）西医治疗

酮症酸中毒是儿童糖尿病急症死亡的主要原因。对糖尿病酮症酸中毒必须针对高血糖、脱水、酸中毒、电解质紊乱和可能并存的感染等情况制订综合治疗方案。密切观察病情变化、血气分析和血、尿液中糖和酮体的变化，随时采取相应的措施，避免医源性损害。

目标：纠正脱水酸中毒，维持血糖接近正常，避免相关的并发症，注意识别和处理突发事件。中心内容是补液和小剂量胰岛素应用等降低血糖、纠正酮症酸中毒的相关处理。

1.补液治疗　由于 DKA 时高血糖的利尿作用，除失水导致有效循环容量不足外，大量电解质也随尿排出。因此补液是抢救 DKA 的首要及关键的措施。目的是补充血容量，改善肾小球滤过率，保证肾脏对糖和酮体的清除，逆转胰岛素的抵抗，稳定血流动力学，保证尿量，同时注意尽量减少脑水肿危险。

（1）估计脱水程度　一般 DKA 时体液丢失为体重的 5%～10%。轻度脱水有不易察觉的轻微唇舌干燥，可按 50mL/kg 口服补液。中度脱水表现为比较容易识别的唇舌干燥、皮肤弹性差，眼窝凹陷，按 5%～7% 计算补液量。重度脱水常伴休克表现，血清肌酐和红细胞比容增高是提示有效循环血容量严重不足的有效指标，补液按 7%～10% 计算。

计算补液量：总量包括累积丢失量和维持量。含静脉和口服途径给予的所有液体量。

累积丢失量（mL）=估计脱水百分数（%）×体重（kg）×1000（mL）。

维持量的计算：①体重法：维持量（mL）=体重（kg）×mL/kg（<10kg，80mL/kg；10～20kg，70mL/kg；20～30kg，60mL/kg；30～50kg，50mL/kg；>50kg，35mL/kg）；②体表面积法：维持量每日 1200～1500mL/m²（年龄越小，每平方米体表面积液体量越多）。

（2）补液疗法　以下 2 种补液疗法可选择。

1）第一种补液疗法　①48 小时均衡补液法（目前国际上常采用）：每日液体总量一般不超过每日维持量的 1.5～2 倍。此种方法一般不需要额外考虑继续丢失，液体复苏所补入的液体量一般不需从总量中扣除。补液总量 = 累计丢失量 + 维持量。②快速补液：对于中、重度脱水的患儿，尤其休克者，最先给予生理盐水 10 ～ 20mL/kg，于 30 ～ 60 分钟以内快速输注扩容，据外周循环情况可重复，但第一小时一般不超过 30mL/kg。扩容首选晶体液快速输入，偶尔使用胶体液或其他扩容剂。继之以 1/2 张含钠液输入。对于输含钾液无禁忌的患儿，尽早将含钾液加入上述液体中，并逐渐减慢输液速度，进入序贯补液阶段。补液过程中监测生命体征，精确记录出入量，严重 DKA 患儿需要心电监测。对于外周循环稳定的患儿，也可以直接进行 48 小时均衡补液而不需要快速补液。须强调，纠正 DKA 脱水的速度应较其他原因所致者缓慢，因为过快地输入张力性液体可能加重脑水肿进程。③序贯补液：48 小时均衡补入累积丢失液及维持液体。补液中依据监测情况调整补充相应的离子、含糖液等。补液举例：中度脱水患儿，体重 20kg，按 5% 脱水计算：累积丢失量为 1000mL，维持量为 1400mL/d，48 小时补液总量共计 3800mL。每日补液 1900mL，24 小时均匀输入，每小时补入液体量为 80mL。第 1 小时一般输入生理盐水，其后为半张含钠液，总液体张力为 1/2 ～ 2/3 张。

2）第二种补液疗法（传统补液疗法） 按照先快后慢、先浓后淡、见尿补钾的原则进行。首先计算需要补充的 24 小时总液量。液体计算：液体需要量 = 累积丢失量 + 生理维持量。累积丢失量和生理维持量的计算同上。累积丢失液量的 1/2 于前 8 ～ 10 小时输入，余量在后余的 16 小时内补足，补液张力为 1/2 ～等张。维持液以 1/3 张含钠液 24 小时均匀输入。继续丢失液体的补充按照丢失多少补多少的原则进行，一般给予含钾 1/2 ～ 1/3 张盐水输入。患儿能耐受口服后，自由口服补充含钠、钾液体。

2. 小剂量胰岛素的应用 胰岛素一般在补液治疗开始 1 ～ 2 小时应用，特别是对有休克的患儿，只有当休克恢复、含钾盐水补液开始后，胰岛素才可应用。这样可以避免钾突然从血浆进入细胞内导致心律失常。小剂量胰岛素最初量为 0.1U/（kg·h），用 0.9%NS 稀释后输液泵输入。血糖下降速度一般为每小时 2 ～ 5mmoL/L。胰岛素输注速度一般不低于 0.05U/（kg·h）。小剂量胰岛素静脉输注应持续至酮症酸中毒纠正（连续 2 次尿酮阴性，pH > 7.3，血糖 < 12mmol/L），必要时可输入含糖的 1/3 ～ 1/2 张液体，以维持血糖水平为 8 ～ 12mmol/L。当血糖 < 17mmol/L 时，应将输入液体换成含 0.2% 氯化钠的 5% 葡萄糖液。只有当临床状况稳定后方可减少静脉输液，改为口服液体治疗，能进食后或在血糖下降至 < 11mmol/L、酮体消失时停用静脉注射胰岛素，改为胰岛素皮下注射，每次 0.25 ～ 0.5U/kg，每 4 ～ 6 小时 1 次，直至血糖稳定为止。在停止滴注胰岛素前半小时即应皮下注射短效胰岛素 0.25U/kg，以防止血糖回升。开始进餐后转为常规治疗。

3. 碱性液的使用 目前没有证据说明使用碳酸氢钠有任何明确的益处，反而有证据表明碳酸氢盐的使用可加重中枢神经系统酸中毒和组织缺氧，可加重低钾血症和改变钙离子浓度而发生危险，还可增加血浆渗透压，因此应该慎用。胰岛素治疗可以利用酮体生成碳酸氢盐逆转酸中毒；纠正低血容量可促进有机酸的排泄。只有当动脉血气 pH < 6.9，休克持续不好转，心脏收缩力下降时，可以考虑使用碳酸氢钠。通常用 5%NaHCO$_3$，1 ～ 2mL/kg 稀释后在 1h 以上时间内缓慢输入，必要时可以重复。

4. 诱因及并发症或伴随症的预防与处理

（1）脑水肿 是 DKA 常见的严重并发症，发生率为 0.5% ～ 0.9%，其死亡率可达 21% ～ 24%。脑水肿少数发生在治疗之前，常发生在开始治疗的 4 ～ 12 小时之内，治疗后

24 ～ 48 小时发生者更少见。

脑水肿潜在危险因素包括：新发糖尿病、年龄小于 5 岁、血糖浓度下降过快或低钠血症、前 4 小时补液量过大或不适当的补液、重度 DKA、过于积极的碳酸氢钠治疗、血尿素氮高及补液的第 1 个小时内即使用胰岛素。

脑水肿发生的警示信号有：头痛、血压升高和心率减慢，氧饱和度下降，以及躁动、激惹、嗜睡、大小便失禁或特异的神经征象，如颅神经麻痹和瞳孔反应异常。

（2）血糖与血钠 / 渗透压异常　在使用胰岛素后应该注意低血糖的情况，注意及时处理，防止血糖的大幅波动。当血糖下降至 12 ～ 17mmol/L 时，改换为含 2% ～ 5% 糖浓度的晶体液输注，使血糖维持在 8 ～ 12mmol/L 之间。含糖液的浓度和输注速度视血糖情况定，外周静脉葡萄糖浓度一般最高不超过 12.5%。

DKA 时要注意血浆渗透压和 Na^+ 的变化，预防脑水肿等并发症的发生。部分患儿合并高糖高渗状态（HHS），处理中应该特别注意。血浆渗透压（mmol/L）=2×（K^++Na^+）mmol/L+葡萄糖 mmol/L+BUNmmol/L。血糖越高，血浆渗透压也越高。当血浆渗透压＞ 310 mmol/L 时就要警惕高渗状态。高血糖时可致假性低钠血症，故需要注意评估，勿补钠过多。一般使用以下公式校正血清钠浓度：校正血清钠（mmol/L）=2×［（血糖 –5.6）/5.6］mmol/L+Na^+mmol/L 实测值。经过胰岛素治疗血糖下降后，血清钠常升高。理论上血糖每下降 5.6mmol，血钠升高 2mmol。治疗后，血渗透压缓慢下降，血钠也应渐趋于正常。假若血渗透压每小时下降＞ 3mmol/L，表明有脑水肿的危险。若校正后的血钠升高，最初的血清钠＞ 150mmol/L，宜放慢补液的速度。对尿量少［＜ 1.5 mL/（kg·h）］者必须寻找原因，必要时可用利尿剂。

（3）血钾紊乱　由于 DKA 患儿体内 K^+ 丢失较为明显：①酸中毒 H^+ 向细胞内 K^+ 向细胞外转移，随尿排出增加；②酸中毒时，肾小管代偿性泌氢的同时回吸收 $NaHCO_3^-$，Na^+、K^+ 交换增加，从尿中排出大量 K^+；③患儿发生 DKA 时进食差和呕吐，K^+ 的摄入不足；④ DKA 时应激状态下皮质醇分泌增加，促进排钾，造成体内总体钾缺乏；⑤胰岛素治疗后，K^+ 进入细胞而血钾会迅速下降。因此在 DKA 的液体疗法中应注意及时补钾，以防止低钾血症的发生。最初补液时，若无高钾的证据，则尽早使用含钾液体。膀胱有尿后，将氯化钾与 1/2 张含钠液混合输入，钾浓度为 0.3%，使血钾维持在正常范围。

（二）中医治疗

本病属于危重急症，发作期以西医急救治疗为主，待病情稳定后中医辨虚实缓急，急则治标，缓则治本，标本兼顾。

1. 燥火伤肺证

临床症状：烦渴引饮，渴饮无度，随饮随消，四肢倦怠，纳食泛恶，舌暗红，苔薄黄或黄腻，脉细数或滑数，指纹紫滞。

治法：清泄肺胃，生津止渴。

方药：白虎汤合玉女煎加减。

常用药物：生石膏、知母、生地黄、麦冬、太子参、甘草、粳米、牛膝等。

2. 肺胃热盛证

临床症状：口干舌燥，口渴引饮，皮肤干燥，恶心呕吐，口中异味，大便不通，或有腹痛，舌红绛，苔黄腻或黄燥，脉数，指纹紫滞。

治法：清泄肺胃，清热导滞。

方药：白虎汤合增液承气汤加减。

常用药物：生石膏、知母、生地黄、麦冬、大黄、芒硝、玄参等。

3. 浊毒中阻证

临床症状：口燥咽干，烦渴引饮，皮肤干燥，精神萎靡，嗜睡，胸闷纳呆，恶心呕吐，口有秽臭，时有少腹疼痛如绞，大便秘结，舌红，苔黄燥，脉沉细而数，指纹紫滞。

治法：清热化痰，健脾利湿。

方药：黄连温胆汤加减。

常用药物：黄连、姜半夏、陈皮、竹茹、枳实、茯苓、玄参、天花粉、生地黄、山药、葛根、黄芪等。

4. 湿毒闭窍证

临床症状：口干微渴，心烦不寐，烦躁不安，或嗜睡，甚则昏迷不醒，呼吸深快，食欲不振，口臭呕吐，小便短赤，舌暗红而绛，苔黄腻而燥，脉细数，指纹紫滞。

治法：芳香开窍，清营解毒。

方药：安宫牛黄丸合紫雪丹加减。

常用药物：牛黄、郁金、黄芩、黄连、甘草、玄参、栀子、石菖蒲、生石膏、水牛角等。

5. 邪毒内陷证

临床症状：高热，躁扰发狂，或见有吐血、衄血、便血、尿血，或见神昏，或见抽搐，舌质深绛，脉虚数，或细促，指纹紫。

治法：滋阴清热，凉血息风。

方药：犀角地黄汤或羚角钩藤汤加减。

常用药物：水牛角、生地黄、牡丹皮、羚羊角、桑叶、川贝母、钩藤、菊花、赤芍、生甘草、鲜竹茹、茯神等。

6. 阴脱阳亡证

临床症状：高热，汗多而黏，渴喜冷饮，口干唇焦，肌肤干瘪，或面色苍白，自汗不止，四肢厥逆，呼吸低微，舌暗淡无津，脉微细欲绝，指纹淡。

治法：益气养阴，回阳救脱。

方药：生脉饮合参附汤加味。

常用药物：人参、制附子、五味子、麦冬等。

7. 阴虚动风证

临床症状：嗜睡或昏迷，手足蠕动，甚则抽搐，舌红绛，少苔，脉虚细数，指纹淡。

治法：滋阴清热，柔肝息风。

方药：大定风珠加减。

常用药物：白芍、生地黄、麦冬、龟甲、牡蛎、鳖甲、阿胶、甘草、五味子、火麻仁、鸡子黄等。

第四章　意外伤害

第一节　急性中毒

急性中毒（acute intoxication）是指毒物短时间内进入人体或进入体内后，与体液和组织相互作用，破坏机体正常的生理功能，引起暂时或永久性的病理状态或死亡的过程。在儿童意外伤害死亡中，中毒的死因仅次于交通意外、火灾、溺水之后而位居第4位。目前我国尚缺乏有关儿童急性中毒大规模、多中心的流行病学数据。据国内报道，儿童中毒以农药、药物和灭鼠药为主，共占73.03%；中毒原因以误食为主，占76.13%；病死率4.38%，其中灭鼠药致死占首位，占死亡病例的70.27%；中毒致残率为6.07%。

中医学关于中毒的记载，最早见于汉代张仲景《金匮要略·禽兽鱼虫禁忌并治》篇："所食之味，有与病相宜，有与身为害，若得宜则益体，害则成疾。以此致危，例皆难疗。"急性中毒之病因多见于中医学"中药毒""食毒""食诸菜蕈菌中毒"等内容中；临床症状可见于"霍乱""痧症""绞肠痧""泄泻""呕吐""惊风""咳嗽""出血""厥脱"等描述中。

一、病因机制

（一）西医病因机制

1. 西医病因和途径

（1）病因　①年幼无知：小儿中毒与周围环境密切相关，急性中毒以1～5岁年龄段最易发生。此时患儿年幼无知，缺乏生活经验，无法辨别有无毒性，往往拿到东西就放入口中，易将药片误当糖丸；活动范围广，接触毒物的机会增加。②心理因素：青春期儿童情绪波动大，容易发生心理问题，不能有效的自我调整，也不能正确寻求心理疏导，因此服药或服毒自杀发生率有上升趋势。

（2）途径　①摄入中毒：此类中毒最为多见；②接触中毒：小孩皮肤较薄，表面脂质较多，故接触脂溶性毒物易于吸收，发生中毒，眼结膜比黏膜吸收毒物更快；③吸入中毒：气体中毒的主要途径，由于肺泡面积大，吸收快，故多为急性中毒；④注入中毒：包括注射药物、动物蜇伤、咬伤；⑤直肠吸收等。

2. 发病机制

（1）干扰酶系统　有些毒物或代谢产物通过干扰酶的活性而产生毒性作用，例如有机磷农药抑制胆碱酯酶、氰化物抑制细胞色素氧化酶等。

（2）抑制血红蛋白的携氧功能　一氧化碳中毒，使氧合血红蛋白形成碳氧血红蛋白，亚硝酸盐中毒形成高铁血红蛋白,使携氧功能丧失,造成机体缺氧。

(3)直接化学性损伤　误服强酸、强碱等具有严重腐蚀性的物质可导致消化道的灼伤。

(4)作用于核酸　烷化剂如氮芥和环磷酰胺等,通过阻止 DNA 复制而影响其功能。

(5)变态反应　由抗原抗体作用在体内激发各种异常的免疫反应。

(6)麻醉作用　部分亲脂性毒物,如苯、汽油、煤油等有机溶剂,吸入性麻醉药均可通过血脑屏障作用于脑细胞膜而抑制脑细胞的功能。

(7)干扰细胞膜或细胞器的生理功能　河豚毒素和一些重金属等可破坏细胞膜、细胞器,干扰细胞膜的离子运动、膜兴奋性和能量代谢而产生毒性作用。

(二)中医病因病机

中医学认为急性中毒的病因多是吸入秽浊之气、误食浊毒食物、皮肤接触或注入吸收多种毒物,即外来毒邪侵犯人体而引起中毒,属外邪致病。毒物从口鼻、皮肤、血脉侵入人体,致人体气血失调、津液、水精输布功能受损,甚者损伤脏腑功能而产生一系列急性病证。邪毒侵入胃肠,胃气失于和降而上逆、脾气不升而下陷、肝气失于疏泄而横逆、肺气失于肃降而上逆,故见恶心、呕吐、腹泻、腹痛、气促等症;邪毒深入血脉、脏腑,扰及心神,脏腑清阳之气不能上荣清窍或邪毒化火生痰、蒙蔽神窍,而见狂躁、神昏;火盛动风,可见四肢抽搐、肢体强直;火热迫血妄行,可见出血;邪毒内陷、五脏受损,致气机逆乱、气血运行失常、阴阳离决之厥脱危候。

二、诊断

1.病史　包括发病经过、病前饮食内容、生活情况、活动范围、家长职业、环境中有无毒物和药品、经常接触哪些人、同伴儿童是否同时患病。在急性中毒的诊断中,如家长或年长儿能告知中毒经过,则诊断较为容易,否则由于中毒种类多,加上儿童尤其婴幼儿不会陈述病情,诊断较为困难。症状与体征常无特异性。儿童急性中毒首发症状多为腹痛、腹泻、呕吐、惊厥和昏迷,严重者可出现脏器功能衰竭。

2.体格检查　要注意有重要诊断意义的中毒特征,如呼气、呕吐物是否有与某种药物相关的特殊气味、出汗情况,口唇甲床是否发绀或樱红,注意皮肤色泽、呼吸状态、瞳孔和心律失常等,同时还需要检查衣服和口袋中是否有毒物,以提供诊断线索。

3.毒源调查及检查　现场检查需注意患儿周围是否留有剩余毒物,如敞开的药瓶和散落的药片、可疑的食物等,尽可能保留患儿饮食用具以备鉴定,仔细查找吐出物、胃液和粪便中有无毒物残渣;如症状符合某种中毒而问不出病史时,可试用各种中毒的特效解毒药物,作为诊断性治疗,有条件时应采集患儿呕吐物、血、尿、便或可疑的含毒物品进行毒物鉴定,这是诊断中毒的最可靠方法。

三、治疗

(一)西医治疗

儿童急性中毒,强调综合处理。一般分为以下 5 个步骤:①严密监测生命体征;②尽快清除未吸收的毒物;③阻止毒物吸收;④促进已吸收的毒物降解和排泄;⑤对症治疗。必须分秒必争地进行抢救,诊断未明确前稳定生命体征及脏器功能,明确诊断后尽快使用特效解毒剂。

1. 严密监测生命体征　中毒患儿需严密监测生命体征，如意识状态、心率、心律、呼吸、血压等，从而准确评估病情轻重，及时发现病情变化，并贯穿于整个治疗过程中。对于重症患儿需边抢救边明确病因，对于轻症患儿需警惕病情变化。

2. 去除毒物，防止进一步吸收

（1）经口中毒

1）催吐　毒物摄入 4～6 小时均可催吐，越早越好。反复饮水后使用压舌板、手指等刺激咽及咽后壁引吐，或放置胃管抽吸。神志不清、持续惊厥、油剂中毒、误服强酸强碱、严重心脏病禁用。

2）洗胃　多在 4～6 小时内进行，但不应受时间限制，除复合汞中毒外，均可用温盐水洗胃。多采用 Y 型管回流洗胃，患儿应侧卧头低位，每次注入量不应超过胃容量的 1/2，直至流出液清澈无味，拔出胃管后服用泻剂或解毒剂，服强腐蚀性毒物者，一般禁止洗胃。

3）导泻　使用硫酸镁或硫酸钠口服导泻，服后 2 小时未排便者可使用高渗盐水灌肠。

4）洗肠　中毒 4 小时以上者可用 1% 的温盐水、1% 的肥皂水或清水 1500～3000mL 肛管连接 Y 型管做高位回流灌肠，直至洗出液清亮为止。注意记录灌入及排出的液体量。

（2）皮肤中毒

1）立即脱去或剪去污染的衣物。

2）用清水清洗受污染的皮肤，强酸强碱可用软干布轻拭后再冲洗。强酸用淡肥皂水或 3%～5% 碳酸氢钠溶液冲洗。强碱用 3%～5% 的醋酸或淡醋冲洗，忌用拮抗剂。有机磷（敌百虫除外）用肥皂水或清水冲洗。皮肤或黏膜糜烂溃疡清洗后用消炎药粉或药膏防治感染。眼内溅入毒物用生理盐水或清水冲洗至少 5 分钟后转眼科处理，忌用拮抗剂。

（3）吸入中毒　将患儿撤离现场至空气新鲜处，吸氧，保持呼吸道通畅，必要时人工通气。

3. 加速已吸收毒物的排出

（1）利尿排毒

1）静脉输液　以 2 倍于常规维持输液速度持续静点等张液，可增加肾小球滤过率，使尿量增加 2～3 倍，加速毒物排泄。

2）应用利尿剂　如呋塞米、甘露醇等。

3）肾功能不全、少尿者加用扩张血管药，如酚妥拉明。

（2）血液净化治疗　用于严重中毒或无特效解毒剂的毒物中毒，如毒鼠强等。血液透析适用于低分子量、分布容积 < 1L/kg 且蛋白结合率低的毒物。毒物分子量和蛋白结合率对血液灌流的效果影响不大。全血或血浆置换通常用于严重高铁血红蛋白血症和溶血。

（3）腹膜透析　效果不如血液透析，故仅用于不能进行血液透析时。

（4）高压氧　适用于严重缺氧时。

4. 解毒

（1）一般解毒　用中和、氧化、沉淀或吸附法，如强酸用弱碱（肥皂水、氢氧化铝），强碱用弱酸（如食醋）。牛奶、蛋清可用作吸附剂保护膜，且对重金属有沉淀作用。中毒物质未明确时可用活性炭、氧化镁、鞣酸加水口服。

（2）特殊解毒　存在明确解毒剂的使用解毒剂。

5. 对症支持治疗　纠正水电解质紊乱，保护重要脏器功能，防治感染，营养支持，做好监

NOTE

护工作等。

（二）中医治疗

本病病情危重，发作期以邪实为主，治疗以西医救治为主，恢复期邪去正伤，以虚为主，可以配合中医辨证治疗。中医依据不同的表现分别采用不同的治疗原则，如清热解毒、通腑泻下、救逆固脱、开窍化痰、醒神开窍、镇肝息风、温中益气等。

四、几种常见的中毒

（一）食物中毒

食物中毒（food poisoning）是误食含毒食物引起的中毒，依照毒物性质通常分为三大类，即感染性（细菌、真菌）食物中毒、化学性食物中毒、有毒动植物食物中毒。国内对于食物中毒的流行病学调查数据有限，一项文献报道 2002 ～ 2014 年全国微生物性食物中毒的报告起数（1344 起）和中毒人数（74712 人）最多，化学性食物中毒的报告起数（942 起）和中毒人数（19065 人）及有毒动植物及毒蘑菇中毒的报告起数（1087 起）和中毒人数（21443 人）均低于微生物性食物中毒，故本章节主要简述微生物性食物中毒即感染性食物中毒。由于食用了含有细菌、真菌等病原的食物而引起的。细菌性食物中毒的机制主要是细菌在肠道内大量繁殖，由细菌裂解产生内毒素，也可由细菌侵袭肠壁黏膜等作用而致胃肠型食物中毒。此外也有因肉毒杆菌产生的外毒素导致神经系统症状，以眼肌及咽肌瘫痪为主要表现。常见的细菌有沙门氏菌和大肠杆菌等。真菌性食物中毒是因真菌分泌的真菌毒素引起的，由于大多数真菌毒素不能通过高温破坏，因此对真菌污染的食物，虽经高温蒸煮，进食后仍可中毒。常见的引起食物中毒的真菌有曲霉菌、青霉菌、镰刀霉菌、黑斑霉菌等。

1. 临床表现　食物中毒可在 6 小时内发生，出现腹泻、恶心、呕吐、胃痛、胃痉挛或发热等症状，可持续数小时或者数天，大多数情况下，可在一天内清除。真菌感染依据不同的真菌毒素可出现不同系统受损的表现，如肝脏表现包括肝脏肿大、压痛、肝功能异常和黄疸等；肾脏病变包括蛋白尿、血尿、尿少或尿闭等；血液系统疾病包括中性粒细胞减少或缺乏、血小板减少造成出血等；神经系统疾病包括肌无力、甚至惊厥昏迷和麻痹。部分真菌慢性感染可导致肝癌等。

2. 诊断　集体发病者可以明确是食物中毒，具体是感染性食物中毒还是有毒动植物中毒，则需要进一步细菌培养或检测明确；对于散发病例，往往需要从病史中寻找线索，再结合临床进行判断，同时还需要与其他类型的肠炎鉴别。

3. 治疗

（1）清除毒物　催吐、洗胃、导泻。

（2）抗感染　病原未明确前应用广谱抗生素，病原明确依据药敏结果针对性应用抗生素。

（3）对症支持治疗　维持水电解质酸碱平衡，必要时给予退热、镇静、吸氧等处理。

4. 预防

（1）加强食物管理，注重饮食卫生，防止食物污染变质。

（2）防止生熟食品交互污染。

（3）消毒食物器皿。

（4）防止食品加工工作人员污染。

（5）食物中毒重在预防，确保肉类和其他食物保存在正确的温度，应尽量避免让儿童进食已经常温保存超过两小时的食物。在野餐或聚会时，食物应用冰冷藏，在外用餐也应小心。避免食用霉变食物。

（二）亚硝酸盐中毒

亚硝酸钠常用作食品中的着色剂或防腐剂，同时也是肉类、鱼类及一些奶酪制品的抗菌剂。大量摄入对人体有毒，导致高铁血红蛋白血症。其机制是血红蛋白被亚硝酸盐氧化成高铁血红蛋白（methemoglobin，MHb）后，使血红蛋白携氧及释氧能力下降，造成机体组织缺氧，类似于一氧化碳中毒后的表现，当MHb水平达到70%时可致命。

1. 临床表现 亚硝酸盐中毒常表现为进食不久突然发病，表现为头晕、头痛、眩晕、恶心、呕吐、软弱、乏力、腹痛、腹泻、胸闷、心悸、气急、口唇青紫，指甲皮肤呈蓝灰色、蓝黑色，再严重者可出现运动失调、虚脱、惊厥、休克、肺水肿等。

2. 诊断 亚硝酸盐中毒常群发，依据患儿的病史、特殊的体征，以及实验室检查MHb的水平，可做出诊断。

3. 治疗

（1）洗胃、导泻、补液利尿。

（2）1%亚甲蓝1～2mg/kg，加入少量葡萄糖液缓慢注射，必要时2小时重复一次。

（3）大剂量维生素C，200mg/kg，静脉输注。

（4）细胞色素C静脉输注。

（5）对症治疗并可输新鲜血。

注：G-6-PD缺乏症患儿，应用亚甲蓝、大剂量维生素C治疗需评估病情及溶血风险，慎用。

（三）毒蕈中毒

蕈类又称蘑菇，属真菌植物。毒蕈中毒（poisonous mushroom poisoning）指因误食有毒蕈类而导致的中毒。

1. 临床表现

蘑菇种类繁多，成分复杂，如缺乏识别有毒和无毒蘑菇的经验，易误食毒蘑菇而致中毒。毒蕈毒素与中毒密切相关，依据临床表现不同，可分为急性胃肠道症状、神经精神症状、溶血、肝脏损害、类阿托品反应、肾脏损害等几种类型。

（1）急性胃肠道症状 食用含有胍啶或蘑菇酸的毒红菇、红网牛肝蕈、墨汁鬼伞等中毒的患儿早期常表现为胃肠道症状，如恶心、呕吐、腹痛、腹泻等，轻症可迅速恢复，重症患儿可出现休克、昏迷和多脏器功能衰竭，甚至死亡，多脏器功能衰竭以肝肾受累明显。

（2）神经精神症状 存在于牛肝菌中的毒蝇碱、光盖伞素、蟾蜍素，裸盖菇属的裸盖菇素和脱磷裸盖菇素，裸伞属的光盖伞素和水解产物光盖伞辛均可作用于中枢神经系统产生神经、精神症状，可出现幻视、狂笑不止、喜怒无常、活动不稳、意识障碍、谵妄，甚至杀人或自伤等症状。

（3）溶血 鹿花蕈中含的鹿花蕈素可导致溶血，常以腹痛为首发症状，剧烈的呕吐、腹泻、头痛，并伴有溶血性贫血、黄疸、血红蛋白尿、肝脾肿大等，严重者可导致急性肾衰竭。

（4）肝脏损害 存在于灰花纹鹅膏、淡红鹅膏、致命鹅膏、假淡红鹅膏等中的鹅膏毒肽、

NOTE

鬼笔毒肽和毒伞肽等可导致肝细胞损伤、坏死。初期有胃肠道不适，继而出现肝脏肿大、肝功能异常、黄疸、出血，最后可死于肝坏死、肝昏迷。

（5）类阿托品反应   毒蝇鹅膏和豹斑鹅膏中含有鹅膏蕈氨酸和脱羧衍生物异鹅膏胺，食用此类毒蕈中毒后症状类似阿托品，可发生瞳孔散大、心动过速、兴奋、狂躁、惊厥甚至昏迷等。

（6）肾脏损害   致病毒素为奥来丝膜菌和细鳞丝膜菌的奥来毒素及少量鹅膏毒素，其主要的靶器官是肾脏，发病较晚，其特点是迟发性急性肾功能衰竭，有些病例可进展为终末期肾病。

2.诊断

（1）有食用毒蕈的病史及相应的临床表现。

（2）毒物鉴定为毒蕈。

一般依据患儿家长或年长患儿提供的病史及毒蕈样品做出诊断。

3.治疗

（1）催吐、洗胃、导泻。

（2）利尿促进毒素排出。

（3）解毒剂：阿托品：适用于某些种类毒蕈中毒后出现副交感神经过度兴奋症状时；巯基络合剂：适用于肝损害型毒蕈中毒；细胞色素 C 可降低毒素与蛋白的结合，促进毒素的清除。

（4）糖皮质激素：适用于急性中毒性肝病、中毒性心肌炎、急性溶血性贫血。

（5）对症支持治疗：纠正水电解质、酸碱平衡紊乱；透析治疗；保肝支持治疗及减轻脑水肿等。

（6）必要时应用血液净化治疗。

（四）有机磷农药中毒

有机磷农药中毒（acute organophosphorus pesticide poisoning）是因误服、吸入或经皮肤吸收含有有机磷成分的杀虫剂所致的急性农药中毒。有机磷进入人体后迅速和体内的胆碱酯酶结合，使胆碱酯酶丧失了水解乙酰胆碱的功能，导致胆碱能神经递质大量积聚，作用于胆碱受体，产生严重的神经功能紊乱。因作用的神经不同，临床表现各异。有机磷农药种类众多，包括敌敌畏、对硫磷、敌百虫等，可分为剧毒、高毒、中毒、低毒四类。人类对有机磷的中毒量、致死量差异较大，由消化道进入较一般浓度的呼吸道吸入或皮肤吸收中毒的症状重、发病急。但吸入大剂量或高浓度的有机磷农药，也可以迅速发病，甚至可导致死亡。一旦发现，应尽快送医院救治。

1.临床表现

（1）毒蕈碱样症状   由于副交感神经异常兴奋，导致内脏平滑肌、腺体及汗腺等兴奋，产生与毒蕈中毒类似的症状，故称毒蕈碱样症状。表现为恶心、呕吐、腹痛、腹泻、瞳孔缩小、视物模糊、多汗、流涎、支气管痉挛、呼吸道分泌物增多、呼吸困难、发绀等。

（2）烟碱样症状   由于交感神经及运动神经受刺激，导致交感神经节及横纹肌兴奋性增加而引起症状，与烟碱中毒所产生的症状类似，故称烟碱样症状。主要表现有肌肉震颤、抽搐、肌无力、心跳加速、血压上升等。

（3）中枢神经系统症状   主要表现为眩晕、头痛、倦乏无力、烦躁不安、昏迷等。

2.诊断

（1）有机磷农药接触史。

（2）除上述临床表现外，可闻到特殊的大蒜味。

（3）实验室检测胆碱酯酶活性＜80%可诊断，依据胆碱酯酶活性不同分为轻中重三级，轻度：50%～70%，中度：30%～50%，重度：＜30%。

3.治疗

（1）清除毒物　消化道中毒者彻底洗胃，皮肤中毒者彻底清洗皮肤、头面部及毛发，必要时给予利尿，促进毒物排出。

（2）阿托品　要及早、足量、反复、持续及快速阿托品化。阿托品化的指征：①瞳孔扩大不再缩小；②颜面潮红、皮肤干燥、口干；③肺部啰音减少或消失；④心率加快。

1）重度中毒　首次剂量0.05～0.1mg/kg，静脉注射。以后每次0.05～0.1mg/kg，10～20分钟1次，必要时5分钟1次，直至阿托品化后改为每次0.02～0.05mg/kg，静脉注射，15～30分钟1次，至意识开始恢复，改为每次0.01～0.02mg/kg，30～60分钟1次。

2）中度中毒　每次0.03～0.05mg/kg，肌内注射或静脉注射，必要时重复。

3）轻度中毒　每次0.02～0.03mg/kg，肌内注射，必要时2～4小时重复1次，直至症状消失。

以上治疗均在瞳孔散大后停药，严密观察24～48小时，必要时再给药。同时应用解磷定比单用阿托品效果好，阿托品剂量也可减少。

（3）胆碱酯酶复能剂的应用　①碘解磷定：每次15～20mg/kg，缓慢静滴，严重患者两小时后重复注射，与阿托品同时应用，至肌肉颤动停止、意识恢复；②氯解磷定：首次20～50mg/kg缓慢静脉注射，随后以10～20mg/（kg·h）持续静脉滴注，应与阿托品同时使用，疗程同碘解磷定；③双复磷：每次15～20mg/kg，皮下、肌肉或静脉注射均可。

（4）对症支持治疗　维持水电解质及酸碱平衡，保证重要脏器功能。

（五）百草枯中毒

百草枯是一种高效能的非选择性接触型的快速灭生性除草剂，喷洒后起效迅速，可经皮肤、消化道和呼吸道吸收而产生毒性，是发展中国家农药中毒致死事件的常见原因。致死病例主要为经口摄入，少数病例为广泛的皮肤接触致死，吸入未见致死病例报道。百草枯中毒致死量小、无特效解毒剂，通过生成氧自由基、脂质过氧化伤导致细胞凋亡、导致核因子-κB（NF-κB）表达异常及炎性介质释放等途径引起全身中毒反应，对机体产生损伤，可累及全身多个脏器，严重时导致多脏器功能衰竭。肺是主要的靶器官，中毒后可以引发不可逆的肺纤维化、呼吸衰竭，最终因急性呼吸窘迫综合征（acute respiratory distress syndrome，ARDS）死亡。

1.临床表现

（1）经口中毒　经口途径是百草枯中毒的主要途径，中毒者口腔有烧灼感，进而口腔、食管黏膜糜烂溃疡，恶心，呕吐，腹痛，腹泻，甚至呕血、便血，严重者可并发胃穿孔、胰腺炎等。肺损伤最为突出也最为严重，大量口服者24小时内可出现肺水肿、肺出血，常在数天内因ARDS死亡；非大量摄入者呈亚急性经过，多于1周左右出现胸闷憋气，2～3周呼吸困难达高峰，患儿多死于呼吸衰竭。少数患儿可发生气胸、纵隔气肿等并发症。胸部X线片表现可滞后于临床表现，随病程进展而改变。肺部CT改变视中毒程度不同而表现各异，轻度中毒者仅表现为肺纹理增多、散发局灶性肺纤维化、少量胸腔积液等，随时间迁移，病灶可完全吸收；中重度中毒呈渐进性改变，中毒早期（1周内）表现为肺纹理增粗、叶间裂增宽，渗出性改变或实变以肺底及外带为主，可有胸腔积液，中毒后 1～2 周为快速进展期，呈向心性进展，肺渗出样改变或毛玻璃样改变范围迅速扩大，如不能终止，可侵犯全肺最终死于严重缺氧，存活者往往在中毒 10 天左右肺部病灶进展自动终止，以后肺部病变逐渐吸收，数月后可完全吸收，不留任何后遗症；极重度中毒以渗出为主，数天内即可侵犯全肺野。动脉血气分析可表现为低氧血症、代谢性酸中毒、呼吸性碱中毒等。除肺部损伤外，百草枯中毒可累及心、肝、肾等导致多脏器损伤。

（2）局部接触　局部接触百草枯中毒的表现主要为接触性皮炎和黏膜化学烧伤，如皮肤红斑、水疱、溃疡等，眼结膜角膜灼伤形成溃疡，甚至穿孔。大量长时间接触可出现全身损害，甚至危及生命。

（3）注射途径　通过血管、肌肉、皮肤等部位注射，虽然罕见，但临床表现更凶险，预后更差。

2. **实验室检查**　血尿百草枯浓度可通过血尿标本进行测定，定量分析可评估病情的严重程度和预后，目前国内尚无统一的检测标准。放射免疫测定法检测血浆百草枯最小检出量 6ng/mL，尿中百草枯最小检出量 30ng/mL；固相提取和硫代硫酸钠浓缩后的分光光度测定法最低为 5mL 样本，血浆最小检出量为 45ng/mL，尿中百草枯最小检出量约为 250ng/mL；液相色谱 - 质谱联用方法定量检测，简便快速。碱和硫代硫酸钠试管法定性可测出尿中 2mg/L 以上的百草枯，简便易行。

3. **诊断**　依据上述百草枯服用或接触史、临床表现特点和实验室检查等可做出急性百草枯中毒的诊断。

4. **治疗**

（1）常规处理

1）催吐　院外可刺激咽喉部催吐。

2）洗胃　生理盐水，肥皂水或 2% 碳酸氢钠溶液 5L 洗胃，尽可能彻底，直至无色无味，消化道出血并非洗胃的绝对禁忌证。

3）吸附　活性炭，成人 100g，儿童 1～2g/kg，配成 20% 混悬液口服或经胃管注入；漂白土配制为 15% 溶液，成人 1L，儿童 15mL/kg 口服或经胃管注入。

4）导泻　20% 甘露醇、硫酸镁导泻，促进毒物排泄，减少吸收。

5）清洗　皮肤接触者用清水或肥皂水彻底清洗皮肤、毛发。

6）补液、利尿　补液联合静脉注射呋塞米 0.5mg/（kg·次），碱化尿液，促进毒物排泄。

（2）血液净化　中毒早期（2 小时内）可多次血液净化，中晚期血液净化疗效欠佳。

（3）防止肺损伤及纤维化

1）药物治疗　甲泼尼龙 15mg/（kg·d）；环磷酰胺 10～15mg/（kg·d）。为防止肺纤维化还可使用谷胱甘肽、N- 乙酰半胱氨酸、维生素 E。

2）氧疗及机械通气　建议将 $PaO_2 < 40mmHg$ 或 ARDS 时作为给予氧疗指征，机械通气可延长患儿存活时间，不能改善最终预后，若有条件可准备行肺移植。

（4）其他　除上述治疗外还应注意防治继发感染，营养支持治疗，保护心、肝、肾等脏器功能。

5. **预防**　百草枯中毒多见于农村长期缺乏父母关爱的留守儿童，由于该农药中毒后预后差，故重在预防。

（六）鼠药中毒

鼠药是用来杀灭老鼠的毒性物质，小年龄儿童常因误食导致中毒。常见的鼠药中毒有两类：毒鼠强中毒及茚满二酮类杀鼠剂（敌鼠）中毒。

1. 毒鼠强中毒　该药物可与 γ - 氨基丁酸受体结合，直接阻断其与相应受体结合，中枢神经呈现过度的兴奋而发生惊厥。

（1）临床表现　中毒后出现兴奋跳动、惊叫、痉挛、四肢僵直。轻度中毒表现头痛、头晕、乏力、恶心、呕吐、口唇麻木、醉酒感。重度中毒表现突然晕倒，癫痫样大发作，发作时全身抽搐、口吐白沫、小便失禁、意识丧失。

（2）实验室检查　血常规一般正常，个别可有白细胞升高，也有并发低钾血症的报道。有的病例可见肝功能改变。约 1/3 病例血清谷丙转氨酶升高，可达 66U/L（正常为 30U/L）。多数病例 7～17 天后恢复正常。转氨酶升高与肝大不成比例。尿常规正常。少数血尿素氮偏高。

（3）诊断　依据灭鼠药接触史、临床表现及实验室检查结果可诊断。

（4）治疗

1）常规处理　催吐、洗胃、导泻、补液、利尿。

2）药物治疗　①控制惊厥　咪达唑仑首次 0.1～0.3mg/kg 静脉注射，1～4μg/（kg·min）静脉泵推；苯巴比妥 10mg/kg 静脉注射或肌内注射，预防 5mg/kg，2 次/日。②减轻脑水肿可选用甘露醇、甘油果糖及白蛋白合用呋塞米等，注意纠正低钠、过度通气等。③解毒剂　二巯基丙磺酸钠，首剂 5mg/kg，肌肉或静脉注射 4～5 小时 1 次，第二日起 3～4 次/天，后 1～2 次/天，7 天 1 个疗程。④呼吸支持　保持气道通畅，机械通气。

3）血液透析

2. 茚满二酮类杀鼠剂（敌鼠）中毒　茚满二酮类杀鼠剂（敌鼠）是一种抗凝血杀鼠剂，使依赖维生素 K 的凝血因子显著下降。

（1）临床表现　临床上常表现为全身广泛出血，包括鼻出血、皮肤紫癜、消化道出血、血尿等。

（2）治疗

1）维生素 K_1　为特效对抗药，维生素 K_1 10mg/ 次，肌内注射或静脉滴注，静脉滴注时加入 5%～10% 葡萄糖溶液，每天 2～3 次。维生素 K_3、K_4 在出血时效果缓慢，故推荐用维生素 K_1。

2）其他　大量使用维生素 C、输血、输凝血酶原复合物等。

（七）常用药物中毒

临床上常因某些药物的过量使用，导致药物中毒。常见的中毒药物为镇痛药和镇静剂，如吗啡、苯巴比妥类、地西泮类药物等，这些药物中毒可导致中枢神经系统的一些症状。

1. 吗啡中毒　吗啡是一种阿片受体激动剂，有较强的镇痛作用，也有一定的镇静、镇咳作用，长期应用可成瘾。吗啡中毒症状依据受体分布的部位有多种表现。

1）临床表现　恶心、呕吐、眩晕、无力、面色苍白、呼吸浅慢、发绀、体温下降、瞳孔极度缩小（晚期因缺氧可散大）、血压降低、昏迷、各种反射减弱或消失、呼吸衰竭。

2）治疗　①纳洛酮为有效拮抗剂，对阿片受体的亲和性大于吗啡类药物，能阻止吗啡物质与受体结合，可增加呼吸频率并使血压上升。每次 0.4～0.8mg（可肌内、皮下或静脉滴注），必要时 30 分钟至 2 小时可重复使用。②保持呼吸道通畅，必要时行人工呼吸机支持，经口中毒者需要洗胃。

2. 镇静剂中毒 包括水合氯醛、苯巴比妥、苯二氮卓类及氯丙嗪等。

（1）临床表现 主要表现为中枢神经系统抑制的症状：嗜睡、语言障碍、震颤、瞳孔可缩小（中毒后因缺氧可散大）、腱反射消失、病理征阳性。早期可有视物模糊、复视。严重者出现昏迷、呼吸衰竭、低血压和休克。

（2）治疗

1）静脉滴注美解眠等呼吸兴奋剂。

2）及时清除药物残留、保持呼吸通畅，有呼吸衰竭时应用人工呼吸机；有循环衰竭时补充有效循环量、酌用血管活性药物，必要时使用血液净化。

（八）一氧化碳中毒

一氧化碳中毒（carbon monoxide poisoning）也称煤气中毒，多由于煤炉没有烟囱或烟囱闭塞不通，使煤气逆流入室；或使用燃气热水器洗浴；或发动机废气和火药爆炸等原因而吸入一氧化碳（carbon monoxide，CO）引起的中毒。一项 2019 年的研究表明全球 CO 中毒的累积发病率和死亡率分别为 13.7/10 万 和 0.46/10 万。世界范围的发病率在过去 25 年中保持稳定，而死亡率和死亡患者百分比分别下降了 36% 和 40%。CO 中毒的发生率没有性别差异，但存在两个明显的年龄段高峰，即 0～14 岁和 20～39 岁。CO 中毒的数量及死亡率与社会人口指数呈平行增长，中等和中等偏高国家的死亡率分别是低中等国家的 2.1 倍和 3.6 倍。CO 中毒有明显的季节性，在我国高发季节为冬春季。

1. 病理机制 吸入的 CO 与血红蛋白结合，形成稳定的碳氧血红蛋白（Carbohemoglobin，HbCO），使血红蛋白失去携氧的能力，并抑制氧合血红蛋白的分解，进而影响组织细胞供氧量。吸入的 CO 还可与含铁的组织呼吸酶（细胞色素、细胞色素氧化酶等）结合，致使组织缺氧、窒息，严重者可危及生命。

2. 临床表现 开始吸入时无明显不适感，之后可表现为头昏、乏力甚至昏迷等症状。可有头晕、头痛、眼花、耳鸣、四肢无力和全身不适，继之有恶心、呕吐、胸闷，甚至昏睡、昏迷、呼吸急促、血压下降乃至死亡，患儿口唇呈现特殊的樱桃红色。

3. 治疗 治疗目标主要是预防迟发神经系统损害和神经系统后遗症的发生。

（1）一般治疗

1）迅速使患儿脱离中毒环境，转移到空气流通处，注意保暖。

2）松解衣领，保持呼吸道通畅。

（2）氧气吸入 氧疗是 CO 中毒治疗的重要治疗措施，一旦确诊应给予纯氧吸入。

1）常压吸氧 鼻导管吸氧氧流量可达每分钟 5L，面罩给氧可达每分钟 10L，吸入氧浓度越高，使 CO 分离越多，排泄越快。

2）高压氧治疗 是治疗一氧化碳中毒的最有效的方法。对重度中毒伴有昏迷、神经系统症状及心血管功能改变的患儿，均为高压氧治疗的适应证。高压氧治疗可加速 HbCO 的分离，加速 CO 的排出，避免或减少后遗症，且有清醒快、恢复早的优点，因此宜尽早使用，甚至在中毒 4～6 小时内，即可给予高压氧治疗。但应注意高压氧也可能导致氧化应激，从而导致肺损伤及中枢神经系统的进一步损害，可考虑使用小剂量的糖皮质激素和大剂量的抗氧化剂 N- 乙酰半胱氨酸预防。

3）人工呼吸　对呼吸停止者，应立即口对口人工呼吸，尽快面罩加压给氧，或气管插管进行机械通气。

（3）输血或换血疗法　此法为置换出体内储积的 HbCO，使机体在短时间内得到氧合血红蛋白，以迅速改善组织缺氧状态。

（4）防治脑水肿　脑水肿是 CO 中毒后脑缺氧过程的主要病理生理改变。缺血缺氧损伤时，脑水肿的发生在早期以细胞毒性水肿占优势，而随着病变的发展，血管性水肿逐渐占据优势地位。临床上主要应用 20% 甘露醇等高渗脱水药对症治疗，对 CO 中毒昏迷患儿可用甘露醇静脉滴注，待神志好转逐渐减量。但也应注意甘露醇的不良反应，大剂量长时间脱水可导致水电解质平衡失调、血容量不足、肾功能受损、心功能受损等。因此，主张有限地使用渗透性脱水药物，降低颅压、减轻脑水肿。近年多项研究发现，高渗盐水降低颅内压比甘露醇更安全有效。

（5）促进脑细胞功能恢复　维生素 C 为细胞氧化还原剂，有改善新陈代谢的作用，同时还可应用细胞色素 C、辅酶 A、ATP 等营养脑细胞，为脑细胞供能。经治疗缺氧症状消失、血中 HbCO 检查正常，无神经系统并发症为治愈。

6. 防治并发症和后遗症　昏迷期间定期翻身防止出现压疮和肺炎，苏醒后要预防神经系统和心脏后遗症的发生。

第二节　创　伤

创伤（trauma）指在无准备前提下发生的机体外伤性损害，包括车祸伤、坠落伤、跌伤、虐待伤等。是儿童意外伤害的主要类型之一，也是导致儿童死亡和伤残的最主要原因。在美国，每年有超过 12000 名儿童和青少年死于故意性和非故意性损害，使得创伤成为该年龄段人群的首要死因。在我国，导致儿童意外伤害发生和致死原因前两位的是跌落伤和交通事故。因此，早期预防意外伤害的发生，及时有效地对创伤儿童开展院前评估、急救和转运，实施完整流畅的院内救治流程，是减少儿童创伤发生率，提高救治成功率和降低致残率的有效措施。

创伤在中医学隶属于中医伤科学范畴，主要指作用于人体的致病因素如外伤、外感、六淫及邪毒感染对人体皮肉、筋骨、气血、经络、脏腑的损伤。

一、病因与发病机制

（一）西医病因与发病机制

引起不同年龄段儿童创伤的原因是有所不同的。婴儿年龄小，因为窒息、机动车辆撞击、溺水和烧伤等而遭受到致死性伤害比较多见；幼儿和学龄前儿童因缺乏对安全威胁的认知和快速逃离危险所需的技巧，更可能发生如溺水、车祸、火灾、烧伤及窒息等伤害。学龄儿童随着认知及运动能力的进一步提升，更有可能会参与一些危险行为，从而导致行人事故伤害、自行车伤害、溺水等非故意伤害。机动车辆乘车者伤害也是该年龄段儿童及青少年最重要的伤害原因。当然，青少年还可能有中毒、溺水、跌落、烧伤和故意伤害的风险。

（二）中医病因病机

创伤由于作用强弱、部位、时间的不同，产生的临床表现亦各异。其中，伤及颅脑，轻则气机逆乱，清窍瘀蒙；重则元神外脱；伤及胸腹内脏腑器官，轻则气机郁滞，重则阴阳乖逆；伤及四肢筋骨，轻则筋骨瘀痛，重则筋断骨折。

二、临床诊断

依据不同的病因，儿童创伤的临床表现、部位也不完全一样。首先需要对儿童创伤进行分类及评估。

儿童创伤的分类及评分系统：儿童创伤通常有 3 种分类方法，依据损伤区域分为局部或多处创伤；依据发生机制分为钝挫伤或穿透性损伤；依据损伤严重程度分为轻度、中度或重度创伤。

依据分诊和损伤评分系统对创伤儿童进行分类，能帮助医护人员快速了解病情和预判可能存在的风险，合理分配资源，让患儿得到有效救治。分诊评分系统包括儿童格拉斯哥昏迷评分（glasgow coma score，GCS）、创伤评分（trauma score，TS）和儿童创伤评分（pediatric trauma score，PTS），主要用于院前评估患儿生命风险和转运方式。损伤评分系统包括：简要损伤量表（abbreviated injury scale，AIS）、损伤严重程度评分（injury severity score，ISS）和解剖要点评分（anatomic profile，AP），主要用于损伤严重程度的比较，并预测发生不良结局的风险。目前常用的儿童创伤评分（pediatric trauma score，PTS）（见表 4-1）是以 6 项指标（包括体重、收缩压、气道、神经系统、软组织和骨折的表现和严重度）评分的总和进行评估，每个评分 -1 ～ +2 分，总分为 -6 ～ 12 分。诊断标准：轻度创伤（9 ～ 12 分）；潜在生命危险（6 ～ 8 分）；有生命危险（0 ～ 5 分）；多数死亡（< 0 分）。PTS 评分的临界分值为 8 分，评估值 < 8 分则死亡危险度大，应尽快得到进一步救治。PTS 的优点是简单易计算，能快速准确地识别事故现场已经受伤患儿的严重程度，且为生理评分，无需特殊实验室数据，适用于院内和院外的评估。然而，因缺乏腹部脏器的评估项目，对于单纯腹部钝挫伤儿童，PTS 对腹部实质性脏器的损伤，如肝脏和脾脏损伤的预测较差。

表 4-1 儿童创伤评分表（PTS）

项目	+2 分	+1 分	-1 分
体重	≥ 20kg	10 ～ 20kg	< 10kg
气道	正常	需氧气面罩，鼻导管辅助呼吸	需气管插管、环甲膜切开
收缩压	> 90mmHg，周围血管灌注及搏动良好	50 ～ 90mmHg，但可触及大动脉搏动	< 50mmHg，大动脉搏动微弱或消失
中枢神经系统	清醒	模糊短暂昏迷史	昏迷
开放性伤口	无	可见挫伤、擦伤、撕裂伤且 < 7cm，没有穿过筋膜	组织断离，任何穿过筋膜的刺伤或枪伤
骨折	看不见或没有怀疑骨折	任何部位的单一闭合性骨折	开放或多发骨折

三、治疗

(一) 西医治疗

1. 儿童创伤诊治流程和要点 儿童创伤事发突然，患儿因年龄关系可能无法准确描述事发细节和外伤部位，加之创伤后紧张，更增加了临床医生对病情评估的难度。因此早期准确评估创伤儿童病情，并实施合理救治就显得尤为重要。下面介绍一下儿童创伤的诊治流程。

（1）初步评估 急救人员依据损伤类型（钝挫伤或穿透性损伤）、体格检查结果（包括生命体征）、体表还是深部损伤、损伤范围（多发性或孤立性），以及损伤的严重程度来进行评估。

（2）创伤评分判断严重度 运用 PTS 评分判断死亡危险程度，同时按照 LOC+CABC 顺序进行快速病情评估。先采用快速意识评估法（见表 4-2）判断意识状况（level of consciousness，LOC），随后按 CABC 顺序进行评估。

C 控制出血（control bleeding）：局部按压、包扎、止血带及止血药物的应用等，以控制活动性的外部出血。

A 气道（airway）：必须确定气道是否通畅，有无梗阻（如：舌后坠、气道异物等）.

B 呼吸（breathing）：呼吸状况是否能保证氧合，注意是否存在张力性气胸和连枷胸等引起的异常征象。

C 循环（Circulation）：是否能维持有效循环（心率、血压、毛细血管再充盈时间、肢端温度或皮温）及有无大出血，以判定是否存在休克及其风险。

表 4-2 快速意识状况评估（AVPU）

A（awake）	清醒
V（responsive to verbal stimuli）	对语言刺激有反应
P（responsive to painful stimuli）	对痛觉刺激有反应
U（Unresponsive to any stimuli）	对任何刺激无反应

（3）头、颈、胸、腹、脊柱、四肢损伤评估 ①头部外伤：轻度损伤而无异常神经系统表现和体征者，以观察为主。但当外伤后出现意识丧失、精神状态改变、肢体活动异常、严重头痛和呕吐、颅骨骨折、局灶性神经系统异常表现、颅内高压、严重损伤病因（穿透性损伤、机动车碰撞反转等），提示可能存在创伤性脑损伤，需急诊行头颅 CT 检查。必要时在外伤 12 ～ 24 小时后复查头颅 CT。对于穿透性损伤后的头部突出物应保留原位不动，等待神经外科医生到场确认后再行处理。②颈部外伤：颈椎、脊髓、血管、呼吸道（喉部和气管）在外伤作用下（尤其是穿透性损伤）因损伤出血或压迫气道而危及患儿生命。若存在易发生颈椎损伤（如唐氏综合征、克－费氏综合征、莫基奥综合征、拉尔森综合征等）或有些基础疾病（如血友病等），则会出现延迟性并发症。因此病史采集、颈部体检和颈部影像学评估（常用颈椎 X 线片、CT、MRI）缺一不可。③胸部外伤：胸部钝挫伤后仅存在皮肤浅表损伤，生命体征和呼吸状况正常，可先处理伤口暂时观察。而中度及以上胸部创伤或穿透性损伤（如刺伤、枪伤等），可导致气胸、血胸、肺挫伤、心包填塞、心脏挫伤、肋骨骨折等致命情况。此类患者多有生命体征和血氧饱和度不稳定、胸骨或肋骨压痛、血流动力学不稳定、呼吸困难等表现。可采取扩

大创伤重点超声评估法（extended focused assessment with sonography for trauma，EFAST）、胸部 X 线摄片、胸部 CT 等快速诊断病情。④腹部外伤：腹部外伤后除了腹部体格检查外，首选超声检查，创伤重点超声评估法（focused assessment with sonography for trauma，FAST）是对腹部重点部位周围（肝周、脾周、盆腔周围）进行快速排查，确定是否存在游离液体（通常是积血）。若有阳性发现需进一步做腹部增强 CT 检查以了解有无肝脏、脾脏、腹膜后等实质性脏器破裂出血的情况。腹部直立位平片对判断有无消化道梗阻和穿孔很有价值，当显示膈下游离气体时是消化道穿孔的典型影像表现。实验室检查方面需进行血常规、肝功能、肾功能、脂肪酶和淀粉酶、尿常规和粪便隐血。当血红蛋白呈进行性下降提示活动性出血可能性较大，若 ALT、AST 等指标增高提示肝脏损害，淀粉酶增高需注意有无胰腺损伤，肾损伤时会有肉眼血尿或镜下血尿。对于有严重腹腔内损伤（如消化道穿孔、胰腺断裂、穿透性损伤等）需要外科手术处理。⑤脊柱和四肢外伤：外伤后若出现受伤脊柱平面以下感觉障碍、局部疼痛、四肢外伤处局部畸形和活动障碍时，均需行 X 线摄片或者 CT 检查以确定是否存在骨折和血肿；对明显脱位和骨折者，应尽快进行复位和固定；对存在挤压伤的患者，应评估是否存在骨筋膜室综合征，必要时需切开引流；开放性骨折原则上需紧急进行骨科会诊和外科处理。

2. 儿童创伤三级预防措施 儿童创伤中的许多情况往往是可以预防的。通常会采取三个等级的预防措施：一级损伤预防是为了防止事件发生（如机动车碰撞等）；二级损伤预防可降低创伤发生时再发生严重损伤的可能性（如安全带和安全气囊等）；三级预防是在一级或二级预防措施不能预防损伤时，尽量减轻病情进一步恶化，并减少并发症。医护人员承担的主要是三级预防措施，院前对创伤儿童的快速评估，给予适当处理，确定转运条件（转运前需评估伤者生命体征、意识状况、损伤部位和损伤原因，以及接受医疗单位是否具备救治儿童创伤能力）和分诊转运。

（二）中医治疗

创伤处理总原则应遵循"甚者独行""先救命，后治病"的原则。临床救治以迅速明确病情、处理创伤为先，急需外科手术者，以西医手术救治为主。依据病情轻重和临床表现不同，急性创伤者以西医救治为主，配合中医药与针灸治疗；恢复期或康复期以中医药治疗为主，配合其他中医外治方法。

1. 头颈部外伤

（1）气机逆乱，壅闭清窍证（脑震荡）

临床症状：伤后意识丧失时间短，多在 30 分钟内，轻者可无不适表现；重者清醒后可有逆行性健忘、头痛、头晕、恶心、呕吐，或神志恍惚，恐惧感，烦躁不安或嗜睡，记忆力、判断力下降，呼吸、体温无明显变化，无肢体运动障碍，舌红，苔薄，脉弦微数，指纹滞。

治法：开窍通闭。

方药：苏合香丸。每日一次，每次一丸，温水灌服。

针灸：昏迷期取水沟、十宣、涌泉点刺，内关、合谷直刺，百会、太阳沿皮刺。呃逆、呕吐者加刺天突、足三里；眩晕重者，加刺风池、风府；失眠、健忘者，加神门、三阴交。

轻者无需治疗。

（2）脑海损伤证（颅内出血）

临床症状：伤后昏迷时间长，轻者数十分钟、数小时，重者数天甚至数周；头痛、头晕、恶心、呕吐剧烈，或有偏盲、偏瘫、失语、抽搐，痰涎壅盛，呼吸加快或减慢或衰竭，鼻腔、耳道可能有异常液体流出，瞳仁不等大、不等圆，对光反射迟钝，甚至双瞳散大，舌红苔黄腻，脉结代或至数不清，指纹紫。

对病情较轻，不需手术者，急性期可先行针刺促醒，或酌情使用中药治疗。重者配合西医抢救治疗。

治法：闭证开窍通闭，脱证回阳固脱。

方药：闭证以安宫牛黄丸合局方至宝丹，水溶后鼻饲，1～2丸，每日2～3次；高热甚者，加紫雪散，每次2～3g，每日1～3次。脱证予参附注射液5～20mL，或生脉注射液20～60mL，加入25%葡萄糖溶液50mL中静脉推注。

针灸：昏迷期取水沟、十宣、涌泉点刺，内关、合谷直刺，百会、太阳沿皮刺。呃逆、呕吐者加刺天突、足三里。

（3）颈部外伤证

临床症状：依据不同的损伤情况可有昏迷、轻偏瘫、失语、单瘫、全偏瘫、截瘫、面瘫等表现，出血严重者有心悸、气短、口渴、耳鸣、头昏、不安、惊慌、肤色苍白、脉搏快、血压低等症状。呼吸困难，血肿或咳嗽、胸痛、咯血等表现。舌淡红有瘀点瘀斑，苔黄腻，脉结代，或至数不清，或一侧无脉，指纹滞。

急性期以西医救治为主，稳定期出现相关症状者，参照颈椎疾病之辨证论治。外伤后脑梗死参照中风（脑梗死）之辨证论治。

2. 胸部外伤

（1）多发性肋骨骨折

临床症状：伤后局部压痛、肿胀及瘀斑，深呼吸、咳嗽或转动体位时加剧，并会出现反常呼吸运动，呼吸时两侧胸腔压力不均衡导致纵隔扑动，出现呼吸困难、发绀，甚至休克等。

治法：活血散瘀，消肿止痛。适用于单纯性肋骨骨折。

方药：复元活血汤加减。

常用药物：柴胡、天花粉、当归、红花、甘草、大黄、桃仁等。

外治：活血散。

常用药物：生白芷、乳香、血竭、没药、羌活、贝母、南木香、厚朴、制川乌、制草乌、麝香、生紫荆皮、炒小茴香、生香附、煅自然铜、独活、续断、川芎、木瓜、肉桂、当归等。混匀研细，消炎膏温水调成糊状进行外敷，每天8～10小时。

（2）闭合性肋骨骨折合并血气胸

临床症状：损伤后局部压痛、胸痛、刺激性咳嗽、呼吸困难、气促、血痰、胸闷、烦躁、恐惧感，舌淡红有瘀点瘀斑，苔黄腻，脉数无力或浮数无力，指纹淡。

治法：活血祛瘀，行气止痛。

方药：血府逐瘀汤加减。

常用药物：桃仁、红花、当归、生地黄、川芎、赤芍、牛膝、桔梗、柴胡、枳壳、甘草等。

外治：中西医结合治疗可有效提高闭合性肋骨骨折合并血气胸患者的疗效，促进临床症状的缓解，改善预后。

常用药物：大黄、黄柏、侧柏叶、泽兰、薄荷，加入蛋清，调制成糊状，涂抹于块状无菌纱布上，制成贴膏，贴敷于患处，在外部覆盖厚棉垫，并采用胸带进行包扎固定，每日一次，避开手术切口。

多发性肋骨骨折合并胸壁软化、反常呼吸、发绀、呼吸困难者，局部外敷"三七散"泥膏（蛋清调和），外盖厚棉垫并以多头胸带包扎固定胸廓，外敷中药时应避开切口，以免引起感染。

针灸治疗：取定喘穴、肺俞穴、膻中穴，据证之虚实施补泻之法，留针25分钟。

（3）创伤性气胸 宜手术救治为先。

3. 腹部外伤 宜手术救治为先。

4. 脊柱和四肢外伤

（1）骨折和脱位

临床症状：局部疼痛、肿胀、骨骼变形、活动受限，部分骨折可有出血或皮下瘀血。舌淡红有瘀点瘀斑，脉涩，指纹淡。

外治：可首选中医手法复位。配合活血化瘀、消肿止痛类的药膏为主，如消瘀止痛药膏、清营退肿膏、双柏散、定痛膏、紫荆皮散。红肿热痛时外敷清营退肿膏效果较好。

内治：由于筋骨脉络的损伤，血离经脉，瘀积不散，气血凝滞，经络受阻，故宜活血化瘀、消肿止痛，可选用活血止痛汤、和营止痛汤、新伤续断汤、复元活血汤、夺命丹、八厘散、肢伤一方等药。如有伤口者多吞服玉真散；如损伤较重，瘀血较多，应防其瘀血流注脏腑而出现昏沉不醒等症，可用大承气汤通利之。

（2）血管损伤、挤压伤

临床症状：不同程度的出血，出血量大时可见苍白、皮温低、麻木、运动障碍及远端动脉搏动消失，局部不同程度的血肿，剧痛，舌淡红有瘀点瘀斑，苔白，脉沉或涩，或脉弱，甚至消失，指纹淡。

治法：宜依据具体表现辨证论治，以活血化瘀、理气止痛为主，兼顾寒凝、郁热、湿阻、气虚、血虚等。如为大量出血予以独参汤或中西医结合治疗。

第三节 婴儿捂热综合征

婴儿捂热综合征（infant muggy syndrome，IMS）又称闷热综合征、被捂综合征、蒙被（缺氧）综合征、衣盖过暖的婴儿中暑等。由于过度保暖或捂闷过久所致，以缺氧、高热、大汗、脱水、抽搐、昏迷和呼吸循环衰竭为主要表现。尤以新生儿期及婴儿为多见。在寒冷季节较常发生，多见于农村和1岁以下的婴儿。

该病依据不同的临床表现，急性期属于中医学"惊厥""脱证""闭证"等范畴，后遗症属于"五迟五软"等范畴。

一、病因与发病机制

（一）西医病因与发病机制

多是因父母缺乏经验，给婴儿包裹过暖，形成高热、缺氧的环境。由于婴儿体温调节中枢发育不成熟，过度保暖或捂闷过久容易致患儿散热障碍，下丘脑体温调节中枢的产热和散热平衡失调，机体大量出汗，导致大量的细胞外液丢失，引起高渗性脱水、血液浓缩、血清钠升高和血浆渗透压增高，导致有效循环血量减少和微循环功能障碍，组织缺血缺氧、酸中毒和再灌注损伤引起机体的全身炎症反应，并可进一步引起多器官功能障碍综合征（multiple organ dysfunction syndrome，MODS），甚至进展为弥散性血管内凝血（disseminated intravascular coagulation，DIC）。

（二）中医病因病机

小儿为稚阴稚阳之体，捂闷、包裹过多时造成大量汗出，损伤气液，出现气阴两伤，甚至阴伤及阳，导致阴竭阳脱，最终可导致各种病变。本病病位在心肝，气机闭塞或心失所养、肝不能濡养筋脉为其主要病机。

二、临床诊断

（一）诊断

1.病史　有明确的捂闷、包裹过多捂热史。

2.临床表现

（1）起病前症状　多数患儿起病前健康状况尚好，少数有咳嗽、流涕、发热及腹泻等呼吸道或肠道感染症状。

（2）一般症状　起病急骤，病情危重，开始高热，体温可达41℃左右，全身大汗淋漓湿透衣被，头部散发大量热蒸汽，面色苍白、拒奶、哭声低弱。大汗后体温骤降或不升，全身湿冷。

（3）循环衰竭表现　高热大汗使患儿大量丢失水分，出现烦躁不安、口干尿少、前囟及眼窝凹陷、皮肤弹性降低、脉搏细速或消失、皮肤发花和厥冷，呈循环衰竭征象。

（4）神经系统表现　当神经系统受累，可有频繁呕吐、反应迟钝、反复抽搐或昏迷。

（5）呼吸系统表现　当呼吸系统受累，可有呼吸困难、呼吸节律不规则或暂停、发绀等症状。

（6）新生儿表现　新生儿易发生肺出血，甚至出现心律失常、腹胀、多器官功能衰竭。

3.体格检查　患儿无特异性的体征，可见前囟及眼窝凹陷、皮肤弹性降低等呼吸和循环系统体征。

4.辅助检查　①血液浓缩、血钠和血浆渗透压升高，二氧化碳结合力降低，pH值下降，动脉血氧分压降低和动脉血二氧化碳分压升高等；②重要器官功能受累时，血清谷草转氨酶、乳酸脱氢酶、肌酸磷酸激酶、谷丙转氨酶及血清尿素氮、肌酐等均可增高，部分心电图显示心律失常；③血清降钙素原（procalcitonin，PCT）作为一项炎症指标，其血清水平与IMS患儿病情严重程度呈正相关，对早期发生MODS有预测价值；④动态监测血浆脑钠肽（brain natriuretic peptide，BNP）可作为预测IMS病情程度和预后的重要指标；⑤早期血清神经元特异性烯醇化酶（neuron-specific enolase，NSE）越高，治愈可能性越小。

（二）鉴别诊断

1.感染性疾病　如肺炎合并呼吸衰竭、颅内感染等。

2.婴儿猝死综合征　主要发生于1岁以内的婴幼儿。在猝死前没有任何症状，主要表现为睡眠中出现心跳和呼吸骤停，目前尚无准确的预期诊断方法。发病危险因素主要有俯卧位睡眠、母亲在妊娠期间有吸烟史、吸毒史、多产妇所生的婴儿、上呼吸道感染史、睡眠中盖得太多导致婴儿过热和室内温度过高或过低等。

3. 新生儿脱水热　新生儿出生后 3 ～ 4 天，往往体温骤然上升，可高达 39 ～ 40℃，发热一般持续数小时或 1 ～ 2 天，供给足量水分后体温便迅速下降。查体及实验室检查未发现其他疾病。在出现脱水热的同时，往往伴有体重下降，但体重下降一般不超过出生时体重的 10%。

三、治疗

（一）西医治疗

1. 一般治疗

（1）降温退热　是治疗的基本措施。立即去除捂热的原因，撤离高温的环境，让婴儿尽快呼吸到新鲜的空气，并尽快送到医院救治。最好采用物理降温法，如用冰枕、温水擦浴等，禁用发汗药，以免出汗过多加重虚脱。亚低温疗法对预后的影响仍在研究中。降温要缓慢进行，不宜酒精擦浴，体温骤降可进一步加重脏器功能衰竭。

（2）迅速给氧　是治疗的必须手段。选择适宜吸氧方式，如鼻导管、头罩、面罩、气囊加压给氧。给氧可以提高血氧分压、血氧饱和度和血氧含量，改善机体缺氧症状，病情平稳后亦可采用高压氧治疗。

（3）呼吸支持　采取上述方式缺氧不改善者可选择高频通气、持续正压或机械通气等措施。

2. 药物治疗

（1）止惊药物应用　抗惊厥药物首选地西泮 0.2 ～ 0.5mg/kg 缓慢静脉注射，或 10% 水合氯醛 0.3 ～ 0.5mL/kg 灌肠，反复抽搐给予苯巴比妥钠 5 ～ 10mg/kg 肌内注射。

（2）盐酸纳洛酮联合醒脑静　盐酸纳洛酮可以抑制人体氧自由基的释放，进而稳定细胞膜及防止继发性的脑损伤。醒脑静可通过兴奋中枢神经系统改善通气，纠正缺氧状态，增强心肌收缩力，改善心脏功能。在综合治疗的基础上联合使用盐酸纳洛酮与醒脑静，疗效明显。

（3）乌司他丁　研究表明其联合综合治疗，能较快地改善婴儿捂热综合征危重患儿的电解质及酸碱紊乱，缩短机械通气时间，降低病死率，改善 IMS 危重患儿的病情和预后。

（4）降低颅内压　当发生脑水肿时应使用脱水降颅压药物，可用 20% 甘露醇 0.5g/（kg·次）、地塞米松 0.5 ～ 1.0mg/（kg·次），短程应用，呋塞米 1mg/（kg·次），可与前两者交替使用。

（5）维持液体、电解质及酸碱平衡　补液纠酸是抢救的重要措施。由于患儿高热大汗后使水分大量丢失，会引起脱水和酸中毒，因此必须积极补充水分，纠正酸中毒。输液量按 100 ～ 150mL/（kg·d）、张力按 1/5 ～ 1/3 张给予，如有循环衰竭和酸中毒，首先宜给 2 ∶ 1 液或生理盐水 10 ～ 20mL/kg 进行快速扩容，等渗（1.4%）碳酸氢钠溶液纠酸，速度不宜太快，避免发生脑水肿。有高碳酸血症者，应在保持气道通畅、改善通气的基础上选用等渗性碱性药物和血管活性药物。有心衰者输液速度应严格控制，以免加重心脏负担，正确使用洋地黄类药物，保护心肌功能。对合并多脏器损害，特别是在应激状态下机体发生严重高血糖和高渗透压血症，治疗中慎用含糖液体和高渗溶液，同时应密切监测血糖、血电解质和血浆渗透压，以指导临床治疗。

（6）其他　在综合治疗的基础上，给予能量合剂、γ- 氨基丁酸、维生素 C、维生素 E、自由基清除剂等药物，促进脑功能的恢复。同时要注意加强全身支持疗法并保证营养的供给。

（二）中医治疗

本病参照惊厥、五迟五软、闭证、脱证等进行综合康复治疗，应及早康复治疗。

四、预防

健康宣教：由于本病都是人为因素引起，做好健康宣教、科普教育，可大幅减少本病发生。对于本病的预防：应提倡母婴分睡，勿蒙被过严或含着奶头睡在母亲腋下；出门时尤其是需要长时间坐车、乘船时不要用衣被裹得太紧太厚，尤其不应蒙住婴儿头部，并应注意通风，保持空气通畅；尽量不带孩子去人多拥挤的地方。

第四节　中　暑

中暑（heat illness）是指在暑热天气、湿热及无风环境中，患儿体温调节中枢功能障碍、汗腺功能衰竭和水、电解质丧失过多而出现相关临床表现的疾病，临床主要以中枢神经系统和心血管系统功能障碍为主要表现，可导致永久脑损伤、肾衰竭，是一种危及生命的急症。随着全球气候变暖，中暑发病率在逐渐升高，其中儿童约占47.6%。在儿童人群中，中暑最常发生在锻炼中的青少年和高温环境下无人看管车辆中的儿童。

中医学有"伤暑""中热""冒暑""痧证"之称的记载，其有阴暑和阳暑之分。《素问·热论》云："先夏至日者为病温，后夏至日者为病暑，暑当与汗皆出，勿止。"指出中暑时不可强行止汗，以免变生他证。中暑的特点为起病急骤，传变迅速，最易耗气伤津。

一、病因与发病机制

（一）西医病因与发病机制

1.西医病因

（1）环境因素　有暑热天气、湿热及无风环境等因素。

（2）机体因素　高温环境下进行高强度体力劳动或训练后、年幼、营养不良、肥胖、饥饿、最近有过发热、穿紧身不透风衣裤及甲状腺功能亢进、心血管病、广泛皮肤损害（大面积烧伤、硬皮症等）、先天性汗腺缺乏症、应用阿托品等药物、智能低下等。

2.发病机制　正常人体核心内脏温度维持在38℃左右，而皮肤温度大约35℃，存在使热由中心向周围传递的温度差。人体有完整的体温调节机制使产热和散热过程保持平衡状态，大气温度升高（>32℃）、湿度较大（>60%）、对高热环境不能充分适应及剧烈活动，使体内产热超过散热量时可发生中暑。人体产热主要来自体内氧化代谢过程，运动和寒战也能产生热量。机体主要散热部位是皮肤，皮肤通过辐射、蒸发、对流和传导4种途径与周围环境进行热交换。高热（体温>42℃）能引起蛋白质变性、细胞膜稳定性丧失、线粒体功能障碍和有氧代谢途径中断，导致各系统出现损伤。

（1）中枢神经系统　高热能使大脑和脊髓细胞迅速死亡，继发局灶性脑出血、水肿、颅内压增高和昏迷。小脑浦肯野细胞对高热毒性作用敏感，中暑后常出现构音障碍、共济失调和辨距不良。

（2）心血管系统 中暑早期，由于脱水、血管扩张和外周血管阻力降低，可出现低血压。高热引起心肌缺血、坏死，促发心律失常、心功能减退，则又影响散热。

（3）呼吸系统 高温刺激皮肤温度感受器及下丘脑前部的热敏神经元，引起呼吸运动增强，肺通气量增加。

（4）消化系统 热应激时消化道运动与消化腺分泌减弱，小肠的吸收受到抑制，容易出现消化不良。中暑时的直接热损伤和胃肠道血液灌注减少可引起缺血性溃疡，容易发生消化道大出血。

（5）肾脏 由于严重脱水、心血管功能障碍和横纹肌溶解等，可发生急性肾衰竭。

（6）血液系统 严重中暑患者，发病后 2～3 天可出现不同程度的弥散性血管内凝血（disseminated intravascular coagulation，DIC），DIC 又可进一步促使重要器官（心、肝、肾）功能障碍或衰竭。

（7）水和电解质代谢 大量出汗常导致水和钠丢失，引起脱水和电解质失衡。

（8）肌肉 劳力性热射病患儿，由于肌肉局部温度增加、缺氧和代谢性酸中毒，常发生严重肌损伤，引起横纹肌溶解和血清肌酸激酶升高。

（二）中医病因病机

感受夏令暑邪为本病主要病因。小儿为稚阴稚阳之体，夏月气候炎热，外界气温过高，儿童调节适应炎热之气候的能力欠佳，致暑邪乘虚入里而发病。心为君主之官，主神明，小儿为"纯阳"之体，"心常有余"，暑为阳邪，暑热亢盛，可由卫气分迅速入营，气营同病，心包代为受邪，病初即见高热、口渴、昏迷等热毒炽盛、扰乱神明之症；热盛生风，风盛动痰，引动肝风，痰浊蒙蔽清窍，轻者烦躁、手足抽搐，严重者出现惊厥、角弓反张、牙关紧闭等危急重症；暑热炽盛，风火相煽，暑邪直陷厥阴，可出现体若燔炭、烦躁不安、不省人事、手足痉挛，甚则内闭外脱，出现面色灰白、大汗肢厥等表现。暑最易耗气伤津，故病中期与后期多有口渴多饮、多汗、疲软无力之症；暑易夹湿，湿困阻中焦，则见肢体困倦、头晕嗜睡，胸闷不畅、恶心呕吐之阴暑之症。本病病位在心（或心包）肝；暑热或暑湿秽浊之邪卒中脏腑，热闭心神；或热盛津伤，引动肝风；或暑闭气机为其主要病机。

二、临床诊断

（一）诊断

1. **病史** 患儿往往有高温暴露史，常为高温环境下进行高强度体力劳动或训练后发病。此外，年幼儿、营养不良、肥胖、饥饿、最近有过发热、穿紧身不透风衣裤及甲状腺功能亢进、心血管病、广泛皮肤损害（大面积烧伤、硬皮病）、先天性汗腺缺乏症、应用阿托品药物、智能低下等也常为患儿发生中暑的诱因。

2. **临床表现** 依据症状的轻重，中暑可分为轻症中暑和重症中暑。其中，轻症中暑可表现为头晕、头痛、面色潮红、口渴、大量出汗、全身乏力、心悸、脉搏快速、注意力不集中、动作不协调等；重症中暑包括热痉挛、热衰竭和热射病，临床上往往难以区分，常以单一类型出现，亦可多种类型并存，出现混合型。

（1）热疹 是炎热潮湿季节出现的皮肤急性炎症改变，表现为红斑上密集的丘疹样水疱，伴明显瘙痒。多出现于衣服覆盖或反复摩擦部位如颈部、腋窝、腰部、躯干和腹股沟处。大量出汗后浸透皮肤表面及堵塞汗腺导管，使汗腺导管扩张、破裂，汗液进入表皮，出现皮肤表皮特征性水疱。

（2）**热水肿** 主要表现为下垂软组织水肿，常出现于手和足，多发生于进入热环境又缺少热适应的人群，为增加散热量，周围血管扩张，液体潴留于肢体远端组织，血管内静水压增高，液体外渗，组织水肿。

（3）**热晕厥** 机体为适应高温潮湿环境，皮肤血管扩张，皮肤血流量增加，内脏血流量减少，站立时血液滞留于下肢，有效血容量减少，心排血量下降，出现直立性低血压，大脑皮质灌注不足，导致短暂意识丧失。青少年患儿户外长时间站立或由坐位迅速站起时可出现热晕厥。

（4）**热痉挛** 是一种短暂、间歇发作的肌肉痉挛，伴有剧烈疼痛，常累及长时间活动的肌群。主要因暴露于高温环境中或剧烈活动后，大量出汗、钠盐丢失，没有及时补充液体和电解质所致。热痉挛可单独发生，或与热衰竭同时发生，也可为热射病早期表现。

（5）**热衰竭** 严重热应激时，体液和钠丢失过多引起循环容量不足所致。表现为多汗、疲乏、无力、头晕、头痛、恶心、呕吐、心率明显加快、直立性低血压或晕厥。中心体温升高不超过40℃，无神志障碍。

（6）**热射病** 当身体无法调节自身体温时，会发生热射病，体温可达到40℃以上。依据发病时状态和发病机制可分为劳力性和非劳力性两种类型：①劳力性热射病：主要因内源性产热过多导致核心温度过高所致，可发生横纹肌溶解、急性肾衰竭、肝衰竭、DIC或多器官功能障碍综合征（multiple organ dysfunction syndrome，MODS）。儿童发病率较青少年和成人低。②非劳力性热射病：由于体温调节功能障碍散热减少所致。病初表现为行为异常或痫性发作，继而出现谵妄、昏迷和瞳孔对称缩小，严重者出现低血压、休克、心律失常及心力衰竭、热水肿和脑水肿。

3.辅助检查 中暑严重者出现肝、肾、心和横纹肌损伤的实验室参数改变，应积极进行有关生化检查如肝功能、肾功能、凝血功能、心肌酶谱、电解质检查等，及时发现重要器官功能障碍依据。怀疑颅内出血或感染时，及时行头颅影像学和（或）脑脊液检查。

（二）鉴别诊断

在诊断时需注意与热性惊厥、中枢神经系统感染、心脑血管疾病等相鉴别。热疹应与病毒疹、荨麻疹鉴别，热疹出现迅速，常出现于出汗区域，有暴露于过热环境和出汗病史。热射病需与脑炎、脑膜炎、伤寒、斑疹伤寒、甲状腺危象、抗胆碱能药物中毒等疾病相鉴别。

三、治疗

中暑类型和病因虽不同，但基本治疗措施相同。快速降温是治疗的基础，降温快慢决定患儿的预后。

（一）西医治疗

原则：降低核心温度和防治脏器功能衰竭。

1.降温治疗

（1）**体外降温** 将患儿转移到通风良好的低温环境，并除去所有衣物，进行皮肤肌肉按摩，在患儿头顶部周围放置用湿毛巾包裹的冰块，用凉水反复擦拭皮肤，用电风扇或空调降温促进散热。

（2）体内降温　体外降温无效者，可用4℃冰盐水进行胃或直肠灌洗，也可用无菌生理盐水进行腹膜腔灌洗或血液透析。

（3）药物降温　热射病患儿用解热镇痛药水杨酸盐治疗无效，而且可能有害，可用生理盐水加氯丙嗪静脉输注，同时监测生命体征。

2. 并发症治疗

（1）昏迷　保持呼吸道通畅，防止误吸，必要时行气管插管；颅内压增高者可静脉输注20%甘露醇1g/kg，30分钟内输入；抽搐发作时，可静脉输注地西泮、苯巴比妥钠等。

（2）液体复苏　主要是恢复有效循环血量和使用血管活性药物。在补液过程中应监测心肺功能，注意有无肺水肿，如果补足血容量之后仍有心功能下降或血压低，可使用血管活性药物。

（3）器官功能支持　注意监测，及时发现患儿异常。控制脑水肿、降低颅内压，避免不可逆性脑损伤；维持呼吸道通畅，防止误吸；应用H_2受体拮抗剂或质子泵抑制剂预防应激性溃疡并上消化道出血。如有横纹肌溶解，应充分补液和碱化尿液，尿量至少保持2mL/（kg·h），尿pH＞6.5，防止发生肾功能衰竭。

（二）中医治疗

暑为阳邪，易夹湿，耗气伤津，因此治疗以清暑解表、化湿和中、益气生津等为主要治则，如有动风当清热平肝息风。

1. 阳暑证

临床症状：头晕头痛，心烦胸闷，口渴多饮，全身疲软，汗多，发热，面红。舌红，苔黄，脉浮数，指纹浮。

治法：清暑益气，养阴生津。

方药：清暑益气汤加减。

常用药物：西洋参、石斛、麦冬、黄连、淡竹叶、荷梗、知母、甘草、粳米、西瓜翠衣等。

2. 阴暑证

临床症状：精神疲惫，肢体困倦，头晕嗜睡，胸闷不畅，多汗肢冷，微有恶寒，恶心欲吐，渴不欲饮。舌淡，苔薄腻，脉濡细，指纹滞。

治法：祛湿解表，化湿和中。

方药：新加香薷饮或藿香正气散加减。

常用药物：金银花、香薷、连翘、扁豆花、厚朴、藿香等。

3. 暑厥证

临床症状：突然昏倒，不省人事，手足痉挛，高热无汗，体若燔炭，烦躁不安，胸闷气促，或小便失禁，舌红，苔燥无津，脉细促，指纹滞。

治法：清热祛暑，醒神开窍。

方药：清营汤加减。

常用药物：水牛角、生地黄、玄参、麦冬、丹参、黄连、金银花、连翘、竹叶卷心等。

4. 暑风证

临床症状：高热或神昏，手足抽搐，角弓反张，牙关紧闭，皮肤干燥，唇甲青紫。舌红绛，脉细弦紧，指纹紫滞。

治法：清热平肝息风。

方药：羚角钩藤汤加减。

常用药物：羚羊角片、钩藤、桑叶、菊花、白芍、茯神、生地黄、川贝母、淡竹茹、生甘草等。

四、预后

影响预后因素与体温升高程度及持续时间、重要器官损伤数目及程度、血乳酸水平、有无慢性病等有关。如果发病后 30 分钟能将直肠内温度降至 40℃以下，通常不发生死亡，降温延迟，病死率明显增加。无尿、昏迷或心力衰竭患者病死率高。

五、预防

1. 暑热夏季穿宽松浅色透气衣服，减少户外活动时间，避免长时间暴露于高温环境。

2. 儿童和青少年劳力性热射病常发生在体育活动和军训时，因此在锻炼时应预先制定计划，减少其发生中暑可能性。

3. 充分饮水、补充电解质，避免在高温环境内剧烈活动。

4. 肥胖儿童亦可通过控制体重，降低中暑发生率。

第五节　溺　水

溺水（drowning）是淹没或浸入液体介质导致原发性呼吸障碍的病理过程，介质是水，可以含各种可溶性化学物质，以及泥沙、粪便等，故更符合汉语中"溺沉"的称谓。据报道，2017 年全球溺水发生率约为 4.1/10 万，而我国的相关报道指出，溺水是导致我国人群意外伤害致死的第 3 位病因，是 0 ～ 14 岁年龄组的首位死因。我国儿童溺水死亡率为 8.77/10 万，0 ～ 14 岁儿童占总溺水死亡人数的 56.04%。溺水发病率表现为男孩高于女孩，南方高于北方，农村高于城市，夏秋季高于冬春季。因此，需要重视溺水对儿童造成的生理和心理伤害的防治。

淹溺后窒息合并心脏停搏者称为溺死（drowning），如心脏未停搏则称近乎溺死（near drowning）。

中医学有大量关于"溺水""溺水死"或"落水"的记载，记录大量的药物、物理救治和判断预后的方法。

一、病因与发病机制

（一）西医病因与发病机制

1. 西医病因　具有明确溺水病史，应该注意明确溺水有无诱因（基础疾病，如癫痫发作等）、溺水的时间、水的性质（如海水、淡水、是否含有泥沙、粪便等）、有无其他外伤（如骨折、皮肤损伤、颅骨损伤等）。

2. 发病机制　溺水对机体各器官系统造成的损害主要是由缺氧所造成的病理变化，包括由物理性、化学性和生物性损伤导致的缺氧，而且这三个因素可以相互作用，可加重病理性损害。水中所含的化学物质可以刺激呼吸道，引起喉痉挛、气道和各级支气管痉挛，这些均可引起机体的通气功能障碍，形成低氧血症。溺水时液体和固体类异物进入气道，直接造成气道梗阻；在溺水过程中被吸入气道的水中不可避免含有各类微生物，由此引发次级伤害——生物性损伤，这个损伤不仅仅局限于呼吸道或肺部，可能借助血流而形成播散性感染和远隔脏器功能的伤害。溺水过程中，低温可以抑制心功能，引发包括心搏量减少和致死性心律失常等心泵功能不足或衰竭，导致体循环平均充盈压降低，进一步加重各脏器的缺氧性损伤。

依据不同的淹溺方式、水质等的不同，发病机制及生理病理也不同。

（1）干性溺水和湿性溺水　发生溺水后，首先是本能地屏气，以避免水进入呼吸道。很快，由于缺氧，不能继续屏气，水随着吸气而进入呼吸道和肺泡，引起严重缺氧、高碳酸血症和代谢性酸中毒。可有两种情况。

1）干性淹溺　喉痉挛导致窒息，呼吸道和肺泡很少或无水吸入，约占淹溺者的10%。人入水后，因受强烈刺激（惊慌、恐惧、骤然寒冷等），引起喉头痉挛，以致呼吸道完全梗阻，造成窒息死亡。当喉头痉挛时，心脏可反射性地停搏，也可因窒息、心肌缺氧而致心脏停搏。所有溺死者中10%～40%可能为干性淹溺。

2）湿性淹溺　人淹没于水中，本能地引起反应性屏气，避免水进入呼吸道。由于缺氧，不能坚持屏气而被迫深呼吸，从而使大量水进入呼吸道和肺泡，阻滞气体交换，引起全身缺氧和二氧化碳潴留；呼吸道内的水迅速经肺泡吸收到血液循环；如果水内含有微生物，可能会引起肺部感染。由于淹溺的水所含的成分不同，引起的病变也有差异。

（2）水质

1）淡水淹溺　江、河、湖、池中的水一般属于低渗，统称淡水。水进入呼吸道后影响通气和气体交换；水损伤气管、支气管和肺泡壁的上皮细胞，并使肺泡表面活性物质减少，引起肺泡塌陷，进一步阻滞气体交换，造成全身严重缺氧；淡水进入血液循环，稀释血液，引起低钠、低氯和低蛋白血症；血中的红细胞在低渗血浆中破碎，引起血管内溶血，导致高钾血症，引起心室颤动而致心脏停搏；溶血后过量的游离血红蛋白堵塞肾小管，引起急性肾功能衰竭。

2）海水淹溺　海水含3.5%氯化钠及大量钙盐和镁盐。海水对呼吸道和肺泡有化学性刺激作用。肺泡上皮细胞和肺毛细血管内皮细胞受海水损伤后，大量蛋白质及水分向肺间质和肺泡腔内渗出，引起急性非心源性肺水肿；高钙血症可导致心律失常，甚至心脏停搏；高镁血症可抑制中枢和周围神经，导致横纹肌无力、血管扩张和血压降低。

3）粪坑淹溺　粪水中含有大量细菌及有毒物质，溺粪时除具有类似溺水的病理生理变化外，还有细菌、毒素及有毒代谢产物所致的一系列中毒反应和组织损害。①类似溺水的变化：溺粪后吸入大量的粪水或粪渣阻塞呼吸道，引起呼吸道暂停、窒息，使组织缺氧、代谢紊乱和水电解质平衡失调。类似淡水溺水中毒的病理生理改变。②粪中毒：是指粪池中细菌、毒素及化学毒物进入机体后所引起的一系列中毒反应，包括以革兰阳性菌为主的细菌（如大肠埃希菌、副大肠埃希菌、铜绿假单胞菌等）及其释放的毒素，胺类（如酪胺、腐胺、尸胺、组胺及吲哚等有毒物质）、硫化氢等，经呼吸道吸入及消化道吞入后，可引起吸入性肺炎、细菌性肠炎、败血症、严重感染及中毒症状、多脏器受累等，溺粪者毒血症症状突出，各重要脏器均可受累，而脑水肿的表现尤为突出。

（3）石灰窑淹溺　生石灰主要成分是氧化钙，氧化钙与水反应后会生成氢氧化钙，反应过程中会释放大量的热量。如果生石灰接触人体后进入呼吸道后会和呼吸道黏膜中的水分发生化学反应，产生大量的热能灼伤呼吸道，同时生石灰可阻塞呼吸道造成呼吸困难，影响气体交换。

（4）温水与冷水溺死　两者有显著差别。无氧后4～6分钟发生脑死亡的概念不适用于冷水中近乎溺死的病例。冷水中（水温＜20℃），某些患者心脏停搏后30分钟后仍可复苏，但在水中超过60分钟复苏不能取得成功。存活可能的原因归于哺乳类的潜水反射。人潜入冷水时可迅速发生反应，表现为呼吸抑制、心率减慢，对窒息相对有抵抗的组织出现血管收缩，仅保持大脑及心脏的血液供应以短时持续生命所需。水越冷，越会有更多的氧送到心脏及脑。潜水反射也可因恐惧引起，且年轻人的潜水反射更突出。水温＜20℃，身体的代谢需要仅为正常的1/2。水越冷，存活的机会越大。

（二）中医病因病机

溺水是水入肺脏之中，影响肺主气司呼吸的功能，造成气机闭塞，阴阳之气不能顺接而死。

二、临床诊断

1.**病史**　依据明确的溺水病史可明确诊断。

2.**临床表现**　溺水最主要的表现是窒息导致的全身缺氧，可引起心跳、呼吸骤停、脑水肿等。肺部吸入污水可引起肺部感染、肺损伤。随着病程演变，将发生低氧血症、弥漫性血管内凝血、急性肾损伤、多器官功能障碍综合征等，甚至死亡。如溺于粪坑、污水池和化学物质储存池等处，还可伴有由相应物质引起的损害和/或中毒症状。

依据溺水时间长短，溺水可以分为以下三种形式。

（1）轻度溺水　落水片刻吸入或吞入少量液体，有反射性呼吸骤停，意识清楚，血压升高，心率加快，肤色正常或稍苍白。

（2）中度溺水　溺水1～2分钟，水可经呼吸道或消化道进入体内，由于反射仍然存在，引起剧烈呛咳、呕吐，可出现意识模糊，烦躁不安，呼吸不规则或表浅，血压下降，心率减慢，反射减弱。

（3）重度溺水　溺水3～4分钟，昏迷，面色青紫或苍白，肿胀，眼球突起，四肢厥冷，血压测不到，口腔及鼻腔充满血性泡沫，可有抽搐，呼吸心跳微弱或停止，胃扩张、胃上部膨隆。

3.**辅助检查**

（1）胸部X线片　轻症可有对称的肺门浸润影，重者可见两肺弥漫性肺水肿，伴有不同程度的炎症性改变。双肺散在不规则片状边缘模糊阴影，中下肺为多见，常见于右肺；肺水肿则以双肺出现片状、云絮状阴影融合成大片状，从肺门向外扩散；肺不张，肺内病变分布与吸入时体位和固体状物质的大小相关。

（2）血液生化检测　以心脏的应激性变化为主，如CK-MB、LDH、TnT、pro-BNP等，并随着溺水时间的延长而明显增高；其他重要脏器的功能改变不明显。应激状态下，血糖多以升高为主，若已经下降，意味着缺氧时间过长，预后不良。淡水溺水者血清钾增高、血清钠、钙、氯降低；海水溺水者血清钾增高、钠、钙、氯均增高。

（3）动脉血气分析　明确的低氧血症及酸中毒，血气分析中的乳酸监测数据涉及患者的预后，需要引起重视，并及时复查。

（4）脑电图及头颅CT、MRI　评估脑水肿、脑出血、继发性癫痫、脑功能情况，尤其是溺水时间长者。

（5）心电图和心脏超声 对心功能和有无心律失常进行评估。

三、治疗

（一）西医治疗

治疗原则：立即畅通气道，实施有效心肺复苏，尽早转入医院。一旦发现有溺水者，应及时救治，尽可能缩短缺氧时间。抢救时应及时有效地进行心肺脑复苏、解除呼吸道梗阻、恢复自主呼吸及心率、防止感染及保护重要脏器功能，做好院内外急救治疗的连续性。

1. 院前急救

（1）现场抢救 一旦发现有溺水者，应尽快通过各种方法施救，将其救出水面，立即评估判断病情严重程度，及时有效地进行现场急救，同时联系急救转运，切记所有转运需要在基本生命体征稳定的情况下进行，不能只顾争分夺秒送入医院而贻误最佳抢救时机。患儿救治上岸后进行生命体征、是否有明显脊髓受伤评估，如若溺水者仅有喉痉挛或屏气或仅有少量水进入肺内且很快进入循环系统，没有必要用各种方法试图将吸入气道内的水清除，而应检查患儿的反应和呼吸，如无自主呼吸或喘息样呼吸或呼吸暂停而心跳存在，应迅速进行 2 次有效的人工呼吸，在此过程中要注意有无异物（如泥沙、食物等）阻塞口腔，需将患儿头部转向一侧，以防异物阻塞主气道，但切忌用手指抠挖患儿口腔，以免发生出现对患儿和 / 或施救者的次生伤害。若心搏骤停，需立即进行心肺复苏，复苏步骤应该是 A–B–C（保持气道通畅 airway– 建立规则呼吸 breath– 恢复有效循环 circulation）而非 C–A–B 顺序，直至自主循环恢复。

（2）急救措施 专业救护人员到达后应尽快完成气道清理以保持气道通畅，复苏气囊正压通气或气管插管给氧有利于循环恢复。同时开放静脉通道，依据病情及时应用抢救药物，如正性肌力药物、升压药、呼吸兴奋剂等。

2. 院内的救治与监护

（1）纠正缺氧性损伤 主要是保证通气氧合、稳定循环、神经系统的评估和复温、保护脏器功能，维护内环境的稳定。同时详细询问病史，一些溺水是由外伤所致或伴随有基础性疾病，如癫痫、心律失常等，这些病史对治疗的抉择有影响。

入院后应立即予以呼吸机辅助通气，辅以必要的气道清理（吸痰护理等），控制补液速率，以达到改善氧供、降低 CO_2 潴留、扩张萎陷的肺泡、防治急性肺水肿的发生。对于发生气道痉挛的病例，可通过雾化吸入疗法（激素、和 / 或气道扩张剂），以减轻气道高反应性、扩张气道，从而改善通气功能；针对长时间自主呼吸不能恢复而依赖机械通气、咽喉反射功能明显降低或恢复不佳、肺部继发感染合并气道分泌物显著增加、意识障碍不能恢复而处于植物人状态的病例，气管切开是一个可供选择的治疗方案。

（2）恢复有效循环 应保证有效的、规则的心脏搏动和有效的循环容量，前者应通过有效的心肺复苏术和正性肌力药物以维持正常的符合小儿年龄标准的心率。通过适当的容量评估，补充不同性质与剂量的液体，必要时加用血管活性药物（多巴酚丁胺、米力农、肾上腺素、去甲肾上腺素和抗利尿激素等），以确保足够的组织灌注和不加重急性肺水肿。对于少量、一过性心律失常可以暂时观察不处理，一旦影响心搏出量，则需要立即处置，包括使用药物与电除颤治疗。

（3）脑功能的恢复　脑功能恢复与否是对溺水所造成的缺氧性损伤救治成果的最好评价，但目前没有确切方法可以逆转神经细胞的损伤过程，主要是支持性治疗，维持正常血糖、血氧分压和二氧化碳分压等，避免任何增加脑代谢的因素。

脑功能恢复的关键在于减轻由缺氧导致的脑水肿和颅高压。心肺复苏术后，无论是否出现颅高压的征象，均可在保证足够的颅内灌注压的前提下，使用降颅内压治疗。常用的降颅高压治疗，包括静脉注射3%氯化钠、甘露醇、甘油果糖、呋塞米（必要时可以联合使用白蛋白）等，注意控制液体的输入量和速率。另外注意低温疗法、止痉、高压氧及脑神经辅助性用药的综合应用。

（4）其他重要脏器功能的评估与维护　缺氧性损伤波及全身各脏器，引起相关的功能障碍。随着病情的进展，缺血再灌注损伤会对脏器功能造成第二次"打击"，因此在整个治疗周期应全面、持续地评估各脏器功能，为机体的全面康复创造条件。

（5）预防感染　溺水的性质不同，造成继发感染的可能性不同，但均需预防继发感染，并依据相关病原学检测结果，调整抗生素的选择；同时注意评估是否存在厌氧菌感染。

（6）营养支持　喂养耐受的前提下，尽早肠内营养（Enteral Nutrition，EN）是最符合生理要求的营养支持措施。

（二）中医治疗

中医文献中记载了大量对溺水的救治，主要分为两个步骤。首先是促进体内的水液排出，有物理方法如倒背、放置牛背等，有药物方法如皂角、半夏、通天搐鼻散纳入窍道内，或借助针灸等方法。其次是采用中医药手段进行后期遗留问题的综合康复等。

四、预后

溺水的预后与缺氧时间的长短密切相关，脑功能的恢复是影响患儿预后的最重要因素之一。非目击溺水、淹没时间长、未及时实施心肺复苏、心肺复苏持续时间长和持续昏迷均是预后不良的表现。反复神经系统的评估是判断预后的基础，给予早期康复、高压氧治疗等改善脑功能。

五、预防

儿童溺水重在预防，且可防可控，需要包括家庭、学校、社区、政府等各个方面采取综合性预防措施，除行政立法和监督、监测外，还应该加强宣传、教育等方面的措施。研究显示，为家长开展健康教育是预防儿童溺水的有效干预措施，保障水域安全和加强游泳安全教育是降低溺水发生率的重要举措，加强对儿童的监管是预防溺水发生的关键。

第六节　电击伤

电击伤（electric injury）是指人体与电源直接接触后电流进入人体，造成机体组织损伤和功能障碍的疾病。依据资料统计及文献报道，小儿电击伤约占住院烧伤患者的1%，但由于部分轻伤患儿触电后可自动恢复，部分患儿当场死亡，故发病率不详，印度报道死亡率为2.5/10万，我国实际死亡率不详。

由于正常的电应用是现代科技的产物，故中医中没有关于电击伤的记载，在宋代宋慈的《洗冤集录》中有"雷震死"的记载，可参考。

一、西医病因机制

（一）西医病因

触电（electric shock）的原因多为接触通电设备，如电器、电源插孔或电线的断端等，或者雨天在树下避雨等。电流对人体的损伤程度主要包括以下几个因素。

1. 电流的种类（交流、直流） 直流电对人体危害相对较小。

2. 电流强度、电流受到的阻力、接触电流的时间及电流在人体内经过的路径 电流强度越大、电阻越小、接触电流的时间越长及流经重要脏器，对人体的危害越大。

3. 电压高低 电压越高，对人体危害越大。

4. 电流的频率 交流电对人体伤害较重，但交流电的频率不同对人体的伤害也不同，30～100Hz 的交流电对人体的危害最大。当交流电流频率达到 20000Hz 时对人体危害很小。

（二）发病机制

1. 交流电引起的神经及肌肉系统过度兴奋 交流电可引起神经和肌肉强烈兴奋。除骨骼肌外，还可作用于支气管平滑肌，使其发生剧烈收缩，呼吸停止，也可使冠状动脉痉挛发生心血管功能障碍，甚至心搏骤停。

2. 电能转化热能烧伤 电流通过组织时由于电阻的存在，电能转化为热能产生组织烧伤，电阻越大的部位，组织烧伤越严重。

3. 组织电离分解 电流使组织因电解而发生分解，并使细胞内外离子平衡受到破坏。

二、临床诊断

（一）诊断

1. 临床表现 主要是局部组织电烧伤和电休克的全身反应。电击伤损伤的严重程度不同，临床表现不一，轻者无任何症状，重者可引起局部或全身的损害，甚至致残致死。

（1）**全身反应** 以小儿手部触电多见。

1）**轻型** 触电后表现为面色苍白、无力、从手指麻木到肌肉痉挛，短时间内出现头晕、心悸、恶心呕吐、呼吸急促等，神志多清楚。

2）**重型** 触电后当即昏迷，逐渐发生血压下降、心室颤动、呼吸心搏骤停等，若治疗及时大部分患儿可以获救。

（2）**局部组织损伤** 触电后局部皮肤发生严重烧伤，电流通过人体形成一个入口和一个或一个以上出口，这是电击伤（electric injury）的重要特点，也称为"夹心样"坏死，往往会同时出现进行性坏死。入口烧伤范围小而烧伤严重，出口烧伤范围大而程度较轻，皮肤烧伤多呈黑糊状、焦糊状、表皮爆开的干裂口可达骨骼、颅脑、内脏、脊髓等重要脏器。因疼痛较轻，在伤后 1～2 周内多为进行性组织坏死性改变，故烧伤早期很难作出判断。由电弧或火花引起的烧伤多因衣物烧伤而引起皮肤大面积烧伤，深部烧伤轻微；触电后可引起骨骼肌强烈收缩而致骨折、脱位等；肢体电烧伤伤及深部肌肉时，可引起局部高度水肿，局部压力升高，并发急性筋膜间室综合征，治疗不及时常引起坏死。如组织坏死发生感染以厌氧菌感染可能性大，发生气性坏疽时，需切除已感染的患肢。同时广泛肌肉损伤产生大量肌红蛋白，易致急性肾损伤。

2.辅助检查　心电图、心肌酶、血常规、尿常规、肝肾功能等检查。若有任何心肌受损的征象如心律失常或胸痛则应做动态心电图和心脏彩超评估病情。若出现意识状态恶化，则应做CT或磁共振扫描，以排除颅内出血。

（二）鉴别诊断

电击伤患者多有明确的电源接触史，或者雨天在树下避雨等，轻者无任何症状，重者出现昏迷、心室颤动等。有些患儿触电后，心跳及呼吸极其微弱，甚至暂时停止，处于"假死"状态，因此需认真鉴别，不可放弃对触电患儿的抢救。同时重症电击伤昏迷的患儿需与其他意外伤害如动静脉畸形颅内出血、外伤、其他食物药物中毒等鉴别。

三、治疗

首先切断电源，或用绝缘物质如木制品或竹竿拨开电源，禁忌直接用手接触患儿。

（一）西医治疗

1.心肺复苏　若发现呼吸停止，应立即实施口对口人工呼吸或呼吸气囊复苏通气。发现心跳停止，应立即实施胸外按压。如前所述，因强烈电流刺激，患儿亦有可能发生"假死"现象，因此即使患儿发生瞳孔散大、昏迷等也应积极抢救，坚持心肺复苏，不能中断。

2.局部创面的处理　经心肺复苏治疗，病情稳定后，应立即检查患儿创面，估算可能的深度和范围，尽快清理坏死组织，消除并发感染的病灶。因电击伤呈进行性发展，所以应反复多次清创。如患肢发生感染或坏死无法保留者，应尽快考虑截肢。并发急性筋膜间室综合征时，应立即实施筋膜切开减张术，促进血运恢复。大血管损伤出血，多发生于伤后2周，清创时应做好镇痛镇静及物品准备，依据周围解剖关系及周缘组织健康状况尽早处理。

（二）中医外治

如有皮肤灼伤的情况，参照"烧烫伤"章节中医内容。如有心肺呼吸骤停，参照相关章节内容。

四、预防

学校、幼儿园及社区应普及安全宣传和加强安全教育，使之了解用电安全及不良事件的后果。杜绝家用电器及线路漏电，对户内外电线及变压器材等对人有危害的带电设施，应妥善安装防护网栏避免儿童接触，减少触电事故发生。

第七节　烧烫伤

烧伤泛指由热力、电流、化学物质、激光、放射线等所致的组织损害。通常所指狭义烧伤，即热力所造成的烧伤。临床上也有将热液、蒸汽所致的烧伤称之为烫伤。由于烧伤和烫伤所造成的组织、器官损害类似，故临床上亦有将其合并成为"烧烫伤"，也就是广义的烧伤。既可以发生于体表，包括皮肤、皮下组织、肌肉、骨骼等，也可发生于其他部位如眼、口腔、呼吸道、食管、胃等。但常见于体表。

NOTE

中医学对烧烫伤的记载很多，《小儿卫生总微论方》称之为"烫火伤"，其他古籍有"水火烫伤""汤泼火伤""火烧伤""汤火疮""火爆伤"等，总称为水火烫伤病。

一、病因与发病机制

（一）西医病因与发病机制

1. 西医病因

（1）热力烧伤　小儿烧伤，都为热力烧伤，即高温物质对皮肤造成的损伤，包括热液、火焰、热蒸汽、热金属或高温物体等引起的烧烫伤，烫伤是指热液、沸水、沸油、沸汤、热蒸汽等所引起的组织损伤，是热力烧伤的一种。婴幼儿常因热水袋、洗澡盆内的热水或碰倒盛热液的容器而烫伤。而我国北方地区取暖用各种炉具也可发生大面积的烧烫伤。

（2）化学烧伤　由强酸、强碱及糜烂性毒剂等化学物质引起的烧伤。

（3）电能烧伤　由电流和雷电引起的组织损伤及功能障碍。

（4）放射能烧伤　由放射线引起的组织烧伤，小儿罕见。

2. 发病机制　烧伤组织出现变性坏死，体液渗出，引起组织水肿变性。小面积浅度烧伤，体液渗出有限，经代偿不影响全身的有效循环血量。大面积或深度烧伤时因大量渗出可致休克，继发感染可并发脓毒症和多器官功能障碍。

（二）中医病因病机

中医学认为火毒为主要病因，其为阳邪，骤然侵入，热盛必伤及皮肤表皮与全层，甚则伤及肌肉、关节、筋骨、五脏等。脾主肌肉，火毒伤肌腐肉，致瘀血凝滞，故创面多见红肿疼痛、出血或液体渗出，甚则见腐肉脓血、皮下瘀斑；火毒伤阴之甚、耗气之速，故无论病情轻重，极易发生神昏谵语，或喘息不安，或目窜直视，或尿中带血，或腹胀便秘等热毒内攻五脏之证，甚则阴伤及阳，或气血两虚等危重症。故本病病位以脾胃为主，重者病及心、肝、肺、肾五脏。

二、临床诊断

1. 临床表现

（1）分层与分度　烧伤常累及组织、器官发生可逆或不可逆的病理学变化，并产生相应的临床表现与后遗症，据此临床上将烧伤深度划分为浅层烧伤、浅表部分皮层烧伤、深部部分皮层烧伤和全层烧伤四个分层。

1）浅表烧伤　多由晒伤引起，仅累及表皮层。不形成水疱，会引起疼痛、干燥、发红，按压时发白，2～3天疼痛和红斑消退，受损的上皮组织会从愈合的表皮上剥落，通常3～6天痊愈，不留瘢痕。

2）浅表部分皮层烧伤　累及表皮和部分真皮。常形成水疱，创面疼痛、发红、潮湿，按压时发白。通常在7～21天内愈合，可能出现色素改变，通常不会遗留功能障碍和瘢痕增生。

3）深度部分皮层烧伤　深及真皮深层，破坏毛囊和腺体组织。常形成易破溃水疱，仅按压时疼痛，创面湿润或呈蜡样干燥，且有花斑样改变，按压时不发白。如果无创面感染且不需植皮而自行愈合，需3～9周。常存在瘢痕增生。如果烧伤累及关节，常产生关节功能障碍。

4）全层烧伤　深及皮肤全层并破皮，常累及皮下组织。皮肤坏死，脱水后形成焦痂，皮肤从蜡质白、皮革灰至焦黑色不等，干燥、无弹性，按压时不发白，最终焦痂与基底组织分离，暴露出未愈合的肉芽组织创面。如不手术，创面通过向心性挛缩逐渐缩小，边缘逐渐上皮化而愈合。常形成严重的瘢痕，影响肢体或躯干的血运和活动，多伴有感觉缺失或减退。全层皮肤受损常累及筋膜、肌肉和 / 或骨骼。

5）烧伤分度　依据烧伤深度分为Ⅰ～Ⅳ度：①Ⅰ度：浅层或表皮烧伤；②Ⅱ度：部分皮层烧伤（浅表部分皮层烧伤、深度部分皮层烧伤）；③Ⅲ度：全层烧伤；④Ⅳ度：累及筋膜、肌肉或骨骼。

2. 总面积的估算　烧伤面积的估算是临床上诊治烧伤的基础，评估皮肤烧伤区域占全身体表面积的百分数（total percentage of body surface area，TBSA）来表示。针对儿童的评估方法主要有三种：改良 Lund-Browder 图表法（表 4-3）、中国九分法（表 4-4）和手掌法。由于考虑到生长发育对体表面积百分比的影响，临床上推荐儿童 TBSA 使用改良 Lund-Browder 图表法。中国九分法是 1961 年中国医生通过对 450 名青壮年男女实际检测结果并加以简化后制定，1970 年全国烧伤会议上推荐使用。手掌法：可用患者手掌面积来大致评估小面积或不均匀的烧伤。不包括手指在内的手掌面积，约占体表总面积的 0.5%；五指并拢，一掌面积占体表总面积的 1%。TBSA 评估烧伤面积不包括浅表烧伤。

3. 烧伤严重程度的评估　临床上依据烧伤对机体造成的伤害程度分为四个等级，以对治疗与预后判断做出规范。

（1）轻度烧伤　儿童总面积在 5% 以下的Ⅱ度烧伤。还须符合以下标准：①单纯烧伤（即无可疑吸入伤或高压电击伤）；②不累及面部、手、会阴部或足部；③未跨越大关节；④无环形烧伤。

（2）中度烧伤　总面积在 6%～15% 的Ⅱ度烧伤或Ⅲ度烧伤面积在 5% 以下的烧伤。

（3）重度烧伤　总面积在 16%～25% 或Ⅲ度烧伤面积在 6%～10% 之间的烧伤。吸入伤或高压电击伤、累及面部、手、会阴部或足部、跨越大关节、环形烧伤均属于重度烧伤。

（4）特重度烧伤　总面积在 25% 以上或Ⅲ度烧伤面积在 10% 以上者。

表 4-3　改良 Lund-Browder 图表法（%）

部位	生后至 1 岁	1 至 4 岁	5 至 9 岁	10 至 14 岁	成人
头	9.5	8.5	6.5	5.5	4.5
颈	1	1	1	1	1
躯干	13	13	13	13	13
上臂	2	2	2	2	2
前臂	1.5	1.5	1.5	1.5	1.5
手	1.25	1.25	1.25	1.25	1.25
大腿	2.75	3.25	4	4.25	4.5
小腿	2.5	2.5	2.5	3	3.25
足	1.75	1.75	1.75	1.75	1.75
臀部	2.5	2.5	2.5	2.5	2.5
生殖器	1	1	1	1	1

表 4-4　中国九分法

部位	占儿童体表面积（%）
头颈	9+（12- 年龄）
双上肢	9×2
躯干	9×3
双下肢	9×5+1-（12- 年龄）

4.临床诊断评估流程　准确评估不仅限于对烧伤所造成的组织、器官伤害的严重程度，更应首先关注受伤患儿的生命体征、了解有无并发症，以确定首先需要采取的救治措施，为争取良好的预后打下基础。通过 ABCDE 的评估顺序可以帮助迅速识别并采取措施救治危及生命的情况。

A，气道（airway management）：上呼吸道烧伤患儿，早期进行气管插管，以预防气道黏膜受伤后水肿引发呼吸道梗阻。

B，呼吸（breathing and ventilation）：判断有无烟雾、一氧化碳或氰化物等毒物吸入，有无合并损伤影响通气、氧合。

C，循环（circulation and cardiac status）：烧伤后当时循环不稳定患儿需评估有无合并损伤。烧伤后数小时可能出现烧伤性休克。

D，有无残疾、神经系统缺陷和严重畸形（disability，neurologic deficit and gross deformity）。

E，暴露（exposure）：剪去患儿的衣服，检查受伤情况并注意保暖。

在完成对生命体征的评估之后，再开始对烧伤的总面积、深度和分级进行评估，并据此采取相应的治疗方案。

5.辅助检查

（1）实验室检查　全血细胞计数、电解质、血尿素氮和肌酐水平作为基线值。肌酸激酶、尿常规及尿肌红蛋白测定，评估有无横纹肌溶解。碳氧血红蛋白和血清乳酸测定，评估有无一氧化碳和氰化物中毒。C 反应蛋白和降钙素原的检测有利于对继发感染做出预警。

（2）影像学检查　依据损伤机制和体格检查结果进行必要的影像学检查。

三、治疗

（一）西医治疗

1.脱离热源　在处理烧烫伤之前应迅速脱离热源，帮助患儿就地打滚扑灭火焰，或用水将火扑灭，或用棉被、毯子、大衣等马上覆盖隔绝空气而灭火；烫伤时迅速脱去热液浸透的衣服，严重情况下应剪掉衣服，防止脱去衣服时造成皮肤脱落；酸碱烧伤时立即应用大量自来水冲洗；石灰粉烧伤应先去掉粉粒后，再用清水冲洗，避免石灰遇水产热而加重烧伤。

2.儿童轻度烧伤的处理

（1）一般处理　①降温：无破损创面可用常温凉水冲洗或浸泡不超过 5 分钟，用湿纱布或毛巾覆盖不超过 30 分钟，随后将无菌生理盐水浸润的纱布冷却至 12℃左右外敷，可减轻疼痛并限制组织损伤。对年幼患儿需避免低体温。②止痛：疼痛明显患者可使用镇痛药物，酌情单独使用非甾体抗炎药或 / 和阿片类药物联合使用。③抗感染：Ⅱ度或Ⅲ度烧伤需使用抗生素预防感染。④破伤风免疫：任何深于Ⅰ度烧伤患者均需使用破伤风抗毒素。

（2）创面处理　①清洗：使用温和的肥皂和自来水清洗无破损烧伤创面，或不含酒精的氯己定洗剂清洁烧伤创面；②清创：敷料包扎之前清理脱落或坏死的皮肤，破裂的水疱也应清除，完整水疱皮予以保留；③包扎：Ⅰ度烧伤一般不需要，Ⅱ度和Ⅲ度烧伤常需要纱布敷料覆盖，创面涂抹外用抗生素后第 1 层使用不粘纱布，第 2 层使用绒状干燥纱布，第 3 层使用弹性绷带。手指和脚趾须用干燥纱布单独包扎并使用纱布互相隔离避免粘连。

3. 儿童中重度烧伤的处理

（1）一般处理　移除衣物；保持呼吸道通畅、吸氧；有气道损伤体征者应早期气管插管建立人工气道；出现神志改变和代谢性酸中毒的患儿需评估是否存在一氧化碳和氰化物中毒。进行破伤风免疫接种。使用镇痛药物缓解疼痛，创面处理时可用吗啡止痛；循环不稳定患儿，可选用芬太尼。

（2）烧伤休克的复苏　儿童烧伤总面积＞ 10% 时，应用生理盐水进行常规复苏，及时有效的液体复苏对预防烧伤后早期感染、全身炎症反应综合征和多器官功能障碍综合征（MODS）等的防治至关重要。第一个 24 小时以每 1% 烧伤总面积 2 ～ 4mL/kg 进行补液。第一个 8 小时补液量为第一个 24 小时的一半。通过尿量观察复苏效果，尿量 ≥ 1.0mL/（kg·h）为复苏有效。第一个 24 小时液体总量为上述算得复苏液体量 +24 小时正常生理需求量。合并吸入性损伤时预估的复苏液体常偏少，必须监测容量状态并相应地调整液体治疗。

烧伤后 24 小时患儿的液体需求量估算公式如下。

1）改良 Parkland 公式　24 小时内液体需求量 =4mL/kg×%TBSA ＋ 24 小时正常液体维持需求量，TBSA 仅计算中度（Ⅱ度）和重度（Ⅲ度）烧伤面积。

2）Galveston 公式　24 小时内液体需求量 =5000mL/m²×%TBSA ＋ 2000mL/（m²·d）生理需要量，烧伤后最初 24 小时内液体复苏一般选用等渗晶体液。首选乳酸林格氏液。为维持血糖，体重＜ 20kg 的患儿可在维持液中加入 5% 葡萄糖。胶体可恢复胶体渗透压并维持血管内容量，常在 24 小时后或需要逐步增加晶体液量时添加。在烧伤休克期复苏过程中严重烧伤患者早期联合使用晶体和胶体溶液，胶体液首选血浆，若血浆来源不足可使用 5% 白蛋白。

（3）创面处理　早期切痂术及创面封闭疗法是标准处理方法，焦痂切除术指征：①四肢有环形或接近环形的焦痂阻碍或压迫深层组织或末端循环；②躯干或颈部焦痂阻碍通气或呼吸；③腹部环形或接近环形的焦痂导致腹腔内高压或腹腔间隔室综合征。深度烧伤在进行切除术或清创后，必须用自体皮或适当的皮肤替代品覆盖。

（4）瘢痕管理　①表层皮肤烧伤：可局部使用润肤保湿剂，避免曝晒，创面愈合后进行按摩；②深层皮肤烧伤：避免曝晒，创面愈合后进行按摩。需早期进行正确体位摆放、关节活动训练，控制瘢痕增生、防止关节挛缩。

（5）康复治疗　使用正确的摆位、结合辅助支具（矫形器和夹板固定装置等）的使用，最大限度促使肢体从制动逐步增加未受伤及受伤部位的关节活动范围，减轻水肿、疼痛，改善肌力、耐力，预防挛缩，减少瘢痕增生。提高运动能力、灵活性、协调性，逐步恢复身体转移、行走能力。

（6）瘙痒管理　创面植皮后皮肤干燥可增加瘙痒的敏感度和强度，可使用润肤剂减轻皮肤干燥，必要时口服抗组胺药。非药物治疗包括按摩、压力治疗、电刺激物理疗法、经皮神经电刺激等。

（7）烧伤脓毒症与感染预防　严重烧伤患者由于体表生理防御屏障受损、全身免疫功能下降、坏死组织广泛存在以及外界或自身菌群侵袭，其感染易感性增加。感染是严重烧伤的主要并发症，也是引起死亡的重要原因。

患者符合以下前 11 条中 6 条加第 12 条中任何一项，可确诊为烧伤脓毒症。①兴奋多语，幻觉、定向障碍或精神抑郁；②腹胀、肠鸣音减弱或消失；③烧伤创面急剧恶化，表现为潮湿、晦暗、有坏死斑、加深等；④中心体温 > 39.0℃或者 < 36.5℃；⑤心率加快：儿童大于其年龄段正常值的两个标准差；⑥呼吸频率增加：儿童大于其年龄段正常值的两个标准差；⑦血小板计数减少：儿童小于其年龄段正常值的两个标准差；⑧白细胞计数：外周血白细胞计数大于 $15×10^9$/L 或小于 $5×10^9$/L，其中中性粒细胞大于 0.8 或未成熟粒细胞大于 0.1；儿童大于或小于其年龄段正常值的两个标准差；⑨血降钙素原 > 0.5 pg/L；⑩血钠 > 155 mmol/L；⑪血糖 > 14 mmol/L（无糖尿病史）；⑫血微生物培养阳性或抗生素治疗有效。

（8）烧伤脓毒症的治疗　①尽早清除感染源、合理使用抗感染药物、连续性血液净化、糖皮质激素的应用、免疫调节及对症支持治疗（维持血液动力稳定及呼吸支持）；②控制高血糖；③纠正水电解质和酸碱平衡紊乱；④合理营养支持；⑤纠正贫血和低蛋白血症，烧伤后低蛋白血症：血清白蛋白浓度低于 30g/L 应补充白蛋白（宜选择 10% 以上高渗白蛋白，血清白蛋白浓度高于 35g/L 应停止补充）。

（9）避免医源性感染　①防止导管感染：无创面部位的静脉导管留置时间尽量不超过 7 天，有创面的部位尽量不超过 5 天；②防止呼吸道感染；③防止尿道感染；④防止交叉感染。

4. 吸入性损伤　吸入性损伤的典型症状包括以下四点：声音嘶哑、碳质痰、喘息和呼吸困难。上呼吸道烧伤若存在气道梗阻，应气管插管或气管切开，确定存在感染时选择敏感抗生素，同时予以加强气道湿化、使用祛痰药物。当怀疑或确诊一氧化碳中毒应给予高流量吸氧呼吸支持。

5. 营养管理　优先考虑肠内营养支持，但严重烧伤后早期血流动力学不稳定者不能予以肠内营养。肠外营养若使用深静脉导管，通过正常皮肤同一部位置管时间尽量不超过 7 天。高蛋白饮食：儿童应该摄入蛋白质 3.0g/（kg·d），限制葡萄糖能量，最多占 55%，血糖控制在 8mmol/L 以内；早期补充相关微量元素和维生素；通过药物或手术方式减轻代谢亢进等。

（二）中医治疗

本病早期多为火毒伤津证，热毒炽盛则烧烫伤创面可见腐肉脓血、皮下瘀斑、周围红肿等；严重者火毒内攻五脏，极易出现神昏谵语，或喘息不安，或尿中带血，或腹胀便秘等证，甚至出现阴伤及阳，或气血两虚等危重证候。治疗当内外兼治，以补气活血生津为基本治法。一般轻者不需内服，仅外用药可愈。中重度者须内外兼治，在清热解毒凉血同时须注意扶正祛邪，灵活配用养阴生津、活血化瘀、益气理脾、托里排脓等方法；出现亡阴亡阳等危急重证时，当回阳救逆，应积极配合西医抢救治疗。

1. 火毒伤津证

临床症状：烧烫伤早期或恢复期，创面疼痛或日久不愈。发热烦躁，口干喜饮，便秘尿赤，舌质红无津，舌苔黄腻，或舌质红无苔，脉洪大或脉弦数，或脉细数，指纹紫滞。

治法：清热解毒，益气养阴。

方药：黄连解毒汤合银花甘草汤加减。

常用药物：黄芩、黄柏、栀子、黄连、金银花、甘草等。

口干甚者加鲜石斛、天花粉等；便秘加生大黄、生地黄、玄参；尿赤加白茅根、淡竹叶、车前草等。

2. 热毒内陷证

临床症状：高热不退，创面创缘塌陷，腐臭糜烂，皮下瘀斑，周围红肿，舌质红绛或紫有芒刺，舌苔黄燥无津，或舌光无苔。

严重者热毒内攻五脏，若伴烦躁不安，神昏谵语为热毒传心；伴咳嗽痰鸣，痰中带血，呼吸气粗，鼻翼扇动为热毒传肺；伴浮肿，尿血或尿少，甚尿闭为热毒传肾；伴黄疸，双目上视，痉挛抽搐为热毒传肝；伴恶心呕吐，不思饮食，腹胀便结，或便溏黏臭为热毒传脾。

治法：清营凉血解毒。

方药：清营汤合黄连解毒汤加减。

常用药物：水牛角、生地黄、玄参、麦冬、金银花、连翘、竹叶心、黄连、丹参、黄芩、黄柏、栀子等。或犀角地黄汤（《备急千金要方》）合黄连解毒汤加减。高热伴神昏谵语者，可服安宫牛黄丸，高热伴痉挛抽搐，可服紫雪丹。

3. 阴伤阳脱证

临床症状：创面疼痛难忍，或肢体肿胀焦烂，口渴烦躁，神疲倦卧，面色苍白，肢冷汗出，甚则呼吸气微，表情淡漠，嗜睡，体温不升反降，尿少；全身或局部水肿，创面大量液体渗出；舌质淡暗，苔灰黑，或舌质淡嫩无苔，脉微欲绝或虚大无力等。

治法：回阳救逆，益气护阴。

方药：参附汤合生脉散加减。

常用药物：制附子、人参、生地黄、麦冬、五味子等。

冷汗淋漓加煅龙骨、煅牡蛎、黄芪、白芍、炙甘草等，或重用人参、制附子、黄芪；呕血加侧柏炭；便血加地榆炭。

4. 气血两虚证

临床症状：疾病后期，创面经久不愈，低热或不发热，精神疲倦，气短懒言，面色无华，食欲不振，自汗盗汗；舌质淡，舌苔薄白或薄黄，脉细弱。

治法：补气养血，兼清余毒。

方药：八珍汤加减。

常用药物：人参、白术、茯苓、炙甘草、熟地黄、当归、白芍、川芎等。气虚者加黄芪；低热加金银花、地骨皮、石膏等；食少加苍术、山药、陈皮等；创面不愈加川芎等。

5. 外治

（1）血余炭烧伤膏外涂　皮肤清洁消毒后，把血余炭烧伤膏均匀地涂擦在烧伤处，不需要覆盖，每日上药3次，换药前用生理盐水棉球清洗。一般用药1～2分钟疼痛消失，1周就可痊愈。

（2）中药敷料包扎治疗烧烫伤　常用紫草、地榆、土黄连、乌梅、五倍子、虎杖、黄连、黄柏、白芷、白及、冰片、血余炭、血竭等药物，以凡士林、植物油按比例配制，上述中药敷料敷盖创面 3～5 层，用胶布无张力固定，冬季注意保暖。

（3）轻者仅有局部皮肤红肿，无创面，推荐用紫草油，或鸡蛋黄油外搽。

第八节　异　物

异物（foreign body）是指外界物体通过人体自然孔如口腔、鼻孔、耳孔、肛门、阴道口、尿道口进入人体腔道，并引起各种症状的物体。呼吸道异物和消化道异物最常见。

一、呼吸道异物

呼吸道异物按部位可分为鼻腔、喉、气管、支气管异物；按来源可分为内源性（血凝块、痰栓等）和外源性（外界物质吸入）。通常呼吸道异物是指外源性异物，多发于儿童，尤其是 5 岁以下儿童，是儿科常见的急危重症，也是儿童意外伤亡的主要原因之一。

（一）病因

1. 儿童在生长发育过程中，咀嚼、吞咽功能不完善，喉头保护性反射功能不良，导致体积小的异物容易误吸进入呼吸道。

2. 小儿进食、玩耍过程中哭闹、大笑、受到惊吓、不慎跌倒等深吸气时，容易使口内食物或小玩具误吸进入呼吸道。

（二）发病机制

呼吸道异物引起的病理改变与异物的性质、大小、形状、存留时间密切相关。

1. 异物的性质　植物性异物，常见花生、瓜子、豆类，因含有游离脂肪酸，刺激性大，可引起呼吸道黏膜急性炎症反应，出现充血、水肿、分泌物增多；金属异物，常见铁珠、电池，因易腐蚀氧化，可引起局部黏膜溃烂，肉芽组织增生，疤痕形成。

2. 异物的大小、形状　小而光滑的异物引起的病理反应轻，气道部分受阻，吸气相空气可吸入，而呼气相气体排出受阻，因而出现肺气肿。如气肿持续加重，可导致肺泡破裂，出现气胸、纵隔气肿、皮下气肿。异物大、形状不规则，引起局部黏膜肿胀，支气管管腔完全阻塞，吸气相空气不能吸入，肺叶内气体逐渐吸收而出现肺不张。

3. 异物存留时间　异物存留时间越长，病理改变越严重，常因局部阻塞并发局部感染甚至肺脓肿。

（三）临床表现

呼吸道异物因部位、大小、存留时间长短不同，可出现不同症状。

1. 鼻腔异物　早期可无症状或仅有鼻塞，不易被察觉，加之患儿可能惧怕家长责骂，长时间异物停留甚至出现鼻臭、脓血性分泌物才引起重视。

2. 喉异物　喉异物不常见，但极可能危及生命。较大的异物或尖锐、不规则边缘的异物可能卡在喉部，引起剧烈呛咳。如异物较小，表现为喉鸣、声音嘶哑、呕吐甚至呼吸困难，部分患儿随着异物的排出症状逐渐减轻或缓解。异物大者可立即出现呼吸困难、发绀，短时间内窒息死亡。这类患儿最容易出现急性呼吸窘迫，必须及时处理。

3. 气管异物　异物在主支气管时，气道黏膜受异物刺激可出现咳嗽、喘息等症状；小的异物如随气流上下飘荡可闻拍翅声，也称为"气管拍击音"；呼气相撞击声带时可触及震动感，也称为"气管撞击感"；大的异物可能嵌顿于气管隆突而发生呼吸困难甚至窒息死亡。

4. 支气管异物　是最为常见的类型，以右侧支气管异物多见，主要由于右侧支气管与气管长轴相交角度较小，异物更易掉落右侧。如异物嵌顿于单侧支气管某分支，早期可无症状或症状轻微，长时间容易合并细菌感染，产生脓性分泌物，发展为肺炎或因异物完全阻塞气道而出现肺不张，或因异物的活瓣样作用，使气流可吸入肺叶而无法呼出，导致肺气肿，甚至气胸、纵隔气肿、皮下气肿。临床上表现为咳嗽、咯血、呼吸急促、呼吸窘迫等症状，体格检查肺部可闻及喘鸣音（常常是局灶性单音调的吸气相或双向喘鸣音）和 / 或单侧呼吸音减弱或消失。

5. 分期　临床上一般将呼吸道异物分为四期。

（1）异物进入期　异物进入喉部出现喉痉挛、呛咳、呼吸困难，甚至窒息死亡。

（2）安静期　异物进入呼吸道并在局部嵌顿，可无症状或仅有轻微症状。

（3）炎症期　异物对局部黏膜的刺激，使分泌物增多，引发感染，出现发热、咳嗽。

（4）并发症期　异物长期存留，并发感染（如支气管炎、肺炎、肺脓肿）、肺不张、肺气肿、气胸、纵隔气肿、皮下气肿等。

（四）临床诊断

1. 诊断

（1）临床表现　典型者有明确异物吸入、呛咳病史，但常因儿童主诉不清、缺少目击者，加之部分患儿症状不典型，临床诊断比较困难。如遇久治不愈的咳嗽、喘息，或同一部位反复发生的支气管肺炎，应考虑呼吸道异物可能。

（2）体征　呼吸道异物体征各异。单侧支气管异物可闻及干湿啰音、哮鸣音。如出现肺气肿、肺不张时患侧呼吸音可减弱或消失，触诊胸廓不对称。

（3）辅助检查　①胸部 X 线片：对于不透光的异物（如金属、骨质等）可通过 X 线检查直接发现。对于透光的异物，可通过胸透发现肺不张、肺气肿、纵隔摆动等间接征象进行判断。②胸部 CT：用于胸部 X 线片诊断困难，临床高度怀疑异物的患儿，能较直观地发现管腔内异物，具有较高的准确率。③内镜检查：是确诊呼吸道异物最主要、可靠的方法之一，较影像学更直观，尤其对于异物史明确的患儿，在进行检查的同时行异物取出治疗。

2. 鉴别诊断

（1）急性喉炎　常伴有声嘶、喉鸣或犬吠样咳嗽、吸气性呼吸困难，经激素治疗多可缓解。严重者可面色发绀、烦躁不安、鼻翼扇动、心率增快，甚至引起呼吸循环衰竭、死亡。需加强监护及支持治疗。重度喉梗阻者应及时气管切开。

（2）支气管哮喘　既往有反复喘息发作病史，急性期有呼气性呼吸困难，可闻及哮鸣音，经激素、支气管扩张剂雾化吸入等治疗后短时间内即可缓解。

（3）支气管炎 / 支气管肺炎　通常有上呼吸道感染病史，肺部可以闻及干、湿啰音，无明显的一侧呼吸音减弱。但需注意，异物存留时间长者可继发肺炎，且往往是在同一部位迁延反复，可进一步行支气管镜检查鉴别。

（五）治疗

呼吸道异物自然咳出的概率仅 1% 左右，因此必须设法将异物取出，具体治疗应依据病情的轻重、急缓情况处理，流程详见图 4-1。

NOTE

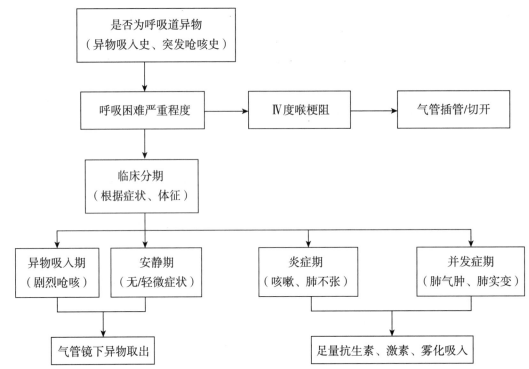

图 4-1 呼吸道异物处理流程图

1. 鼻腔异物 可先用 1% 丁卡因和 1% 麻黄碱喷入鼻腔，待鼻黏膜麻醉收缩后用镊子取出异物。

2. 喉、气管异物 如出现不能呼吸、发声，双手抓住颈部等窒息表现，在意识丧失前应立即采取背部叩击和胸部快速按压法或腹部快速按压法（海姆立克手法，见图 4-2、4-3），直至异物排出或意识丧失。如果阻塞性异物在喉以下且采用上述操作不能使其移动，在进行支气管镜操作前需提供氧气和其他生命支持措施。

3. 支气管异物 如异物无严重并发症，应尽早行硬质气管镜或软式支气管镜取出。对于病程长，或有并发症者，应先控制并发症，待病情稳定后再行异物取出术。支气管镜可以看见异物但无法将其取出时，需开胸手术。

背部叩击和胸部快速按压法：对于可疑异物窒息的婴儿，一手捏住患儿颧骨两侧，手臂贴着前胸，另一手托住后颈，让其脸朝下趴在施救者膝盖上，用掌根在背上拍 5 次，若异物未排出，将患儿翻过来，用中指和食指在胸廓下 1/3 快速按压 5 次，重复上述步骤直到有效或意识丧失（图 4-2）。

腹部快速按压法（海姆立克法）：对于 1 岁及以上的患儿，可站在其背后，双手放于胸骨和肚脐间的腹部，一手握拳，另一手包住拳头，双臂快速用力挤压，直到有效或意识丧失（图 4-3）。意识丧失后的处理参照第二章昏迷章节内容。

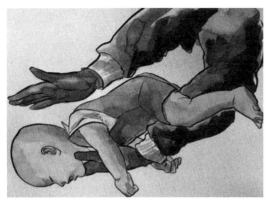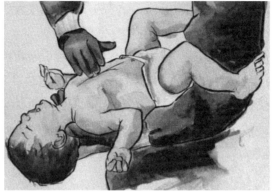

图4-2 背部叩击（A）和胸部快速按压法（B）（婴儿）

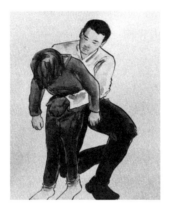

图4-3 海姆立克法（儿童）

（六）预防

呼吸道异物是儿童最常见的意外伤害之一，是一种完全可以预防的疾病。应加强宣传教育，提高对此引起危险性的认识，了解预防知识，避免异物伤害。

1. 避免给5岁以下儿童吃整个花生、瓜子、豆类食品或玩耍能放入口、鼻内的小玩具。

2. 进食时不要嬉笑、打骂、哭闹，防深吸气时将异物吸入气道。

3. 加强教育，不要口含食物或玩具等玩耍。

二、消化道异物

消化道异物常见于5岁以下儿童，异物形式多样，常见的异物为硬币、小玩具、玩具零件、电池、弹珠、笔帽、螺丝钉、别针等，也可以是进食过程中误食的鱼刺、骨头等。大多数异物都能随粪便排出，但部分异物可滞留于食管、胃或小肠等任何部位，引起不同临床症状及并发症，需采取措施将其取出。

（一）病因

大多数的消化道异物可顺利从肛门排出。较大的、尖锐异物可引起消化道梗阻、出血、穿孔及内瘘形成；有腐蚀性的异物可能继发化学性损伤。

（二）临床表现

1. 食管异物 患儿可能无症状或表现为拒绝进食、吞咽困难、流涎或异物压迫气管可出现呼吸道症状（包括咳嗽、哮鸣音、喘鸣或窒息）。异物还可损伤黏膜并导致狭窄，或侵蚀食管壁导致食管与气管或其他邻近结构之间形成瘘管。锐利异物可能会穿透食管，导致颈部肿胀、捻发感或纵隔积气，提示可能发生食管穿孔。

2.胃肠异物 异物在胃内通常不会引起症状，除非引起幽门梗阻，表现为非胆汁性呕吐和胃膨胀。异物也可能滞留在肠道远段，引起迟发性并发症。如出现呕吐、腹胀等肠梗阻症状；异物尖锐，刺伤消化道黏膜，出现呕血、便血等消化道出血表现；刺穿肠管壁出现气腹、发热等消化道穿孔、感染表现。吞入 2 个或多个强磁体，尤其是在不同时间吞入，这些磁体可能会隔着多层肠管相互吸引，导致压迫性坏死、肠扭转、穿孔、感染或梗阻等并发症。

（三）辅助检查

1.X线片 可确定异物性质、部位，同时可观察胃肠道活动情况，直至异物排出。对于 X 线片不显影的异物，可考虑服用含棉花纤维的钡剂，使其附着在异物表面而显影。如果考虑食管穿孔、异物进入纵隔，可行胸部 CT 检查。

2.B超 可用于判断食管或胃内异物。

3.胃肠镜 不仅可以确定异物性质、部位，同时可以取出异物。

（四）治疗

大多数消化道异物可自行排出，仅少数需经过治疗措施才能将其取出。依据异物滞留部位的不同而采取不同的治疗措施。若出现以下情况，需尽快干预治疗（如经内镜或其他技术取出异物）：①吞入的异物锋利、较长或为超强吸水聚合物，且位于食管或胃内；②吞入的异物为强磁体或多个磁体；③位于食管内或胃内的腐蚀性电池；④患儿表现出气道损伤的征象；⑤食道完全梗阻的证据（患儿不能吞咽分泌物）；⑥提示炎症、穿孔、出血或肠梗阻的症状或体征（如发热、腹痛或呕吐等）。

1.食管异物 确诊后不能通过食管进入胃内者，可采用胃镜取出，但如果异物嵌入或穿透食管壁，引起食管周围炎症时，应切开食管或者开胸取出异物。以纽扣电池为例，处理流程详见图 4-4。

2.胃内异物 大部分胃内异物可用胃镜取出，如异物巨大或不能粉碎者不应强行经胃镜取出，否则容易造成胃、食管损伤，尖锐的异物更适合开放性手术取出。

3.肠内异物 无症状者以观察为主，超过 1 周仍未见异物排出，应进一步检查，如异物固定于某一部位，应采取手术治疗。有腹痛或可疑肠道损伤穿孔者，应手术治疗。

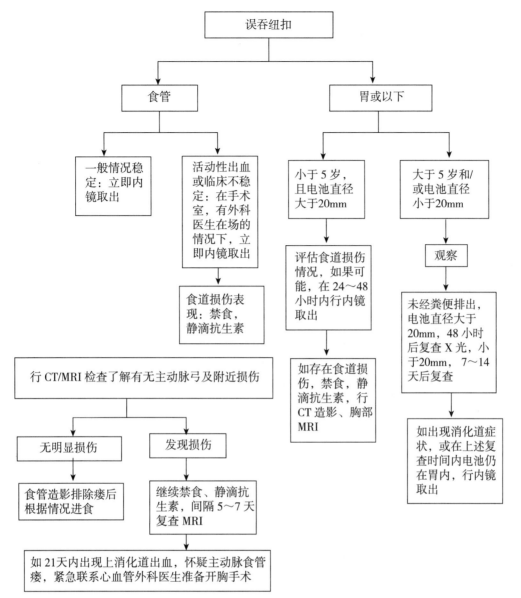

图 4-4　误吞纽扣电池的处理流程

第九节　儿童虐待

儿童虐待（child abuse）是指在相关责任、义务或能力的条件下，各种形式的躯体和（或）精神虐待、性虐待、忽视或疏忽、商业的或其他形式的剥削，对儿童的健康、生存、发展或尊严造成实际的或潜在的伤害。儿童虐待通常分为四种类型：躯体虐待、性虐待、情感和精神虐待、忽视。

儿童虐待是一个全球性问题，也是一个复杂和困难的研究课题。由于不同国家和经济文化环境对虐待的界定标准不同，使用的研究方法不同，其流行病学研究报告的发生率差异较大。总体来说，对儿童虐待的识别率远远不够，实际发生率往往高于调查数据。WHO《2014 年全球暴力预防状况报告》显示，近四分之一成年人（22.6%）曾在童年遭受过躯体虐待，36.3% 遭受过情感虐待，16.3% 遭受过躯体忽视，男女童之间无明显差异。而童年性虐待的终身患病率存在性别差异，女童为 18%，男童为 7.6%。我国在该领域研究历史较短，相关研究十分有限。2015 年一项针对中国儿童虐待研究的系统回顾显示，68 份研究中，18 岁以下儿童有 26.6% 遭受身体虐待、19.6% 遭受情感虐待、8.7% 遭受性虐待、26.0% 遭受忽视。近年来，城市流动人口家庭和农村留守儿童的虐待问题较为突出，需要重视。2017 年深圳的一项调查研究表明，外来务工人员家庭中的青少年遭受虐待问题比本地青少年更为普遍，其精神和躯体虐待的可能性分别是本地青少年的 1.490 倍和 1.425 倍。

心理相关方面的虐待，依据其对儿童的影响，可归于中医学的情志疾病中不同的疾病，如以抑郁为主的可归于"郁证"等。躯体方面的虐待，可参考创伤、烧烫伤等章节。

一、病因与发病机制

（一）西医病因与发病机制

儿童虐待发生的原因较为复杂，无法用单一因素来解释。现已明确了若干导致儿童虐待的危险因素，可归纳为个体因素、人际关系因素、社区因素和社会因素等，这些因素互相影响，构成儿童虐待危险因素的社会生态学模式，在试图了解虐待儿童问题产生的原因时，它们可提供整体概貌。但并非在所有社会文化背景下都存在这些危险因素。

1. 个体因素 包括父母和看护者因素、儿童自身因素，个体层面的因素可影响个体对儿童虐待的易感性。

父母和其他看护者的一些特点会增加发生儿童虐待的危险，包括：因难产、分娩并发症或对子女失望而很难与新生儿建立亲密关系；不养育儿童；由于年轻或教育水平低下而缺乏抚养技巧；对儿童发育缺乏认知或有不切实际的期望；赞同并施予体罚；童年期有被虐待经历；患有身心疾病或认知障碍，缺乏自我控制；酗酒或滥用药物；参与犯罪活动；在社会中孤立，抑郁、低自尊、无能，无法满足儿童或家庭的需要；经济困难等。

儿童自身因素并不是指儿童应为自己所受的虐待负责，而是指儿童自身的一些特点可能增加受虐待的可能性，包括：非意愿所生，或某些方面没有达到父母期望如性别、外貌、性情或先天畸形；抚养成本高如早产儿、不停哭闹、患有身心疾病或慢性疾病；有精神病症状、父母认为其性格有问题如多动或冲动；有一个或多个与自己年龄相近的同胞需要父母关心。婴儿和学龄前儿童不能独立生活，容易受到伤害，以及相对社会经验不足，因而受虐待死亡的风险最高。随着年龄的增长，躯体虐待的发生率下降，而性虐待的发生率在青春期后增加。

2. 人际关系因素 与家人、朋友、亲密伴侣和同龄人所形成的以下人际关系可能增加儿童虐待的发生：缺乏亲子依恋和没有形成依恋；家庭某一成员有身心健康问题；家庭破裂或家庭成员之间有暴力行为；家庭中有人对性别角色和性关系（包括婚姻关系）中的角色不满；孤独无助或缺少社会支持网络；在抚养儿童上无法从大家庭得到支持；因为种族、国籍、宗教信仰、性别、年龄、性取向、残疾或生活方式等不同而导致家庭受到歧视；在社区中参与犯罪或暴力活动。

3. 社区因素 社区层面的因素涉及发生社会交往的地点如生活小区、单位和学校，这些地区的特点对儿童虐待也有影响。儿童虐待风险的社区环境特征包括：对暴力宽容；存在性别歧视或社会不平等；易获取酒精和毒品；住房短缺、贫穷、高失业率；缺乏支持家庭的公共机构及满足特殊需要的服务，各种机构内部的政策和措施不足；邻里关系不稳定；环境中存在有害毒物。

4. 社会因素 社会层面的因素包括影响儿童虐待的潜在社会环境，如导致生活水平低或社会经济不平等和不稳定的社会、经济、卫生、教育等方面的政策；社会文化规范不够，提倡或颂扬暴力（包括体罚），僵化性别角色分工，弱化儿童在亲子关系中地位；存在儿童色情、儿童卖淫及儿童劳工现象。

5. 保护因素 有些因素对儿童虐待能起到保护性作用。不幸的是有关保护性因素的系统性研究较少，人们对此了解甚少。通过目前对儿童早期发育、儿童虐待的危险因素及某些预防措施效果的研究，发现家庭稳定是保护儿童的根本所在。精心的养育、父母和孩子之间深厚的感情及积极的而非体罚的教育方法都是保护性因素。

儿童虐待不仅可以直接导致儿童躯体受到伤害致残、致死，也使儿童的正常身心发育受到严重损害。这些影响伴随受虐者的一生，给个人和社会都带来了极大的损失。研究表明，发生在儿童早期的长时间、严重或不可预知的外力负面影响包括虐待，可改变大脑发育的生理学过程，并对神经、内分泌及免疫系统造成持续影响。这种改变反过来又会对儿童的身体、认知、情感和社会发育产生负面影响。面对极端压力的儿童可能出现基因表达的改变，导致患精神和身体疾病的风险更高。儿童期遭受虐待的危害可以延续到成年期。研究表明，童年期受到虐待与其将来生活中的危险因素和危险行为有关，包括施暴或沦为暴力受害者、抑郁、吸烟、肥胖、高危性行为、意外怀孕、酗酒和药物滥用等。上述危险因素和危险行为可能导致其心脏病、性传播疾病、癌症和自杀的发生率高于一般人群。情感虐待与多种精神障碍的终身诊断概率增加有关。

儿童虐待除了造成健康和社会损失以外，还会给经济带来巨大影响。经济代价包括：直接的治疗费用、由于过早死亡而损失的家庭收入和国家税收、特殊教育、心理咨询和社会福利、保护服务、看护成本、预防工作、与儿童虐待有关的成年人犯罪和后续的看押成本。我国的一项调查显示，在 2010 年，儿童躯体虐待、情感虐待、性虐待造成的经济损失分别占 GDP 的 0.84%、0.47%、0.39%。

（二）中医病因病机

儿童虐待在中医学文献中并无记载，现代学者对于儿童虐待病因病机研究较少，尚无统一病名。依据患儿受到伤害的形式不同（躯体/精神/性/忽视）及造成的不同临床表现（外伤/抑郁/惊恐/发育迟缓等），可归为中医行为和神志疾病范畴，是在先天禀赋不足，后天七情内伤、饮食失节及外伤等各种因素作用下，人体阴阳失衡，脏腑功能受扰，气血津液变动，引起心脑功能失常，导致各种神志异常或功能障碍。儿童虐待内因责之于五志过极，外因责之于外伤、家庭及社会环境因素等。总的来说，病位主要在心、脑，与肝、肾、肺、脾相关。

二、临床诊断

（一）诊断

1. 临床表现 儿童虐待的临床表现取决于虐待的形式和持续时间。

（1）躯体虐待（physical abuse） 是指蓄意对儿童使用躯体暴力，如击打、鞭打、踢、摇晃、咬、掐、烧灼、下毒和使其窒息，对儿童的身体造成伤害。皮肤损伤是最常见的表现，包括瘀斑、烧伤、撕裂伤、擦伤等。瘀斑常位于特殊部位，但不同年龄段的多种变量可能会影响瘀斑判断的准确性。瘀斑的形状有助于虐待的识别，如手掌印记、环形标记、带状瘀斑、咬痕等提示是由抓握、拍打、皮带鞭打、咬伤等行为所致。烧烫伤是最严重的皮肤损伤形式，通过观察受伤形式、烧伤深度、创伤外观，考虑病史与临床表现的相关性，评估是否虐待烧伤。比如由香烟引起的多个小圆形灼伤，故意浸泡引起的上肢、下肢或臀部的对称性烫伤。

骨折对虐待诊断具有特异性，包括肋骨骨折（特别是双侧、多发性）、长骨干骺端骨折、椎骨骨折、指（趾）骨骨折。研究发现，肱骨骨折最常见，越小年龄儿童的骨折与虐待相关性越强，3 岁以下儿童 24% 的骨折与虐待相关，1 岁以内婴儿，39% 的骨折由虐待所致。

头部损伤是儿童虐待最常见的致死原因。受害儿童通常被用力快速摇晃或猛力抛扔，而出现一系列症状表现，如喂养困难、呕吐、易激惹、惊厥、嗜睡、昏迷等。检查可发现硬膜下或蛛网膜下出血、视网膜出血、颅骨骨折。2 岁以下儿童中，虐待性头部损伤占严重创伤性脑损伤的多数，病死率超过 20%。死亡通常是由于不能控制的脑水肿和颅内压增高所致。幸存者通常遗留中重度神经系统后遗症，如智能发育迟滞、生长发育延缓、视力障碍、行为障碍。

遭受虐待的儿童还可表现为惊恐、易激惹、警觉性增高、睡眠质量差，伴有噩梦和夜惊。一些儿童有抑郁症、创伤后应激反应、焦虑症状，有些表现出类似于注意力缺陷多动障碍的症状。甚至表现为攻击行为或自杀行为。

（2）性虐待（sexual abuse） 是指迫使尚未发育成熟的儿童参与其不能完全理解、无法表达知情同意或违反法律，或触犯社会禁忌的性活动。儿童性虐待往往十分隐蔽，儿童不会自发披露性虐待，很少表现出性虐待造成的躯体、行为的异常，故难以发现。遭受性虐待儿童可能出现的表现包括：行走或坐着困难，排尿、排便疼痛或困难，生殖器、肛门或口腔周围有瘀斑或撕裂伤，阴道分泌物、出血或瘙痒，其他还包括性传播疾病和怀孕。遭受性虐待的儿童某些情况下可能会出现突然或极端的行为变化，充满攻击性或明显的退缩表现，恐惧症、睡眠障碍也可发生，一些儿童表现出与年龄、性别不相符的行为。

（3）情感虐待（emotional abuse） 情感虐待的方式包括：限制活动、各种类型的轻视、责骂、威胁、恐吓、歧视或嘲笑，以及其他非身体形式的拒绝或敌视。情感虐待影响儿童身体、心理、精神、道德或社会的发展。在婴儿早期，情感虐待可能会削弱情绪表达能力并降低对环境的兴趣。与父母互动不足将导致儿童社交与语言能力发育延迟。遭受情感虐待的儿童在人际关系中表现为自卑、缺乏安全感、焦虑、被动、无法信任他人，难以与他人建立关系。成年后可能发生滥用酒精、药物或犯罪行为。

（4）忽视（neglect） 是指看护者不在意儿童的基本需求，包括医疗保健、合适的住处、适当的营养、教育和情感支持。由于地区文化差异，虐待的界定可能有所不同，但其共同的结果是对儿童造成了伤害。遭到忽视的儿童通常表现为营养不良、外貌憔悴、疲惫困倦、卫生状况差、衣着仪容不整或与季节气候不符、生长发育迟缓。忽视和监管不力常常导致发生一些可预防的疾病或意外伤害，可能发生暴露于极端温度或天气导致的死亡。

2. 诊断要点 儿童虐待多以外伤的形式就诊或因其他原因就诊时偶然发现，因此对任何儿童外伤病例均应判断是否虐待。临床发现与看护者提供的病史不相符是判断虐待的重要线索。儿童虐待的受害者通常因为年龄太小或病情重而不能陈述他们受到虐待的过程，有些受害者则可能因为害怕或受到恐吓而不能陈述遭受虐待的事实，因此，仔细询问病史，全面详细的体格

NOTE

检查十分重要。表 4-5 列举了可以为虐待提供线索的病史和体格检查。

表 4-5 可以为虐待提供线索的病史和体格检查

虐待特征
病史与受伤不一致
病史与儿童发育史不符
随时改变病史
自相矛盾的病史
延迟就诊
特殊损伤（如烧伤、瘀斑、视网膜出血）
多种类型损伤/治愈后反复受伤

对躯体虐待导致的损伤，需要进一步行相应的检查，疑似骨折需行 X 线片检查，疑有头部损伤需行头颅 CT 或 MRI，皮肤瘀斑者需做出凝血功能检查。

性虐待的受害儿童很少留有直接证据，外生殖器和肛门的损伤通常愈合较快，大多数儿童性虐待病例的诊断主要依靠病史、性传播疾病史等间接证据。对 12 岁以下的儿童性传播疾病感染者需高度怀疑性虐待。如果怀疑性虐待，必须检查口周、外生殖器和肛门区域是否有受伤痕迹，还可以直接从儿童身体部位取得精子或妊娠阳性。

（二）鉴别诊断

儿童虐待的鉴别诊断包括与虐待非常相似的意外受伤和内科疾病，见表 4-6。

表 4-6 儿童虐待的鉴别诊断

损伤	鉴别诊断
淤青	意外或非意外损伤、与文化习俗有关（如刮痧）、皮肤病、出血性疾病、遗传疾病（如 Ehlers-Danlos 综合征）、过敏性紫癜、胎斑
烧烫伤	意外、与文化习俗有关、皮肤病、皮肤感染、Stevens-Johnson 综合征
骨折	意外、产伤、先天性梅毒、白血病、成骨不全症、骨髓炎、佝偻病、坏血病、甲状旁腺功能亢进
头部外伤	意外、产伤、出凝血功能异常、感染、颅内血管畸形、代谢性疾病

三、治疗

（一）西医治疗

对确认存在儿童虐待的病例，应尽早进行干预与治疗，包括治疗损伤、制定安全计划、家庭咨询和支持、必要时脱离家庭环境。

治疗首先是解决紧急医疗需求（包括可能存在的性传播感染）和儿童的人身安全。治疗躯体损伤的同时，也要积极进行心理干预，如果条件允许，应尽早由儿童心理卫生专业的人员介入评估和治疗。对于确定或怀疑的儿童虐待案例，应尽快上报相关部门，儿童保护工作人员将展开调查并帮助医生确定后续伤害的可能性，从而确定受虐待儿童的最佳处置，制定保护儿童的安全计划。我国目前尚无儿童虐待的强制报告制度。

儿童虐待病例的随访十分重要，这往往需要有良好的初级医疗保健资源，医疗保健从业人员和法律系统工作人员协同进行家庭访问，密切审查家庭环境，并提供公共援助以减轻看护者的压力，还可协调看护者的心理健康服务。性虐待可能对儿童的发育和性适应产生持久的影响，尤其在年龄较大的儿童中。为儿童和相关成人提供咨询或心理治疗以减轻不良影响。躯体虐待，特别是严重的头部创伤，也会对发育产生长期影响，需要早期评估与干预。

（二）中医治疗

儿童虐待的中医治疗尚需探索，依据临床证候进行辨证论治。

1. 心肝火旺证

临床症状：心烦易怒，周身不适，渴喜冷饮，自语自笑，时有惊恐，担惊受怕，面红目赤，小便赤，舌红，苔薄黄，脉弦，指纹紫滞。

治法：平肝潜阳，清心泻火。

方药：泻心导赤散合丹栀逍遥散加减。

常用药物：黄连、木通、淡竹叶、甘草、牡丹皮、栀子、薄荷、茯苓、白术、当归、柴胡、白芍等。

2. 痰火扰心证

临床症状：心烦意乱，突然暴怒，打人毁物，坐卧不宁，自语自笑，内容杂乱，惕惕不安，夜寐易惊，恶梦易醒，大便干燥，小便短赤，舌红，苔薄黄或腻，脉弦数，指纹淡。

治法：祛痰开窍，清热安神。

方药：黄连温胆汤加减。

常用药物：黄连、半夏、枳实、竹茹、陈皮、甘草等。

3. 心虚胆怯证

临床症状：胆怯易惊，恐惧焦虑，怕事心悸，不敢见人，做事退缩，不注意卫生，生活缺乏规律，语音低微，食欲缺乏，大便不成形，小便清长，舌淡红，苔白，脉沉弦细。

治法：益气温胆，安神定志。

方药：定志汤合归脾汤加减。

常用药物：石菖蒲、茯神、当归、橘皮、远志、人参、甘草、桔梗、龙眼肉、黄芪、酸枣仁等。

4. 心肾亏虚证

临床症状：惊恐不安，战战兢兢，畏人怕事，如履薄冰，心神不宁，悲喜无定，伴五心烦热，失眠多梦，甚则遗尿，舌红，苔少，脉细数，指纹淡。

治法：补肾填精，交通心肾。

方药：偏于肾阴虚予二阴煎加减，偏肾阳虚予右归丸加减。

常用药物：熟地黄、当归、白芍、人参、制附子、山药、鹿角胶、龟甲胶、山茱萸、枸杞子、菟丝子、肉桂等。

四、预防

儿童虐待的预防需要多学科、多方面的综合干预。以儿童虐待社会生态学模型为基础的预防策略内容如下。

（1）社会社区层面的措施 改革法律和尊重人权、引入有益的社会经济政策、转变社会文化规范、缩小经济不平等、减少环境危险因素、建立儿童虐待保护机构网络、培训卫生保健专业人员。

（2）人际关系层面的措施 实行家访项目及育儿技能的培训。

（3）个体层面的预防措施 减少意外妊娠、增加对出生前和出生后服务的利用、培训儿童识别和远离可能的虐待环境。此外，早期识别和持续关注受害儿童和家庭，有助于降低反复发生虐待的风险。目前国际上有四种量表适合收集用于形成预防政策和规划的信息，分别是亲子冲突策略量表、童年期负性经历量表、暴力伤害筛查问卷及 ISPCAN 儿童虐待筛查量表。儿童虐待是可以预防的，各界人士有责任通过预防措施，为可能受到虐待的儿童提供保护、司法帮助和照顾，以减轻儿童受虐待的程度及减轻其后遗症。

第十节 咬 伤

咬伤是一种较常见的意外伤害，是指由动物、昆虫的牙齿、螯肢或口器叮咬所致的人体伤害，在动物、昆虫攻击或防御过程中均可形成。因儿童户外活动较多，喜爱与动物玩耍，自我识别与保护能力差，较成人更易发生被各类动物、昆虫咬伤。在北美，每年约有1%的急诊和10000例住院患者是由动物咬伤所致。由于年龄问题，造成儿童动物咬伤病史的采集存在一定困难，且早期症状不典型时可被监护人忽视，故易延误相关疾病的诊治。

在古医籍中记录了大量的咬伤，中医学把咬伤分为各种兽类、虫类、蛇类等咬伤，依据其不同的动物咬伤可表现出不同的临床表现。

一、病因与发病机制

（一）西医病因与发病机制

1. 西医病因 依据动物、昆虫类型和损伤机制不同，咬伤可以大致分为三类。

（1）哺乳动物咬伤 常见犬猫咬伤，野生动物（如狼、豹、蝙蝠等）咬伤也属此类。既往国内犬咬伤多见于北方农村，而现因犬类饲养增多，城镇和农村均呈现增长趋势，即宠物伤。临床表现为牙痕伤和撕裂伤，咬伤部位容易继发感染且愈合慢。

（2）昆虫叮咬 常见的昆虫叮咬包括蚊子、蜱虫、跳蚤、蝇、白蛉、蜈蚣、蜘蛛等。昆虫叮咬可导致局部反应、丘疹性荨麻疹或全身性过敏反应，部分病例可以有淋巴回流障碍而导致局部肿胀。

（3）蛇咬伤 致伤因子主要为蛇毒，不同种类毒蛇的蛇毒成分不同，依据蛇毒作用性质可分为血液毒、神经毒、混合毒。

2. 发病机制

（1）局部损伤 不同的动物咬伤局部损伤不同，而且不同的咬力、撕拉、持续时间等会造成不同的咬伤创面，出现撕咬伤、出血等。

（2）感染因素 由于动物口腔内含有大量的病原，咬伤之后可导致病原体经破损伤口进入体内，造成全身性感染等，如狂犬病、蚊虫叮咬传播的病毒感染等。

（3）免疫因素　动物在咬伤人体时，口腔内会有大量的唾液或具有麻醉、抗凝作用的酶类，人体对这些异体蛋白，可引起不同程度的过敏反应，从而导致不同的临床表现。

（4）毒性反应　部分动物咬伤或蜇伤人体时会注入毒液，如蛇、蝎、蜈蚣等，这些毒液进入体内后产生不同的毒性反应。

（二）中医病因病机

中医学认为虫兽所伤，不外乎风、热、毒等。如表现为皮疹、抽搐、昏迷等和风邪有关，肿胀、溃疡等和热毒或湿毒有关。风热毒之邪侵犯人体，正气不能卫外，邪气入里，影响心肝则出现昏迷、抽搐、意识丧失等；影响到肺脾则出现皮疹或瘀点瘀斑等；影响到气机运行或津液输布异常，则肿胀等。

二、诊断

（一）病史

起病前有明确的动物叮咬病史。

（二）临床表现

不同的咬伤，其临床表现各异，具体临床表现见后。

（三）查体

对咬伤部位咬痕、局部或全身皮肤的表现、心率、血压、神经系统查体等进行详细检查。

三、治疗

依据不同的咬伤类型，治疗方案也不同。

四、临床常见咬伤

（一）哺乳动物咬伤

野生动物的咬伤往往发生于特定的环境下，发生的概率相对较小。与之相反的是由于日常生活和工作的需要，尤其在农村地区，犬猫类饲养非常普遍，而近年来城市中，犬猫类是人们首先考虑饲养的宠物类别。

1. 临床表现

（1）牙痕咬伤　多发生在四肢，一般仅有一对牙痕孔，是一侧犬齿所伤，伤口深达皮下，伴有疼痛和出血，易继发感染。随着受伤时间的延长，可以出现继发性全身与局部临床表现，如发热、红斑、肿胀、压痛、流脓和淋巴管炎等。并发症包括皮下脓肿、骨髓炎、化脓性关节炎、肌腱炎和菌血症等。

（2）撕裂伤　由于犬攻击人时常伴撕咬动作，可造成人体组织较大面积的不规则损伤，伴出血量多，甚至可损伤血管（严重者可引发失血性休克）、神经及肌腱，呈现一块或一条乃至多处组织缺损，且伤口容易继发感染、愈合慢、常留有不同程度的后遗症，如肢体功能障碍等。

（3）并发症

1）狂犬病　本病由狂犬病毒引起，是所有传染病中最凶险的一种病毒性疾病，一旦发病病死率近100%，为国家法定的乙类传染病。传播途径是被病犬咬伤、抓伤后，病毒自皮肤损伤处进入人体，也可因黏膜组织被病犬唾液污染而感染。其他野生动物（狼、豹等）及猫咬伤或抓伤也可引起本病。文献报道接触病犬、病狼皮毛或被病犬咬伤后的其他动物亦可发病，南美地区的吸血蝙蝠也是造成发病的凶手之一。值得注意的是，被健康犬咬伤后也有发生狂犬病的可能。本病潜伏期长短不一，多见于15～90天，有长达5年以上，也有短至数日。患儿有被犬咬伤、抓伤、舔舐黏膜或未愈合伤口的感染史。病初出现头痛、不安、低热等症状，常在咬伤部位重新出现疼痛、麻木、蚁行等不适。2～3天后出现烦躁，眼发直，颜面潮红，乱吐唾液或流涎；并有恐水、怕风和恐光及伴随的喉头痉挛；可以发生阵发性惊厥，呈全身痉挛及颈强直。随病情发展，多数患儿体温达40℃或更高。晚期出现心力衰竭、呼吸麻痹、瞳孔散大、休克等，最后死亡。部分病例可因惊厥突然死亡。有些病例症状不典型，病初期易误诊。

临床诊断：具有典型的临床表现，且符合下列特异性实验室诊断之一者，即可确诊：①直接免疫荧光法病毒抗体检测阳性；②细胞培养法分离病毒阳性；③患儿死亡后脑组织标本进行上述检测阳性。

中医学认为人被感染非时不正之气、五脏受毒的狂犬所咬而发病，是狂犬病的病因。《外科正宗》言："疯犬乃朝夕露卧，非时不正之气所感，故心受之，其舌外出；肝受之，其目昏蒙；脾受之，其涎自流；肺受之，其音不出；肾受之，其尾下拖。此五脏受毒，成为疯犬，乃禀阴阳肃杀之气，故经此必致伤人。"狂犬病的病机为瘀热在里，"仲景云瘀热在里，其人发狂。又曰：其人如狂者，血症也，下血乃愈。今犯此症者，大都如癫如狂，非瘀血为之乎？"

2）破伤风 由破伤风梭菌从咬伤的皮肤、黏膜破损处进入体内，引起的一种急性严重感染性疾病，常在咬伤后7天左右发病，以全身骨骼肌强直性痉挛、牙关紧闭、面部呈"苦笑"面容。这是由于破伤风梭菌芽孢发芽生长，同时分泌破伤风痉挛毒素（分子量65000～70000Da），该毒素与中枢神经系统中神经节苷脂结合，阻碍抑制性神经介质（甘氨酸、氨基丁酸等）的释放，以致运动神经系统对传入刺激的反射强化，导致屈肌与伸肌同时强烈地持续收缩。此外，该毒素可兴奋交感神经，引起心动过速、高血压、多汗等表现。

本病的潜伏期多为4～8天（2～14天），潜伏期越短、出现症状到首次抽搐的时间越短，预后越差。典型的"苦笑"面容为牙关紧闭、眉举额皱、口角上牵，同时可伴有双拳紧握，上肢过度屈曲，下肢伸直，呈角弓反张样。轻微的外界刺激信号（声、光、触碰、水声等）可以诱发痉挛发作，呼吸肌与喉肌痉挛导致青紫、呼吸困难和窒息，咽喉部肌肉痉挛导致吞咽困难，膀胱肌痉挛引发尿潴留，直肠肌痉挛引发便秘。长时间的肌痉挛可以引起发热，咽喉部肌群痉挛可以导致肺部继发性感染。及时有效地控制肌痉挛发作，辅以有效的抗生素，可以挽救患儿的生命。

2. 治疗

（1）西医治疗

1）伤口处理 由于犬咬伤的伤口极易继发感染并迁延不愈，故任何伤口都应反复消毒处理。

普通犬咬伤：立即用过氧化氢溶液或肥皂水清洗，以尽可能去除所有狗涎，冲洗时间至少15分钟，然后以碘酊、酒精消毒；按不整齐裂伤处理，在清创去除所有坏死组织后可予以缝合。

狂犬病动物咬伤：立即由局部向伤口外挤血，用20%肥皂水、过氧化氢溶液或清水彻底冲洗，切除部分组织，伤口敞开，不宜包扎缝合。若出血过多必须缝合，缝合前应对伤口进行彻底清洗消毒，并注射抗狂犬病血清。

2）注射狂犬病疫苗　原则：越早越好，规范全程。发生犬咬伤后应启动接种流程：常规接种5次，第0、3、7、14、30天各接种1次，每次肌内注射2mL；严重咬伤患儿接种10次，前6天每日一次，第10、14、30、90天各1次，注射剂量同前；1年内再次咬伤者，0、3天各接种1次；1～3年内再次咬伤，0、3、7天各接种1次；超过3年再被咬伤，重新接种；注射剂量同前。注射部位：上臂三角肌肌内注射，儿童可在大腿前侧区肌内注射，严禁臀部注射。

3）注射被动免疫制剂　依据暴露的分级和程度进行被动免疫。

人抗狂犬病免疫球蛋白（HRIG）：方法一：20IU/kg肌内注射；方法二：先用半量在伤口底部和周围行局部浸润注射，另半量作肌内注射。

马抗狂犬病免疫血清（ERIG或ARS）：必须先完成皮试，皮试阴性者按40IU/kg肌内注射，过敏体质者注射后留观30～60分钟。

4）防治破伤风　破伤风类毒素或破伤风抗毒素（TAT）或人破伤风免疫球蛋白注射，前二者需要皮试阴性后再肌内注射。

5）抗生素　依据咬伤伤口可能感染的病原微生物（施咬动物常见口腔菌属包括巴斯德菌属、嗜二氧化碳噬细胞菌属和厌氧菌等；人类皮肤定植菌属包括葡萄球菌属和链球菌属等）、伤口感染的临床表现与并发症选择抗生素，首选青霉素类，之后依据病原学检测结果调整，依据病情变化，决定抗生素治疗的时间长短。

6）疫情报告　患儿被确诊为狂犬病，应填写传染病报告卡，并将狂犬病患儿急转传染病医院，诊室应按规定消毒。

（2）中医治疗

1）清洗　清洗消毒伤口是治疗狂犬病的第一步。《肘后备急方》最先记载治疗狂犬病需"先嗍却恶血"。《外台秘要方》最先记载，对吮出的血液，应"急吐之，勿错咽之"，并记载了用冷水清洗的方法为"初被咬便以冷水洗，令血断，封裹著。如其疮大及深，宜放流水中浸之，血断，依法封裹"。

2）中药方药　如明代陈功实的救生散（生斑蝥七个去头、翅、足，研碎，配温黄酒调服）和追风如圣散（细辛、防风、川乌、薄荷、草乌、川芎、白芷、苍术各一两，雄黄四钱，共为末，温酒调敷伤处，以纸盖扎，早晚换两次）等。

3）针灸治疗　针灸治疗狂犬病，以灸法为主，往往针药并用；采用隔药灸、隔蒜灸等方法。

（二）昆虫叮咬

昆虫叮咬与昆虫螫伤不同。昆虫叮咬可能导致局部反应、丘疹性荨麻疹或全身性过敏反应。而螫伤时昆虫会将毒液注入人体，轻则造成局部刺激，重则造成致命的全身性过敏反应。

1. 蚊子叮咬（mosquito bite）　蚊子叮咬是昆虫叮咬中最常见的，常叮咬人类的蚊子包括按蚊、库蚊和伊蚊。蚊子需要水生环境来完成其生命周期，故常出现于积水周围。

（1）临床表现

1）局部反应　局部疼痛、瘙痒和红斑是蚊子叮咬后的典型表现。常见反应包括立即出现的风团和红晕反应（叮咬后20分钟左右最显著），也可出现硬化且瘙痒的丘疹（叮咬后2～3日最显著，随后数日至数周内消退）。部分患儿（尤其是幼儿）会在叮咬部位出现非常明显的肿胀，可能伴有低热并被误诊为蜂窝织炎。其他罕见的局部反应包括叮咬部位的瘀斑、囊泡或水疱。

2）丘疹性荨麻疹　是一种过敏性疾病，表现为叮咬导致皮肤暴露区（如手臂、小腿、上背部、头皮等）反复出现、甚至呈慢性的瘙痒性丘疹，尿布遮盖区、生殖器区域、肛周区域和腋下部分不受累；皮损直径 0.5 ～ 1cm，初始可能呈荨麻疹性，随着时间推移，皮损可持续存在并呈丘疹状或结节状。偶尔可出现新发皮损，由此所致瘙痒感的再度出现可能会激活陈旧皮损，从而引发可持续数月至数年的慢性或周期性疾病。

3）全身性过敏反应　极罕见，表现为叮咬后出现重度全身性过敏反应：全身性荨麻疹、血管性水肿、喘息、呕吐、低血压、意识丧失等。

4）传播疾病　蚊子可传播的疾病包括：疟疾、黄热病、登革出血热、基孔肯雅热和其他虫媒病毒感染。蚊子不会传播 HIV，HIV 在蚊子体内既不能存活也不能复制，且蚊子吸食的血液不会返流入下一个宿主。

（2）治疗

1）局部治疗　叮咬后应立即用碱性液如肥皂水或水冲洗，局部水肿可用冰袋冷敷缓解，外用乳膏（如普莫卡因等）、凝胶和炉甘石洗剂可减轻瘙痒；应避免常规使用表面麻醉剂和外用抗组胺药，因为这些制剂会使皮肤对日晒敏感，导致接触性皮肤过敏；丘疹性荨麻疹可使用中等效价的外用皮质类固醇。

2）口服药物　对局部反应或丘疹性荨麻疹引起的瘙痒，口服非镇静抗组胺药可缓解症状，如西替利嗪或氯雷他定等。短期使用口服糖皮质激素可有效减轻局部肿胀，但只适用于中、重度病例。

3）全身性过敏反应　迅速应用肾上腺素、肾上腺皮质激素等抢救措施，予以适度输液和监护治疗，直至生命体征平稳。

2. 蜱叮咬（tick bite）　蜱虫体较小，呈椭圆形，叮咬人时蜱的螯肢、口下板同时刺入皮肤并吸血，吸血后原来扁平的腹背部胀大如红豆状或蓖麻子状。

（1）临床表现

1）一般表现　被蜱叮咬后多无痛感，咬伤后患处出现疼痛、充血、水肿、起水疱、糜烂、渗液等急性炎症反应或继发性感染。蜱虫可以传播数种传染性疾病，莱姆病是最常报道的蜱虫传播性人类疾病之一，而落基山斑点病则是由蜱引起的烈性传染病之一。

2）莱姆病　大多是 B 族疏螺旋体感染引起，B 族疏螺旋体是一种由蜱传播的革兰阴性菌。当蜱叮咬人后，B 族疏螺旋体进入体内引起莱姆病。临床表现主要表现为三个阶段。①早期定植期：最常见的临床表现为移行性红斑，或"牛眼"红斑，其特征是红斑样斑丘疹，逐渐离心性分布形成红斑样环状斑块，常发生在蜱叮咬后 7 ～ 10 天（1 ～ 30 天）。常有流感样症状如发热、淋巴结肿大及非特异性症状。②早期播散期：主要为 B 族疏螺旋体血源性播散引起的多器官功能障碍。这个阶段的主要表现为持续数小时至数天的肌痛或关节痛、剧烈头痛、结膜炎、脑神经麻痹（主要是面神经麻痹）、脑膜炎、多形性环状皮肤病变。心肌炎表现为房室传导阻滞。③晚期莱姆病：反复发作的大关节炎和神经系统螺旋体病，表现为周围神经病、表面感觉障碍、神经痛、脑病、心脏病变等。

3）落基山斑点热　是蜱传染引起的烈性传染病之一，病因为立氏立克次体，是一种革兰阴

NOTE

性球杆样病原体，感染宿主的血管内皮细胞，及时治疗病死率为 3%，不及时治疗的病死率为 20%。落基山斑点热的症状通常发生于蜱叮咬后 7 天左右。初发期表现为突然发热、全身乏力、剧烈头痛，还有一些非特异性表现如肌痛、腹痛、恶心呕吐、食欲减退、畏光等。该时期易误诊为病毒感染。落基山斑点热的经典三联征：发热、头痛、红疹。3% 左右的患者在感染后 3 天内出现症状，大多数患者在感染 2 周内出现症状。皮疹开始表现为腕踝部漂白样红斑疹，数小时后向心性扩散至四肢及躯干处，手掌及足底也可受累。部分患者可出现神经系统表现如假性脑膜炎、神志改变、健忘、昏迷、癫痫发作、脑神经瘫痪、中枢性耳聋和皮质盲等。其他少见的表现包括结膜炎、眼周水肿、充血性心力衰竭、心律失常、心肌炎、休克、肝大、黄疸等。落基山斑点热的诊断较为困难，目前的检测方法为免疫荧光测定，由于在感染后 7～10 天才产生 IgG 抗体，因此需要双份血清（早期和 3 周后的恢复期）。

（2）治疗

1）一般治疗　发现蜱爬附皮肤上时不要强行取下，以防蜱的螯肢、口下板残留于人体内，可用烟头轻灼蜱的背部，待其收缩螯肢、口下板后，即可轻易取下。口服抗生素、抗组胺药，外用炉甘石洗剂等；也可以将季德胜蛇药片碾成粉末，加适量酒精或醋调匀成糊状，涂于患处，每日 3 次，连用 3 天。

2）莱姆病　参照美国 2006 年指南，①阿莫西林：50mg/（kg·d），分 3 次，单次剂量不超过 500mg；②头孢呋辛：30mg/（kg·d），分 2 次，单次剂量不超过 500mg；③多西环素：4mg/（kg·d），分 2 次，单次剂量不超过 100mg，常用于 8 岁以上儿童。疗程 14～21 天。不耐受上述药物者，可选用大环内酯类抗生素。合并有神经系统疾病的儿童，需应用头孢曲松 50～75mg/（kg·d），最大剂量不超过 2g/d，或头孢噻肟 150～200mg/（kg·d），分 3～4 次给药，最大剂量不超过 6g/d，或青霉素 G20 万～40 万 U/（kg·d），每 4 小时一次，最大剂量不超过 800 万～2400 万 U/d。晚期莱姆病的儿童需抗生素治疗 2～4 周。

3）落基山斑点热　本病不易诊断，一旦怀疑本病，及早应用抗生素，首选多西环素，推荐剂量：< 45kg 儿童，2.2mg/（kg·d），> 45kg 儿童，100mg/d，一般使用 7～10 天。

3. 跳蚤叮咬（flea bite）

（1）临床表现　跳蚤造成的咬伤通常是非滤泡型排列的丘疹。跳蚤叮咬可诱发丘疹性荨麻疹。跳蚤还参与了数种传染性疾病的传播，如鼠疫、巴尔通体病、斑疹伤寒。

（2）治疗　参照蚊子叮咬处理。如果家中没有明显的动物传播媒介，可使用杀虫粉剂或喷雾剂、吸尘和清洁来消灭跳蚤；如果认为家中饲养的宠物是传染源，可咨询兽医直接治疗宠物。

4. 蝇叮咬（fly bite）

（1）临床表现　多种蝇类能诱导产生过敏反应或传播感染性疾病。黑蝇、马蝇、鹿蝇、虱蝇和白蛉引起全身性过敏和炎症反应的情况已有报道。叮咬后临床表现与蚊子类似。蚋属黑蝇是盘尾丝虫病的传播媒介，白蛉能传播巴尔通体病和利什曼病，家蝇可传播肠道感染。

（2）治疗　参照蚊子叮咬处理。

5. 蜈蚣咬伤（centipede bite）

蜈蚣属于多足纲，其口器直后的颚牙与毒腺相通，能排出毒汁。毒液呈酸性，含有组胺样物质和溶血性蛋白质；此外，还含有酪氨酸、蚁酸、脂肪油、胆固醇等。其咬痕是一对小孔，在放大镜下观看呈楔形。咬伤后临床表现与蜈蚣品种有关。

（1）临床表现

1）普通小蜈蚣咬伤　伤口疼痛较局限，肿胀较明显，波及范围不大；全身反应可能出现头痛、眩晕、呕吐等症状。

2）热带大蜈蚣咬伤　伤口疼痛，肿胀明显，波及范围较大，可以出现淋巴管炎、组织坏死、肌肉溶解等；全身症状明显，有发热、头痛、头晕、呕吐、呼吸困难、痉挛、谵语、全身麻木、昏迷、肾衰竭等。

（2）治疗

1）普通小蜈蚣咬伤或全身反应轻者　伤处先吸出毒液，肥皂水冲洗伤口后，涂以3%氨水或5%碳酸氢钠溶液；或直接用3%氨水或5%碳酸氢钠溶液冲洗伤口。视全身情况内服蛇药片或抗组胺药，并嘱卧床休息。若观察期间全身反应加重，可以静滴肾上腺皮质激素等。

2）热带大蜈蚣咬伤或全身反应重者　局部先吸出毒液，继用3%氨水或5%碳酸氢钠溶液冲洗伤口，患处禁用碘酊和湿敷。内服蛇药片，静脉输液，对症治疗，重症患儿应按照过敏性休克的急救处理原则进行，同时注意多脏器功能障碍（MODS）的救治，必要时可以进行血液灌流治疗。

3）中药外用　如大蒜外擦（新鲜独头蒜尤佳），将独蒜截面对准咬伤处及周围2～3cm处，反复擦拭，每次10～15分钟，每1小时擦一次，直至痛止肿消；也可用马齿苋外敷；另外雄鸡口涎外敷伤口处亦有效。

6. 蜘蛛咬伤（spider bite）　蜘蛛具有4对足，与蝎子、螨虫和蜱相似。它们利用螯肢末端锋利的螯牙噬咬猎物（通常为昆虫、其他节肢动物或小型脊椎动物）并注射毒液，咬伤后临床表现与蜘蛛种类（毒液性质）有关。

（1）临床表现　蜘蛛咬伤急性期往往出现孤立丘疹、脓疱或风团，咬伤部位在数分钟内出现局部发红伴压痛结节。蜘蛛咬伤可伴或不伴疼痛，有些甚至未被察觉。咬伤后的不适感会在随后数小时内逐渐发展，其程度可从轻微针刺痛到重度疼痛。多数蜘蛛咬伤的局部反应会在7～10日自发消退。某些蜘蛛的咬伤因具有独特的潜在严重全身反应而闻名，包括寡妇蜘蛛、漏斗网蜘蛛、平甲蛛属及罗纳栉蛛属蜘蛛的咬伤，但这种反应与咬伤关系不大，更多是蜇伤的毒液引起。

（2）治疗　参照蚊子叮咬予以局部处理和口服抗组胺药。反应严重者应尽快吸出毒液，必要时在局麻下切开咬伤处，排出毒汁。伤口可用3%氨水或5%碳酸氢钠溶液冲洗，伤口周围可注射3%依米丁1mL或麻黄碱注射液0.3～0.5mL，也可用0.25%普鲁卡因或布比卡因在伤口周围做封闭治疗，亦可用凉水将蛇药片化成糊状或万应锭等外敷于伤口周围，疼痛明显者可给镇痛药。全身反应明显者应输液和监护，给予肾上腺皮质激素和葡萄糖酸钙抗过敏治疗，依据血流动力学监测结果使用血管活性药物静滴防治肺水肿和低血压，控制血糖。可口服蛇药片。

（三）蛇咬伤

蛇咬伤（snake bite）是常见的咬伤之一，尤其在我国南方及农村山区，其中90%以上为四肢咬伤。在我国已被发现的毒蛇有40余种，毒蛇具有毒腺，位于头侧眼后下方皮肤下面，经由导管与毒牙相连，毒蛇咬后则将毒液注入，然后毒液随血液或淋巴循环进入身体其他部位，致伤因子主要为蛇毒。蛇毒的成分是一种复杂的混合物，包括有蛋白质、多肽类和酶，作用性质一般可分为三类：血液毒（如竹叶青、五步蛇等）、神经毒（如金环蛇、银环蛇、海蛇等）、混合毒（如蝮蛇、眼镜蛇等）。

中医学认为蛇毒系风、火二毒。风善行数变，为阳邪，易化火，风火相煽，邪毒炽盛；火易生风动血，耗伤阴津；或客于营血或邪陷心肝或耗伤心阳而出现邪毒内闭或脱症。《普济方·蛇伤》云"夫蛇，火虫也。热气炎极，为毒至甚"，本病可出现伤处红肿、肢体麻木微痛伴有呕恶、头痛、眩晕，甚则出现神昏、谵语、抽搐、出血、呼吸微弱、严重可致死亡。

尽管风毒、火毒、风火毒的毒理和病理不同，但其基本病因仍是蛇毒。无论素体虚实，只要被蛇咬伤，均可发生中毒。中毒轻重的首要因素是入侵蛇毒的数量，中毒程度与蛇毒多少相关。同等量之蛇毒在体质强弱和形体大小不一的患者身上，中毒之轻重又不一。相对而言，年龄壮实者预后大多良好，而儿童及素体虚弱者往往证候危重。

1. 临床表现

（1）普通蛇咬伤　只在人体伤处皮肤留下细小的齿痕，轻度刺痛，有的可起小水疱，无全身性反应。

（2）毒蛇咬伤　临床症状的轻重程度与不同毒蛇种类所具备的毒力、注入蛇毒量密切相关，同时与患儿年龄、体重、咬伤部位也有关。

1）毒蛇牙痕　毒蛇咬伤一般有两个大而深的牙痕（也可以是一个或更多）。

2）血液毒　咬伤中毒潜伏期短，局部症状重，易被重视而早期治疗。咬伤后局部疼痛剧烈，肿胀明显，且迅速向近心端发展，并可出现水疱、血疱、组织坏死、伤口出血不止等现象，全身症状包括发热、黄疸、出血、溶血、血小板减少、贫血等。病危状态包括呕吐、血尿、无尿、血压下降、烦躁不安等。

3）神经毒　易被忽视，咬伤后局部仅有麻木感，伤口无红肿痛，伤后 2 ～ 3 小时内全身症状不明显（此时易误诊为无毒蛇咬伤或病情不重），以后出现头晕、乏力、嗜睡、行动困难及复视等全身症状。病危状态包括吞咽困难、流涎、四肢瘫痪、呼吸困难、昏睡或抽搐等症状，此类中毒易造成死亡。

4）混合毒　可出现上述混合症状，局部症状明显，全身症状发展较快，造成死亡的主要原因为神经毒。

2. 治疗

（1）局部处理　应紧急进行。

1）阻断血运　主要针对神经毒，而针对血液毒，国外已不建议常规加压包扎。国内既往常采用止血带等环扎伤口近心端 2 ～ 3cm 处，结扎时间 15 ～ 20 分钟，然后放松 1 ～ 2 分钟再扎。国外推荐弹性绷带或弹性网眼带包扎整个患肢，较止血带相比不易造成肌体缺血性坏死。受伤肢体最好用夹板固定，减少活动。忌用冰袋冷敷。

2）局部封闭　立即实施，用胰蛋白酶 4000U 加 0.25% ～ 0.5% 普鲁卡因 20mL 在伤口周围封闭；同时在肢体肿胀上方以地塞米松 5mg 加 0.5% 普鲁卡因 20mL 做环状封闭。

3）伤口治疗　可用 1 ∶ 5000 高锰酸钾液溶液、5% 依地酸二钠钙或生理盐水充分冲洗伤口后，在局麻下于牙痕处做深达皮下的十字形切开（五步蛇咬伤者禁忌），扩创排毒，用吸引器、注射器针管或拔火罐吸出毒液，咬伤超过 24 小时，可在肿胀近心端针刺引流。或伤口周围外敷半边莲、蒲公英、马齿苋等中药和各类蛇药。伤口勿用碘酊消毒。不推荐用口吸出毒素然后吐出的操作法，因为操作过程可能会损害神经、肌腱和血管引起感染，且效果有限，国外的研究发现抽吸只能减少约 2% 的全身毒液负荷。

（2）全身治疗

1）静卧休息　如果确定是毒蛇咬伤，尽快让伤者安静休息，避免过多活动造成毒液在体内扩散。

2）抗蛇毒血清　注射多价抗蛇毒血清对多种毒蛇咬伤均有效果；如能确定毒蛇种类，宜用单价抗蛇毒血清；注射前应先做过敏试验。

3）激素　给予大剂量肾上腺皮质激素可以减轻相关的过敏性休克症状，同时进行必要的输液，辅以利尿剂（呋塞米），以加速蛇毒的排泄。

4）血液净化　血液灌流（HP）、血浆置换（TPE）、血液透析与滤过（HF& HD）是临床上常用的血液净化模式，依据蛇毒种类，确定相关的蛋白结合率，将上述三种工作模式有机地结合应用可最大程度减少蛇毒在体内的潴留。同时，一旦蛇毒造成患儿脏器功能障碍，血液净化亦可助力治疗，减少危重症患儿的病死率。这一技术必须在有经验的专科医院儿科重症监护室（PICU）中完成。

5）利尿剂　可以促进蛇毒加速排泄，缓解中毒症状，临床上常用呋塞米、托拉塞米等利尿剂。

6）输血　出现急性溶血、贫血时，予以输血治疗，建议输血前完成 Coombs 试验检测。

7）抗感染治疗　局部组织肿胀、出血、坏死较重或感染时，接受血液净化治疗后，应予以抗生素治疗。

8）抗破伤风治疗　注射抗破伤风血清。

（3）转运治疗　为提高治愈率，遇有毒蛇咬伤患儿，可初步处理后统一转当地毒蛇咬伤治疗中心救治。

2. 中医治疗

毒蛇咬伤是一个全身中毒性疾病，尽管风毒、火毒或风火混合毒的毒理不同，但其基本病因仍是蛇毒，因此，其治疗无论内治、外治均应以解毒排毒、促毒外泄、防毒内入为治疗核心。蛇毒有风、火之性，针对风火的证候，及时地应用息风、凉血药。本病是阳热实证，依据"实者泻之"的原则，以泻火解毒为主要治法。对素体虚弱和中毒后气血亏耗时则属正虚邪实，应予扶正祛邪。

（1）常证

1）风毒证

临床症状：局部伤口无红、肿、痛，可伴有皮肤麻木感；全身症状有头晕，眼花，乏力，嗜睡，气急，眼睑下垂，张口不利，咽痛，腹痛，呕吐，全身肌肉疼痛等，严重者出现呼吸困难，视物模糊，语言不清，流涎，牙关紧闭，吞咽困难，四肢麻痹或抽搐，神志模糊甚至昏迷；舌质红，苔薄白，脉弦数。

治法：活血通络，祛风解毒。

方药：五虎追风散加小陷胸汤加减。

常用药物：蝉蜕、僵蚕、防风、天麻、蜈蚣、白芷、当归、制何首乌、法半夏、瓜蒌、黄连、紫花地丁、半边莲、重楼等。

2）火毒证

临床症状：局部肿痛严重，常有水疱、血疱或瘀斑，伤口流血不止，严重者出现局部组织坏死；全身症状可见恶寒发热，烦躁，咽干口渴，胸闷心悸，胁肋胀痛，大便干结，小便短赤或血尿；舌质红，苔黄，脉滑数。

治法：泻火解毒，凉血活血。

方药：黄连解毒汤合五味消毒饮加减。

常用药物：黄连、黄柏、黄芩、栀子、生地黄、赤芍、牡丹皮、金银花、紫花地丁、蒲公英、重楼等。

3）风火毒证

临床症状：局部肿胀较重，一般多有伤口剧痛，或有水疱、血疱、瘀斑或伤处溃烂；全身症状有头晕，头痛，眼花，恶寒发热，胸闷心悸，恶心呕吐，大便秘结，小便短赤或无尿，严重者烦躁抽搐，甚至神志昏愦；舌质红，舌苔白黄相兼，后期苔黄，脉弦数。

治法：清热解毒，凉血息风。

方药：黄连解毒汤合五虎追风散加减。

常用药物：黄连、黄芩、栀子、黄柏、蝉蜕、僵蚕、全蝎、防风、生地黄、牡丹皮、半边莲、重楼等。

4）蛇毒内陷证

临床症状：毒蛇咬伤后，出现高热、躁狂不安、惊厥抽搐或神昏谵语。局部伤口由红肿突然变成紫暗或紫黑，肿势反而稍减，舌质红绛，脉细数。

治法：清营凉血解毒。

方药：清营汤加减。

常用药物：水牛角、生地黄、玄参、竹叶、金银花、连翘、麦冬、半枝莲、重楼、紫花地丁等。

（2）变证

1）血热妄行证

临床症状：多见于蛇伤早、中期。伤口出血不止，患肢见血疱，全身皮肤瘀斑，口、鼻、眼、二阴等七窍出血；舌质绛而少苔，脉弦数或细数，后期舌质淡，脉细弱，指纹紫。

治法：凉血止血，解毒益阴。

方药：犀角地黄汤加减。

常用药物：水牛角粉、生地黄、赤芍、牡丹皮、墨旱莲、白茅根、半边莲、绿豆衣、麦冬等。

2）湿毒内闭证

临床症状：多见于蛇伤早、中期。患者原有血尿，突然尿少或尿闭，遍身肿满，发热，烦躁，口渴，伤口仍红肿、胀痛；舌淡，苔白，脉濡或滑，指纹紫。

治法：利湿行水，清热利尿。

方药：五苓散合疏凿饮子加减。

常用药物：茯苓、猪苓、泽泻、桂枝、白术、萆薢、赤小豆、商陆、羌活、大腹皮、椒目、秦艽、槟榔、半边莲、车前草、白茅根等。

3）肾阳虚衰证

临床症状：蛇伤后期，尿少或尿闭，全身浮肿，形寒肢冷，苔白色晦，脉沉细，指纹淡。

治法：温阳利水。

方药：真武汤加减。

常用药物：茯苓、白芍、白术、干姜、制附子等。

4）心阳虚衰证

临床症状：心悸，气短，面色苍白，唇舌青紫，舌淡苔白，脉促或结代，指纹淡。

治法：益气养心。

方药：保元汤加减。

常用药物：黄芪、人参（另煎）、炙甘草、桂枝、干姜等。

5）毒滞经脉证

临床症状：多见于蛇伤中、后期。患肢硬肿不退，疼痛剧烈；或出现患肢组织坏死，局部皮肤黑紫不温，甚至腐肉难脱；舌暗夹瘀点，苔白，脉涩，指纹滞。

治法：清热解毒，活血化瘀。

方药：桃红四物汤加减。

常用药物：桃仁、红花、当归、川芎、生地黄、赤芍、丹参等。

（3）中成药　蛇药片可选用南通蛇药片，首次 2～10 片，以后每 6 小时 1～5 片，直到症状消失，同时服解毒片，亦可服季德胜蛇药片。

（4）中医外治

1）针刺排毒法　常规消毒后，在趾蹼间（八风穴）或指蹼间（八邪穴）针刺，对病情较轻，肢体肿胀轻微者，可单用针刺法，用注射针头与皮肤平行刺入约 1cm，迅速拔出后将患肢下垂；对病情较重，肢体肿胀明显者，可在指或趾蹼间行切开扩创排毒法。

2）箍围外敷消肿解毒　采用季德胜蛇药片研末或采用金黄散麻油调匀，箍围外敷于咬伤口及周围肿胀处，范围应超出肿胀部位 5～10cm，并有一定的厚度，且保持适当的湿度。也可在伤口周围及肿胀处，外敷金黄膏，对于肢体肿胀明显的患者，还可掺入玄明粉，帮助消肿。

3）祛腐化瘀生肌法　毒蛇咬伤处，创面有坏死组织及脓性分泌物，可用九一丹或脉血康胶囊中粉剂掺于创面，外敷红油膏，待脓腐脱尽后改用生肌散换药，直至伤口愈合。

第五章　常用中西医治疗技术

第一节　氧疗技术

氧疗是指利用高于大气浓度的氧进行给氧治疗的一种方法，以提高患者体内血氧水平，为缺氧患者提供氧气支持，纠正低氧血症或可疑的组织缺氧。儿童氧疗技术是儿科危重症最常用的急救技术，包括有创和无创氧疗技术，本节主要介绍无创氧疗技术。

一、氧疗的适应证

凡属于通气功能不足／灌注不平衡所引起的低氧血症，均可应用氧疗。氧疗能预防低氧血症所致的并发症，如缺氧的神经精神症状、肺性脑病、心律失常、乳酸酸中毒和组织坏死等，故氧疗是防止组织低氧的一种暂时性措施，绝不能取代对病因的治疗。其适应证如下。

1.呼吸系统疾病伴缺氧症状或低氧血症　窒息、喉梗阻、喉痉挛、重症肺炎、哮喘持续状态、急性呼吸窘迫综合征、气胸或大量胸腔积液，慢性阻塞性肺疾病及支气管肺发育不良等。

2.心血管系统疾病　先天性心脏病、心肌疾病、心力衰竭、心律失常、休克等。

3.血液系统疾病　严重贫血、高铁血红蛋白病等。

4.其他　线粒体障碍、中毒（一氧化碳，氢化物）、严重酸中毒、急性脑水肿等。

二、低氧血症的诊断及分度

1.低氧血症的诊断　在海平面大气压下，动脉血氧分压（PaO_2）＜60mmHg（8kPa）（1mmHg=0.133kPa），动脉血氧饱和度（SaO_2）＜85%。

2.低氧血症的分度　轻度：PaO_2＞50mmHg，SaO_2＞80%；中度：$PaO_2$30～50mmHg，$SaO_2$60%～80%；重度：PaO_2＜30mmHg，SaO_2＜60%。（见表5-1）

表5-1　低氧血症的分度

$FiO_2 = 0.21$	PaO_2	SaO_2
轻度	＞50 mmHg（6.7 kPa）	＞80%
中度	30～50 mmHg	60～80%
重度	＜30 mmHg（4kPa）	＜60%

注：吸入氧浓度（Fraction of Inspiration O_2，FiO_2）

三、氧疗的分度

1. 低浓度吸氧　吸入氧浓度＜ 40%。通过鼻导管、面罩等给氧方式。适用于轻度低氧血症；依赖低氧兴奋呼吸中枢和 / 或伴慢性二氧化碳潴留，需控制性吸氧，如慢性阻塞性肺疾病（chronic obstructive pulmonary disease，COPD）、支气管肺发育不良（bronchopulmonary dysplasia，BPD）等；各类呼吸衰竭的稳定恢复期。

2. 中等浓度吸氧　吸入氧浓度 40% ～ 60%。主要通过面罩、头罩等方式给氧，常用于有明显通气 / 血流比例失调，或弥散障碍又无二氧化碳潴留的低氧血症。

3. 高浓度吸氧　吸入氧浓度＞ 60%。通过带储气囊面罩、头罩、充气球囊等方法供氧，常用于严重通气 / 血流比例失调患者，如急性呼吸窘迫综合征（acute respiratory distress syndrome，ARDS）、呼吸衰竭、休克、重度贫血、心脏病、中毒等严重缺氧患者的抢救，心跳呼吸骤停患者采用 100% 氧气球囊加压给氧。

可精确控制氧浓度的无创呼吸机支持：包括持续气道内正压通气（continuous positive airway pressure，CPAP）、双水平气道内正压（bi-level positive airway pressure，BiPAP）等，有创呼吸机支持均可提供低、中、高浓度吸氧。

四、氧疗方式

有自主呼吸的患者，可选择的氧疗方式较多。选择何种氧疗方式与患者所需吸入氧浓度和氧疗方式的耐受及配合程度有关。无自主呼吸或需要辅助通气的患者，可以使用充气球囊给氧及机械辅助通气。

氧疗方式的选择可遵循如下原则：①氧疗方式的选择取决于患者的临床状态、所需的氧浓度及对氧疗装置的耐受程度（见表 5-2）；②预计需要长时间氧气支持治疗时，需要考虑氧气加湿，防止干燥的分泌物阻塞较小的气道；③常规应用经皮血氧饱和度（SpO_2）监测氧疗的效果。

患者方面需要考虑的因素包括：①呼吸窘迫的婴幼儿在使用氧气时，可能会产生恐惧或烦躁，导致其临床状况恶化。因此，应尽可能保持舒适的体位，并由父母或监护人将氧气保持在患儿面部附近或上方；②只要氧浓度满足患者需要，鼻导管可能优于面罩，更适合神志不清患者，避免反流；③非控制性给氧可能会促进 COPD 患者出现高碳酸血症。

1. 鼻导管吸氧　通过鼻导管插入患者鼻前庭进行氧气输送。氧气经氧气管输送到鼻咽部，与鼻咽部空气混合。鼻导管提供的氧浓度取决于患儿的呼吸频率、潮气量，氧气流速及经口呼吸的程度等因素。鼻导管可提供低流量和高流量氧气。

（1）低流量鼻导管吸氧　100% 的氧通过连接湿化瓶的氧气管可提供 1 ～ 4L/min 流速的氧输送，吸入氧浓度（FiO_2）可参考下列公式估算：$FiO_2 = 21 + 4 \times$ 氧流量（L/min），可提供 25% ～ 40% 的吸入氧浓度（受呼吸频率、潮气量，氧气流速及经口呼吸的程度等影响）。大于 4L/min 的流量对鼻腔刺激大，除非对氧气进行加温和湿化，长时间鼻导管吸氧后，鼻咽部干燥不适，鼻黏膜损伤，易出血。对于新生儿和婴儿，常规不建议氧流量＞ 2L/min，因为在较高流量下可能会无意中施用呼吸道正压。通常所称的鼻导管吸氧是指低流量吸氧，适用于轻度缺氧患者，使用方便，患者易于接受，婴儿可不中断吸氧进行喂养。双鼻导管的吸入氧浓度较单鼻导管稍高。

（2）高流量经鼻导管吸氧（heated humidified high flow nasal cannula oxygen therapy，HHFNC） HHFNC 是指通过特殊装置（AIRVO、Optiflow、Vapotherm 等）输送高流量的加温湿化氧气。通常婴儿高达 8L/min，儿童和成人可高达 60L/min。至今高流量吸氧尚无明确的定义，美国心脏协会儿童高级生命支持培训指出 < 4L/min 吸氧方式为低流量吸氧；> 10L/min 吸氧方式为高流量吸氧。HHFNC 流量设置依据年龄和体重调节，婴儿为 2L/（kg·min），最高为 8 ~ 12L/min（6 个月以下最高为 8L/min）；儿童 1L/(kg·min) 或第 1 个 10kg 以 2L/(kg·min)，之后每公斤体重增加 0.5L/（kg·min），最高 30 ~ 60L/min（有学者建议 < 18 个月患儿 2L/min 以上，≥ 18 个月患儿 4L/min 以上称为高流量，也有学者认为儿童 6L/min 以上即为高流量）。HHFNC 可设置氧浓度，给患者输送精确的氧浓度。高流量吸氧输入氧气流速高于患儿吸气流速，达患儿每分通气量的 3 ~ 5 倍。

在呼吸窘迫或呼吸衰竭患者中，加温加湿的 HHFNC 可能较面罩更舒适、更耐受，而且不影响进食。在观察性研究中，高流量吸氧在呼吸窘迫综合征早产儿、毛细支气管炎婴儿及低氧性呼吸衰竭的儿童和成年患者中，可以改善气促，降低呼吸频率，减少呼吸功和改善氧合。

2. 面罩吸氧 面罩是有自主呼吸住院患者最常用的氧疗技术之一。使用的面罩类型包括简单面罩、文丘里面罩（Venturi 面罩）、部分再呼吸和非再呼吸面罩。急性呼吸衰竭患者采用专门的无创正压时使用专设的面罩。

（1）简单面罩吸氧 简单面罩提供氧浓度高于鼻导管，但不固定，为 35% ~ 50%。简单面罩适用于需要中等浓度氧气、并能维持可接受的 SpO_2 患者。吸入的氧浓度受患者呼吸频率和面罩贴合程度的影响。

面罩本身作为氧气储存器，通过连接在面罩底部的小孔管输送氧气，呼出气通过面罩两侧孔（呼气口）逸出，室内空气通过这些端口进入并与氧气混合，从而降低输送给患者的氧气百分比。建议氧气流量 > 5L/min，以防止 CO_2 再吸入。因此，常规设置流量为 5 ~ 10L/min。

（2）文丘里面罩 文丘里面罩是改良型面罩，可以精确控制氧浓度。蓝、白、黄、红、绿色文丘里活瓣对应的流速为 2L/min、4L/min、6L/min、8L/min、12L/min，提供的氧浓度分别为 24%、28%、35%、40%、60%。使用文丘里面罩时氧气以喷射状进入面罩，空气从面罩侧面开口处进入。通过调节进气口口径调节吸入氧浓度，氧流量增加，空气量也相应地增加，以保持吸入气中氧浓度不变。为确保氧流量，一般不使用湿化器。其他使用特点和注意事项同简单面罩。

（3）部分再呼吸面罩 部分再呼吸面罩包括 1 个简单面罩与储气囊。10 ~ 12L/min 的氧流量达到 50% ~ 60% 的氧浓度。使用该面罩时，吸气时新鲜氧气和储气囊的氧气流入，空气也被带入，但通过呼气口吸入室内空气的量被最小化。尽管储气囊中混合一些呼出气体，但储气囊内仍是富含氧的气体。因为之前呼出的空气（来自口鼻腔和上呼吸道的死腔）也富含氧气，仅含有少量 CO_2。为了保持储气囊中高比例的氧气和减少 CO_2 重新吸入，必须调整氧流量以避免储气囊塌陷。

部分再呼吸面罩主要用于更高氧浓度需求的患者。尽管部分再呼吸面罩提供氧气浓度较简单面罩更可靠，但仍可通过储气囊和呼气口吸入空气稀释。

（4）非再呼吸面罩 可暂时为有自主呼吸患者提供最高浓度的氧气，吸入氧浓度高达 95%。使用高流量氧气（10 ~ 15L/min），可优化吸入氧浓度。该装置短期急救使用效果好，预计需要长时间使用如此高浓度氧气的患者应给予正压通气。

非再呼吸面罩是用单向阀改进的面罩和储气囊，可以限制氧气与呼出气体及室内空气的混合。单向阀位于储气囊和面罩之间。可以防止呼出气体进入储气囊。面罩的呼吸口还有一个单向阀，允许呼出气体流出，并防止吸气时室内空气进入面罩。然而，为了安全起见，面罩上的2个呼气口中只有1个具有单向阀。这样，如果氧气意外中断，患者仍然可以通过开放的端口接收室内空气。因此，密封良好的非呼吸面罩可提供高达95%的吸入氧浓度，而在临床实践中，非再呼吸面罩提供的氧浓度通常低于95%。

（5）头罩和氧帐吸氧　适用于需要长时间接受氧疗，但不能耐受鼻导管、面罩的患儿。头罩和氧帐还可以提供良好的加温、加湿。氧流量6～8L/min，氧浓度可达40%～70%。国外报道氧流量≥10～15L/min，头罩可提供高达到80%～90%的氧浓度。接入方式是氧气源输出处接湿化瓶，输氧管患者端接于头罩氧气入口端。呼出的气体通过颈部的开口排出。头罩规格依据年龄及头颅大小选择（有大、中、小号等规格）。新生儿通常能很好地耐受头罩。大多数头罩太小，不适合年龄超过1岁的患儿。

使用时注意患儿与头罩之间缝隙不宜太大，否则会引起罩内氧浓度降低。头罩上部的3个气孔具有调节罩内氧浓度作用。全部关闭时吸入氧浓度为60%～65%，气孔全部打开时约为40%。头罩下部两侧分别有1个输液管进口也可以排出CO_2。由于CO_2重于氧气，头罩吸氧时氧气位于上方，CO_2位于下方，故头罩下部的出气孔不能堵住，以免头罩内CO_2积聚。环境温度较高时会导致患者出汗及不适。输氧管顶部插入，高流量气流（湿化但未加热）直接吹向患儿面部，不仅刺激大，并且可导致体温降低。

氧帐围绕患者头部和上身。氧帐可提供高达50%氧浓度的高流量吸氧，但当氧帐打开时，与空气混合，氧浓度稀释。因此，对于氧浓度需求超过30%的患儿，氧帐通常不是充足的氧气来源。氧帐限制家人和临床工作人员接触儿童。另外，高湿度的空气易形成雾气，从而影响观察患者，因此不能及早识别儿童临床状况的变化，如发绀或倦怠等。

（6）通气球囊　通常可以通过面罩或人工呼吸道（即气管导管）供氧和辅助通气。自充气球囊往往用于辅助通气提供高浓度氧，而气流充气式球囊还可用于有自主呼吸患儿的常压供氧。

自充气球囊采用反冲机制进行充气，不需要气源来重新充气。挤压球囊产生正压，进气阀关闭，鸭嘴阀向下开放并向下移动堵住呼气阀，气流进入呼吸道。松开球囊，球囊内产生负压，鸭嘴阀上移开放并使呼气阀打开呼气，同时进气阀打开氧气进入，当球囊内压超过$40cmH_2O$时，减压阀打开放气减压。在用氧源再充气期间，空气夹带在系统中，稀释了输送给患者的氧气浓度。因此，为了持续输送高浓度氧，必须将储气囊连接到自充气球囊上。未连接储氧囊的自动充气式球囊仅能输送40%氧气。连接储氧囊的自动充气式球囊能输送90%（开放）～100%（活瓣式）氧气。故该球囊缺点是需要储氧袋，吸入氧浓度还取决于面罩的贴合度等，通过面罩常压给氧不可靠，需加压给氧。

气流充气式球囊（麻醉球囊）需要气源保持充气状态。当氧气作为气源时，可将100%氧输送给患者。该系统较自充气球囊复杂，氧流量和出口控制阀的流量必须监测和调整，以确保安全有效的通气。因此，气流充气式球囊只能由经过专业培训和有经验的临床医师使用。

总之，儿科急危重症患儿经常需要氧疗。氧疗方式的选择取决于患者的临床状态、所需的氧浓度及对氧疗装置的耐受程度。各种氧疗给氧方法的特点及使用注意事项见表5-2。

NOTE

表 5-2　各种氧疗给氧方法的特点及使用注意事项

氧疗方式	氧流量（L/min）	氧浓度（%）	适应证	注意事项
吹氧法		< 30	为有自主呼吸且不能耐受面罩的患儿提供低浓度氧气	至少 10L/min 氧流量，接入简单面罩或纸质饮水杯（氧气管从底部戳穿），由父母或护理人员将其保持在患儿面部附近
鼻导管吸氧	1 ~ 5	24 ~ 40	为有自主呼吸的患儿提供低流量低浓度氧气	氧浓度受呼吸频率、潮气量及经口呼吸的程度影响，婴儿流量低于 2L/min
简易面罩	5 ~ 12	35 ~ 50	为有自主呼吸的患儿提供低 - 中浓度氧气	氧浓度受面罩贴合度和呼吸频率影响，文丘里面罩可控制氧浓度，不使用湿化瓶
部分再呼吸面罩	10 ~ 12	50 ~ 60	有储氧功能，为有自主呼吸的患儿提供中等浓度氧气	注意调整氧流量以避免储气囊塌陷
非再呼吸面罩	12 ~ 15	65 ~ 95	为有自主呼吸的患儿提供高浓度氧气	面罩贴合度良好可提供高浓度氧；储气囊必须保持充满状态，确保单向活瓣工作正常；不使用湿化瓶
头罩	6 ~ 8	40 ~ 70	为< 1 岁不耐受面罩吸氧的婴儿提供中高浓度氧气	环境温度较高时会导致患者出汗及不适；氧流量 ≥ 10 ~ 15L/min 时，氧浓度可达 80% ~ 90%
氧帐	10 ~ 20	25 ~ 50	儿童氧浓度需求低于 30%	有雾气影响观察
自充气式球囊	10	95 ~ 100	提供高浓度氧气进行加压给氧	用于辅助通气，不用于常规吸氧；接储气囊可提供高浓度氧
气流充气式球囊	10	100	提供高浓度氧气和辅助通气	可提供患者吸氧和辅助通气，需要培训后有经验的医护人员使用

五、氧疗效果的观察及监测

1. **氧疗效果观察项目**　①患儿面色、呼吸形式、口唇、甲床色泽；②监测 SpO_2；③血气分析（PaO_2，$PaCO_2$）等。

2. **氧疗的血氧维持目标**　PaO_2 60 ~ 80mmHg，SpO_2 85% ~ 95%。

六、停止氧疗指征

1. 原发病好转，全身情况良好。

2. 神志清醒，精神状态好；发绀消失，无呼吸困难症状；循环稳定。

3. 血气分析 PaO_2 上升到目标范围 60 ~ 80mmHg，并保持稳定。

4. 停止氧疗是一个逐步的过程，可间歇吸氧数日。使用呼吸机者应有脱机过程。

七、氧疗并发症

1. **氧中毒**　长时间高浓度氧吸入产生毒性作用，影响肺、中枢神经系统、视网膜等，其中最重要的是对肺实质的影响。氧中毒的程度主要取决于氧分压及吸入时间。氧中毒分为：①肺型：表现为早产儿支气管肺发育不良（bronchopulmonory dysplasia，BPD）；②眼型：表现为早产儿视网膜病变（retinopathy of prematurity，ROP）；③脑型：表现为高压氧引起惊厥。早产儿给氧应注意晶体后纤维组织增生，注意双眼底及肺部 X 线监测，防治 ROP 及 BPD，调整吸入

氧浓度使 SpO_2 达到 89% ～ 95%。

常压下，$FiO_2 < 40\%$ 相对安全；$FiO_2 > 60\%$ 时，很可能引起氧中毒。一般 $FiO_2$100% 连续治疗时间不宜超过 6 ～ 12 小时，$FiO_2$80% 不宜超过 12 ～ 24 小时，$FiO_2$60% 不宜超过 24 ～ 48 小时。吸氧患儿监测 PaO_2 注意避免血氧过高（$PaO_2 \leq 150$mmHg）。有研究表明，吸入 FiO_2 的 50% 以上和以下的患儿体内氧自由基含量明显不同。一般要求稳定的患儿 FiO_2 在 50% 以下。

2. 失氮性肺泡萎陷肺不张　高浓度氧吸入，肺泡中氮气逐步被氧气替代，PaO_2 增高，肺泡气体被血液吸收而发生肺泡萎陷，尤其在肺通气少而血流多的肺更为明显，加重通气血流比例失调。因此，FiO_2 通常不超过 60%。鼓励患者咳痰，可加用呼气末正压通气（positive end expiratory pressure，PEEP）。

3. 对呼吸道黏膜及纤毛的影响　长时间使用未加温湿化的吸氧方式，可使呼吸道分泌物干燥，黏膜纤毛活动减弱。故吸氧患者需注意加温和湿化，应通过湿化瓶和必要的加温装置，使呼吸道内保持 37℃温度和 95% ～ 100% 湿度。

4. 呼吸抑制，加重高碳酸血症　COPD 患者 PaO_2 长期处于高水平，呼吸中枢失去了对 CO_2 的敏感性。呼吸的调节依赖于低氧血症对外周化学感受器的刺激来维持。当吸入高浓度氧后，缺氧纠正，解除了对中枢的刺激，呼吸抑制加重，高碳酸血症恶化。因此，慢性肺病患者需要控制性吸氧，避免氧分压过高。

第二节　除　颤

除颤是通过心肌组织非同步去极化，使患者恢复自主的有序除极，可分为自动体外除颤仪（automated external defibrillator，AED）除颤和手动除颤器除颤。AED 可作为基础生命支持的一部分，由非专业施救者和医务人员使用，手动除颤是高级生命支持治疗的一部分。

迅速除颤对心室颤动（ventricular fibrillation，VF）或无脉室性心动过速（ventricular tachycardia，VT）有确切的疗效，但不能用于心脏无收缩的治疗。在除颤前后需持续进行高质量的心肺复苏；除颤前尽可能开放静脉，但不能因开放静脉而延误除颤。

除颤成功与否取决于通过心脏的除颤电流强度是否足够。电流强度与选用的除颤能量、经胸壁的电阻抗大小、电极大小、导电介质传导性、除颤次数、两次除颤的间隔时间、通气时相、胸腔大小及按电极板的压力等有关。

一、电击次数和心肺复苏

2010 年美国心脏协会心肺复苏指南建议使用 1 次电击治疗心室颤动，然后立即心肺复苏（CPR）更为合理。其循证依据来自两项临床研究，比较了心室颤动性心搏骤停患者 1 次除颤方案和连续 3 次除颤方案，研究表明，单次除颤方案比连续 3 次方案对生存更有意义；动物研究证实中断胸外按压对成功复苏不利。因此，尽可能缩短除颤前后胸外按压中断的时间，每次除颤电击后立即从按压开始 CPR。CPR2 分钟后（以按压结束为终点）分析心律，如有指征则进行另一次除颤；如是非除颤心律，则施救者立即从胸外按压开始继续 CPR。缩短按压和电击之间的间隔即使是几秒钟也能改善除颤和复苏的成功率。电击前行人工呼吸可能延缓电击，因此电击前不宜人工呼吸。

二、除颤能量

目前婴儿和儿童除颤的最低有效剂量或上限安全剂量均不清楚，但有研究表明除颤剂量4～9J/kg是有效而安全的，无明显副作用。无脉VT和VF应用非同步，能量首次2～4J/kg，后续能量至少4J/kg（不超过10J/kg或成人最大剂量）。

三、电极大小

电极板大小的选择是由阻抗决定的。研究表明电极板/电击贴越大，胸部电阻抗越小，故应选用尽可能大的电极板。当用手动电极板或电极糊/胶时，要确保电极板与胸壁皮肤充分接触，电极板之间不能接触。婴儿型电极板（4.3cm）适用于1岁或10kg以内患儿，成人型（8～12cm）适用于大于1岁或大于10kg患儿。

四、跨胸电阻

成人平均电阻为70～80Ω。当跨胸电阻太高时，低能量的电击不能产生足够的除颤电流，从而影响除颤效果，因此为降低跨胸电阻，建议使用传导性材料，如电极膏、生理盐水浸泡的纱布和黏性电极板等。不宜用酒精，因为有着火的危险并可灼伤胸壁皮肤。两个电极板下的传导材料之间不能接触，以免产生短路，使经过心脏的电流不足。前胸部皮肤有水渍或汗液时，需擦干皮肤。

五、电极板放置位置

有四种电极贴/板的位置（前－侧、前－后、前－左肩胛下、前－右肩胛下）可用于治疗房性或室性心律失常。标准的电极位置（前－侧）是：一个紧贴胸骨右缘上部与右锁骨下方的部位，另一个紧贴左乳头与左侧腋前线（平乳头水平）的部位（图5-1）。如对婴儿患者除颤时只有成人型电极板，宜采用前后位。多毛男性患者在使用电击贴前需刮毛。

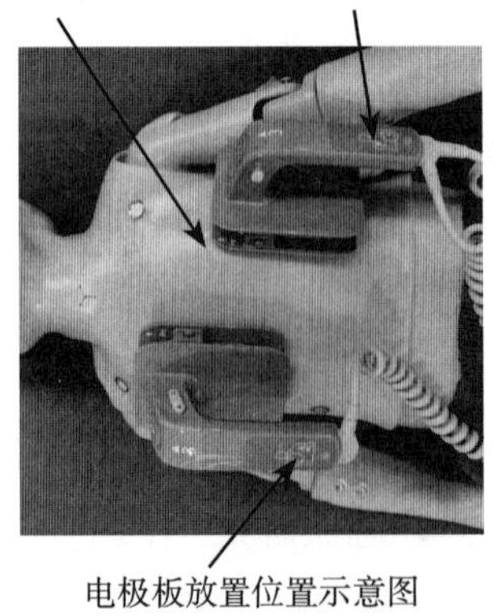

图5-1　除颤电极板放置位置

六、安全性

除颤对操作者及任何可能与除颤电流接触的人员存在潜在的危险性，因此操作者在每一次按下放电按钮时必须提出明确的警示。首先必须确认自身除了电极板手柄外，与患儿、担架及仪器等均无任何接触，然后确认其他有关人员（包括人工通气和胸外按压人员等）与患儿无接触，所有工作人员的手离开与患儿相连的器材，如气管插管、通气皮囊、静脉输液管道等。只有在作出上述确认之后，才能放电除颤。

有报道在氧气丰富的环境中进行除颤可产生火花并引起着火，因此应尽量避免在氧气丰富的环境中除颤；使用自带凝胶的除颤电极贴或保持电极贴与胸壁接触良好能最大程度减少除颤期间产生的火花；手动电极板使用凝胶垫比电极膏/胶更好，因为电极膏/胶会散布于两极之间，可能产生火花。

七、除颤仪测试

所有除颤仪均应定期检查和校正，以保证使用时的安全性和精确性。据报道大部分故障是未能妥善维护除颤仪或电源。目前多数除颤仪会自检并显示准备就绪状态。用于婴幼儿的除颤仪应特别对低剂量范围进行校正，并要求设定值与实际释放值间的差值在除颤仪显著位置标明。

八、除颤顺序

如果心电图或监护仪上发现 VF 或无脉 VT，需立即进行高质量的心肺复苏和除颤，操作顺序如下。

1. 持续 100% 氧气通气和胸外按压（除颤操作时停止）。
2. 电极膏涂于电极板（＜1 岁用婴儿型，＞1 岁用成人型）。
3. 打开除颤仪电源。
4. 选择手动除颤模式，选择非同步和合适的能量剂量并充电。
5. 停止胸外按压，电极板置于胸壁的合适部位。
6. 重新确认心律和除颤指征。
7. 确认无任何人与患儿、病床或设备仪器相接触。
8. 用力按电极板，确保电极板与胸壁皮肤充分接触，同时按下放电按钮。
9. 继续 CPR。
10. 评估除颤后的心电图。

九、心室颤动处理流程

本流程见图 5-2。

NOTE

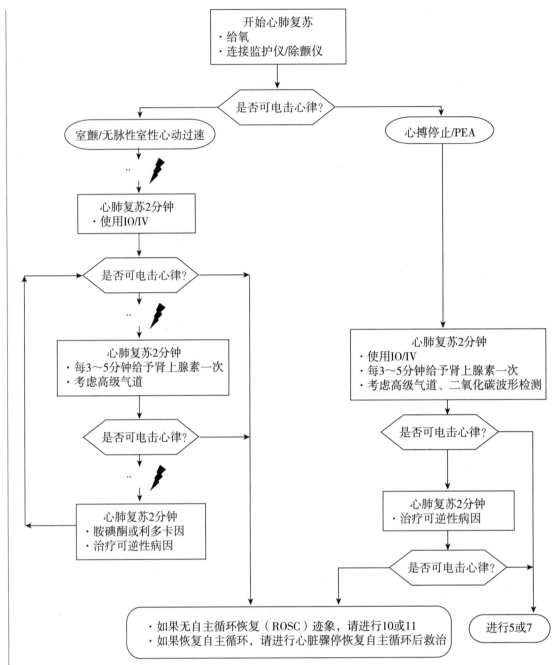

图 5-2　心室颤动急救流程图

第三节　骨髓通路

　　骨髓通路（intraosseous access，IO）是进行液体复苏、药物输送、血制品输注、某些实验室指标评估的一种有效途径，可以在各个年龄段开展应用，具有相当的安全性。1985 年，美国心脏协会（AHA）发布的儿科复苏指南确认骨髓通路（IO）是静脉通路（intravenous access，IV）的安全替代方式。1986 年 IO 成为儿科高级生命支持（pediatric advanced life support，PALS）培训的一部分。2010 年 PALS 指南更新指出，IO 可作为心搏骤停复苏时的初始血管通路，和 IV

同等重要。

一、解剖和病理生理学

人长骨近端和远端的骨骺部存在丰富的血管网络，包括哈弗森管内垂直延伸的血管和伏克曼管内水平延伸的血管。这些部位对休克或心搏骤停患者尤为重要，当静脉塌陷、外周静脉或中心静脉通路建立失败时，这些骨内不可折叠的血管可作为建立血管通路的一种选择。IO 相关血管通路主要包括胫骨近端胫静脉、股骨远端股静脉分支、胫骨远端 / 内踝大隐静脉、肱骨近端腋静脉等，其中最常用的通路为胫骨近端胫静脉。

在紧急情况下，任何静脉药物和液体都可以通过 IO 途径使用，包括胶体、晶体、血液制品、抗生素、血管活性药物、造影剂、激素、碳酸氢钠、葡萄糖、肝素、高渗液体、镇静剂和镇痛剂等。

二、适应证

1. 危及生命的疾病或损伤，如心跳呼吸骤停、各类失代偿性休克（如低血容量性、过敏性、感染性和心源性休克等）、顽固性抽搐。

2. 失代偿性休克时，如 90 秒内仍未建立静脉血管通路，建议开放骨内通路。

3. 危重情况下在没有尝试开放外周静脉前，可以先开放骨内输液通道。

三、禁忌证

1. 绝对禁忌证　穿刺部位骨折、严重凝血功能障碍。

2. 相对禁忌证　穿刺部位蜂窝织炎（有将细菌引入骨质或血液的风险）；成骨不全（发生骨折可能性高）；骨质疏松；穿刺部位挤压伤；穿刺部位皮肤破损；穿刺部位骨髓炎等。

四、并发症

1. 穿刺深度没有到达骨髓腔，造成液体外渗。

2. 骨骼贯通伤。

3. 骨骺板损伤。

4. 局部感染，皮肤坏死。

5. 骨筋膜室综合征。

6. 脂肪和骨微栓子（罕见）。

7. 骨质疏松（罕见）。

五、操作

（一）准备

准备合适专用的骨髓穿刺针，必要时可选择临床常用的骨髓穿刺针；消毒等设施；患儿进行适当镇静，局部麻醉。

（二）操作步骤

以胫骨近端 IO 通路为例（图 5-3）。

1.**确定穿刺部位** 胫骨粗隆下 1～3cm 处，此位置的胫骨在皮下，非常表浅。可使用毛巾或干净尿布垫在穿刺部位下方。

2.**操作步骤** 左手手掌（非优势手）握住穿刺部位以上和侧面的大腿和膝部，拇指、其余手指环握住膝关节，固定胫骨近端；右手（固定持针，穿刺针垂直皮面穿刺，到达骨皮质时，使用一定压力旋转针头，当穿刺针进入骨髓腔时，压力减小，停止进针，检查穿刺针是否牢固固定在骨髓腔内；取下内针芯，连接注射器，回抽出红色的骨髓，推注 5～10mL 生理盐水冲洗 IO 通路，注意推注阻力，并观察穿刺部位有无肿胀或渗出。推注顺利，穿刺部位无肿胀及渗出，将输液管路连接穿刺针，给予液体输注，防止管路内凝血。用无菌纱布和胶带固定穿刺针。

（四）实验室检查

抽吸的骨髓不能完全替代静脉血样标本进行实验室检查。两者结果比较一致的检验项目包括血红蛋白、红细胞比容、pH 值、碱剩余、碳酸氢根、钠、氯、镁、磷、总钙、白蛋白、尿素氮、肌酐、胆红素、总蛋白、尿酸、血清药物水平和血培养（如细菌、病毒或真菌培养等）。

六、IO 通路使用

IO 通路使用见图 5-4。使用无菌纱布及胶带覆盖穿刺部位，避免穿刺针移位。绝大多数情况下建立静脉通路后（24 小时内）拔除 IO 穿刺针。各种可通过静脉输注的药物、血制品均可经 IO 输注。

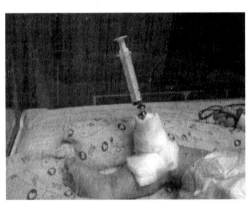

图 5-3　胫骨近端骨内穿刺点示意图

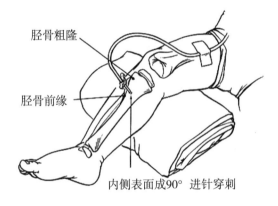

图 5-4　骨内通路固定与应用

第四节　放血刮痧

一、放血疗法

放血疗法是针刺方法的一种，又称针刺放血疗法、刺血疗法、刺络疗法，是用针具刺破血络或腧穴，放出适量血液的一种治疗方法。

放血疗法最早的文字记载见于《黄帝内经》，如"刺络者，刺小络之血脉也"。

1.**针具** 选用一次性采血针、粗毫针、三棱针。三棱针为不锈钢制成，长 6.5cm，针柄呈圆柱体，针身呈三棱形，尖端三面有刃，常用规格分大号和小号两种。患儿放血多选用小号。

粗毫针可选用 0.30×25mm 或 0.35×25mm 毫针。

为了避免交叉感染，目前临床上放血疗法主要采用一次性采血针或一次性粗毫针。使用三棱针治疗前，需高温灭菌或消毒处理，若针具消毒后有锈蚀，应及时更换。

2. 操作方法

（1）持针方法　一般为右手持针，拇指、食指捏住针柄中下段，中指指腹紧靠针身下端侧面，露出针尖 3 ～ 5mm。

（2）刺法　儿科常用三种方法：点刺法、散刺法、刺络法。

1）点刺法　是点刺腧穴放出少量血液或挤出少量液体的治疗方法。操作方法：先在点刺穴位及周围用手指向点刺处揉、推、挤、捋等，使穴位局部充血；然后用碘酒消毒，75% 乙醇脱碘；一手固定点刺部位，另一手持针，对准点刺部位快速刺入并迅速出针，注意进出针时针体保持同一轴线上；轻轻挤压针孔周围，使之出血少许，亦可辅以推挤手法增加出血量或出液量；最后用消毒干棉球按压针孔止血。多用于指趾末端、耳部、面部，如指尖、耳尖、四缝、十宣、攒竹、上星等穴位。每次出血量数滴为宜。

2）散刺法　是在病变局部及周围连续点刺的治疗方法。操作方法：先用碘酒消毒，75% 乙醇脱碘；然后一手固定被刺部位，另一手持针，依据该部位大小不同，点刺 10 ～ 20 针，由病变外缘向中心呈环形点刺；点刺后可配合挤压或拔罐等方法，促进瘀血或水肿消失，达到祛瘀生新、通经活络的目的。多用于局部瘀血、血肿、水肿。每次出血量数滴至 1 ～ 3mL 为宜。

3）刺络法　是刺入浅表血络或静脉，放出适量血液的治疗方法。操作方法：先在被刺部位及周围用揉、推、挤、捋等方法，或用止血带在被刺部位近心端结扎，使局部充血；然后消毒；一手固定被刺部位，另一手持针，露出针尖 3 ～ 5mm，对准所刺部位静脉，斜向上刺入静脉内 2 ～ 3mm，立即出针，使其流出一定量血液，出血时可轻压静脉近心端，以助瘀血排出；松开止血带；用消毒干棉球按压针孔止血。多用于额颞部、耳背、足背等部位的小静脉，一次出血量 5 ～ 10mL 为宜。治疗：急性吐泻、发热、中暑等。

（3）疗程　依据病情而定，可每日或隔日 1 次。

3. 适用范围　此针法有开窍泄热、通经活络、消肿止痛、调和气血、镇吐止泻、镇惊止痛、化瘀、解毒等作用。临床上适用范围较广，多用于实证、热证、疼痛、瘀血等，如晕厥、中暑、高热、咽喉肿痛、目赤肿痛、头痛、丹毒、扭挫伤等。

应用举例：晕厥证属实证、热证者，可取十宣或十二井穴，用一次性采血针或粗毫针点刺放血。中暑及高热者，可取耳尖、耳背静脉或大椎穴，点刺放血。咽喉肿痛可选用少商、商阳、耳背静脉，点刺出血。急性扭伤可选阿是穴或患部所属经络的井穴，点刺放血。

4. 注意事项

（1）因本针法刺激较强，故操作前要做必要的解释工作，消除患儿及家长的思想顾虑，操作过程中应保持患儿体位舒适，防止晕针。

（2）操作过程严格消毒，防止感染。

（3）操作手法宜轻、稳、准、快，忌用力过猛、刺入太深，防止创伤过大，损伤周围组织。

（4）出血量不宜过多，切勿伤及动脉。

（5）体质虚弱、贫血、出血倾向、低血压、血管瘤患儿，不宜使用本法。

二、刮痧

刮痧是以中医经络理论为指导，用刮痧器具于患儿体表反复刮动，形成痧痕的一种外治方法。通过对十二皮部的良性刺激达到疏通经络、行气活血、调整脏腑、扶正祛邪的作用。西医学证明，刮痧可以扩张毛细血管，增加汗液分泌，促进血液循环，增强免疫功能，对于中暑、高血压、肌肉酸痛等风寒痹证有显著效果。

1.刮痧器具和介质　刮痧器具种类很多，包括刮痧板、瓷匙、玉石片等光滑硬物。刮痧板最常用，多由水牛角或木、玉石制成，为长方形，板面洁净，边缘钝圆。刮痧介质多用有润滑或兼具药理作用的刮痧油、精油、麻油、红花油、石蜡油、姜汁水等。

2.刮痧分类　分为直接刮法和间接刮法。

（1）**直接刮法**　先在施术部位涂抹刮痧介质，然后用刮痧器具在患儿体表施术部位刮拭至皮下出现痧痕。

操作方法：患儿取坐位或俯卧位，术者先用毛巾擦洗欲刮部位皮肤，然后均匀涂上刮痧介质，持刮痧器具反复刮拭，至皮下出现痧痕为止。

（2）**间接刮法**　指刮痧器具不直接接触患儿皮肤，间接刮拭至局部皮肤发红为止。

操作方法：患儿取坐位或俯卧位，先在患儿刮拭部位上放一层薄布，然后用刮痧器具在薄布上刮拭至局部皮肤发红。

3.刮痧手法　常用平刮、竖刮、斜刮、角刮四种。应用力均匀，一般用腕力，据患儿病情及反应调整刮拭力量。刮拭方向：从颈部到背部、腹部、上肢，再到下肢；从上向下刮拭；胸部从内向外刮拭。刮板与刮拭方向一般保持 $45 \sim 90°$，每个部位刮 $3 \sim 5$ 分钟，最长不超过 10 分钟。第一次刮完 $5 \sim 7$ 天，待痧退后才可行第二次刮痧。出痧后 $1 \sim 2$ 天内，皮肤可能微痛或发痒，属正常反应。

（1）**平刮**　指用刮板的平边，按一定横向左右在施术部位行较大面积的水平刮拭。

（2）**竖刮**　指用刮板的平边，竖直上下方向，大面积纵向刮拭。

（3）**斜刮**　指用刮板的平边，斜向刮拭。适用于不能行平刮、竖刮的某些部位。

（4）**角刮**　指用刮板的棱角、边角，行小面积刮拭，如鼻沟、耳屏、神阙、风池、腋窝、肘窝、关节等部位。

4.适用范围　适用范围广泛，在儿科急症中亦有应用，如高热、中暑、哮喘、呕泻、腹痛、头痛、心悸、牙痛、咽喉肿痛、鼻衄、失音等。危重患儿应立即住院治疗。当暂无其他治疗条件时，可用本法行暂时的急救，以争取时间和治疗机会。

应用举例：中暑及高热者，可取曲池、太阳、印堂、脊柱两侧膀胱经、背俞穴和大椎穴，用刮痧板刮至皮肤出现紫红色或红色痧痕为度；哮喘者，可取胸前天突穴至膻中穴连线、背部膀胱经胸段、定喘、膏肓、中府穴治疗，用刮痧板刮至皮肤出现紫红色或红色痧痕为度；呕吐者，取中脘、足三里、内关，用刮痧板刮至皮肤出现痧痕为度；腹痛者，取中脘至关元、足三里、双侧脾俞至大肠俞，腹痛剧烈者，用刮痧板的薄缘在穴位重刮；若腹痛绵绵，可用刮痧板的厚缘用力刮拭。

5.刮痧疗法禁忌证

（1）疖、痈、溃烂等皮肤病、湿疹、皮肤不明原因包块等，不宜在病灶部位直接刮拭。

（2）患血小板减少性紫癜、过敏性紫癜、白血病等出血倾向疾病者，忌用本法。

（3）对刮痧恐惧或严重过敏体质的患儿忌用本法。

（4）体弱患儿忌大面积刮拭。

（5）骨折部位尚未愈合不宜本法，外科手术伤口处应在两个月后方可局部刮痧。

6. 刮痧注意事项

（1）术前注意事项　①刮痧工具、施术者双手都需消毒，防止交叉感染。术前要仔细检查刮痧工具是否有缺损，以免刮伤患儿皮肤；②患儿空腹、过饱、过度紧张或过度疲劳等情况下，不宜行此治疗；③术前要做必要的解释安抚工作，消除恐惧心理，取得患儿配合；④选择舒适、利于刮拭的体位，防止晕刮；⑤选择在空气流通的场所进行，注意保暖及避风，尽量减少皮肤暴露，以免刮痧时皮肤汗孔开泄，邪气从开泄的毛孔入里，影响疗效或引发新的疾病。

（2）术中注意事项　①要用力均匀，以患儿能忍受为度，达到出痧为止，婴幼儿用力宜轻；②术中注意询问患儿感受。如遇晕刮，出现头晕目眩、面色苍白、恶心出汗、心悸肢凉时，应立即停止刮痧，助其平卧、保暖、喝温水或糖水，并安抚患儿。如仍无缓解，可用刮板角部轻轻点按水沟穴，并对百会穴、涌泉穴施以泻刮法；③对于不出痧或出痧少的患儿，不可一味追求出痧而延长刮痧时间或加重手法。出痧多少与多方面因素有关，如血瘀证、热证、实证出痧多；虚证、寒证出痧少；肥胖儿、肌肉丰满患儿不易出痧；室温低时不易出痧等。

（3）术后注意事项　①此术可使毛孔开泄、邪气外排、消耗身体部分津液，故术后需喝温水一杯，休息片刻；②术后需待皮肤毛孔闭合复原后，约3小时后方可洗浴，避免寒邪侵袭；③对于病情较重的患儿，除用此法外，需配合药物治疗，以免延误。

第五节　针灸推拿

针灸学是研究针刺和艾灸等治法的一门学科，其内容主要包括经络、腧穴、针灸方法及临床治疗等部分。由于其具有操作简便、适应证广、疗效明显和经济安全等优点，因此在儿科临床应用广泛。针法和灸法是两种不同的治疗方法。针法是运用各种金属针刺入穴位，运用不同手法进行治病的方法；灸法是采用艾条、艾炷点燃后熏灼穴位治病的方法。由于二者都是通过调整经络脏腑气血的功能达到治病的目的，常配合使用，所以以合称为针灸。

推拿是中医外治疗法的一种，以中医理论，特别是经络理论为指导强调人体体表通过经络、穴位与内脏之间存在着有机的内在联系。内脏病变可通过经络反映到体表，对体表经络、穴位进行推拿也可通过经络将治疗疾病的"信息"传达给病变的脏腑，从而发挥治疗作用。推拿的常用手法有推、拿、按、摩、揉、点、擦、搓、摇、捻、抖、拍等方法。

由于针灸按摩内容较多，特选儿科临床常见的急危重症进行阐述。

一、发热

发热即指体温异常升高。小儿正常体温的肛温波动于36.9～37.5℃之间，舌下温度比肛温低0.3～0.5℃，腋下温度为36.0～37.4℃。发热指肛温≥38.0℃，腋下温度≥37.5℃，当肛温、腋下、舌下温度不一致时以肛温为准。依据体温高低，将发热分为（均以腋下温度为标准）：低热≤38.0℃，中度发热38.1～39.0℃，高热39.1～41.0℃，超高热＞41.0℃。发热持续1周左右为急性发热，病程超过2周为长期发热。本章节重点讨论急性发热。

中医学称发热为"壮热""实热""日晡潮热"等。

1. 针刺治疗

治法：清热泻火，凉血解毒。取督脉、手阳明经穴为主。

（1）体针治疗

主穴：大椎、合谷、外关、十二井穴或十宣穴。

配穴：邪在肺卫，可配列缺、鱼际；气分热盛，配曲池、内庭；热入营血，配尺泽、委中、曲泽；神昏谵语，配中冲、素髎、水沟；热甚风动、抽搐，配阳陵泉、太冲。

针刺操作方法：依据患儿年龄及体型选用相适应规格的毫针，常规刺行泻法。热在肺卫宜浅刺，热入营血宜深刺出血。大椎、十二井、十宣、委中可点刺出血。

（2）耳针治疗

取穴：耳尖、耳背静脉、肾上腺、神门。

操作方法：耳尖、耳背静脉点刺放血，余穴选用0.5～1寸毫针针刺强刺激，以不刺穿对侧皮肤为度。

2. 推拿治疗

治法：清泻热邪。

处方：清天河水200次，推六腑200次，推脊柱200次。邪在肺卫者加推坎宫50次，掐揉二扇门30次，掐风池5次；气分热甚者加清肺经、清胃经、清大肠各300次；热入营血者加掐揉二人上马50次，抽搐者加掐揉水沟、十宣。

附：针灸退热有较好的效果，可作为应急处理高热的措施之一。但引起高热的原因较多，在针刺治疗的同时，须查明原因，明确诊断，针对病因进行治疗。

二、惊厥

惊厥是神经元功能紊乱引起的脑神经元异常同步放电所导致的不自主的全身或局部肌肉抽搐。主要表现为四肢、躯干与颜面骨骼肌非自主的强直与阵挛性抽搐，常为全身性、对称性、伴有或不伴有意识丧失。是儿童时期常见的急重病证，也是最常见的小儿神经系统症状之一，尤以婴幼儿多见，6岁以下儿童的发生率约为4%～6%，较成人高10～15倍，应争取最短时间内止惊，及早查明惊厥病因，防止复发，以免造成后遗症。

中医学称为"抽搐"，俗名"抽风"或"惊风"，其证候可概括为四证八候。四证即痰、热、惊、风；八候即搐、搦、掣、颤、反、引、窜、视。

1. 针灸治疗 在抗惊厥、吸氧、降低颅内压等抢救治疗的基础上应用针灸治疗。

治法：息风止痉，醒脑开窍。取督脉穴、足厥阴经穴为主。

（1）体针治疗

主穴：水沟、合谷、太冲、阳陵泉。

配穴：痰热化风配内关、丰隆、中脘；血虚生风配血海、足三里；神昏不醒，配内劳宫、涌泉、百会、十宣；角弓反张、项背强直配后溪、申脉。

操作：依据患儿年龄及体型选用相适应规格的毫针，水沟穴针刺后即顺时针捻转数圈，使肌纤维缠绕"上锁"，行"雀啄"样重提轻插泻法。刺激量以眼泪流出、抽搐停止、神志恢复为度，余穴行捻转泻法，留针 20～30 分钟，留针期间 3～5 分钟施术 1 次。

（2）耳针法

取穴：皮质下、神门、交感、肝、心。

操作方法：选用 0.5～1 寸毫针针刺，以刺入软骨、不刺破对侧皮肤为度，中强度刺激，留针 30 分钟，留针期间每隔 10 分钟捻转 1 次，或使用皮内针施埋针法。

2. 推拿治疗

治法：清热泻火，息风止痉。

处方：掐揉曲池、大椎、水沟、风池和合谷穴，每分钟 80～100 次，操作约 3～5 分钟，若症状无改善应用刮痧疗法，于患儿腘窝、手肘等处进行刮痧，刮痧方向由上向下刮，以患儿耐受为度，以刮至皮肤出现红色斑点或紫红色斑片状为佳，约 5 分钟。

附：针灸治疗惊厥有一定的疗效，可作为对症治疗以应其急。应尽可能查明原因，采取针对病因的治疗措施。治疗期间保持室内安静通风，避免外界刺激。密切观察患儿的呼吸、脉搏、体温、瞳孔等变化。保持呼吸道通畅，以防窒息。患儿在惊厥时针刺，应注意防止滞针、弯针、断针等现象的发生。

三、昏迷

昏迷是一种最严重的意识障碍，其觉醒状态与意识内容及躯体随意运动均丧失，对强烈的疼痛刺激也不能觉醒。其主要表现为意识持续的中断或完全丧失，对内外环境不能够认识，随意运动消失，并对刺激反应异常或反射活动异常的一种病理状态。既可由中枢神经系统病变引起（占 70%），又可以是全身性疾病的后果。

（一）中医辨证分型

（1）**闭证** 不省人事，牙关紧闭，双手紧固，大小便闭结。如为热闭，则身热面赤，烦躁谵语，脉细数或弦数，舌绛红或干绛，苔黄或焦黄；如为痰闭，则胸闷气粗，痰声如拽，脉沉滑或滑数，舌苔白或黄腻。

（2）**脱证** 神志不清，目合手撒，二便自遗，汗出。如为亡阳，则面白肢厥，唇舌淡润，脉微欲绝；如为亡阴，则面红身热，唇舌干红，脉象虚数。

（二）治疗

1. 针灸治疗 应迅速判断昏迷的原因，在对症及对因治疗的基础上选用针灸治疗。

治法：闭证治以醒脑开窍、通络启闭；脱证则当救阴敛阳固脱。

（1）**体针治疗**

闭证主穴：水沟、涌泉、内劳宫、十二井穴、合谷、太冲、内关、太阳。

配穴：热闭配大椎、曲池。痰闭配丰隆、中脘、足三里。

操作手法：同惊厥。

脱证主穴：百会、气海、关元、复溜、太渊。

配穴：亡阴配太溪，亡阳配足三里。

操作手法：根据患儿年龄及体型选用相适应规格的毫针，毫针常规刺入行捻转补法，留针 30 分钟，留针期间 3～5 分钟施术 1 次。

（2）耳针疗法

取穴：神门、皮质下、心、缘中、交感。

操作方法：选用 0.5 ～ 1 寸毫针浅刺、强刺激，留针 20 ～ 30 分钟或使用皮内针施埋针法。

（3）灸法

取穴：百会、膻中、神阙、气海、关元、至阴、涌泉、隐白。

操作方法：选用大小合适的艾炷或艾条，每次选取 4 ～ 5 个穴位，采用悬灸法，每次 20 分钟，以局部皮肤发红为度。

2. 推拿治疗

治法：醒神开窍。

处方：掐揉印堂 5 次，掐水沟、老龙、端正 10 次或醒后即止。

附：昏迷是临床上常见的危急重症，应紧急救治。在针灸救治昏迷的同时，应详细检查，明确诱因及原发病，以便采取综合救治措施。

四、腹泻

腹泻病是儿科常见多发病（仅次于呼吸道感染），具体表现为大便性状改变，呈稀水样便、黏液便甚至脓血便，大便次数较前增多，日均大于或等于 3 次。发病年龄以婴幼儿为主，其中以 6 个月 ～ 2 岁的小儿发病率高。本病轻者如治疗得当，预后良好；重者泄下过度，易见气阴两伤，甚至阴竭阳脱；久泻迁延不愈者，则可影响小儿的营养和发育。重症患儿还可以产生脱水、酸中毒等一系列严重症状，甚至危及生命。

1. 针灸治疗

治法：健脾利湿，调肠止泻。取大肠的背俞穴、募穴及下合穴为主。

（1）体针治疗

主穴：天枢、上巨虚、大肠俞、足三里、三阴交、神阙。

配穴：寒湿者配阴陵泉、脾俞；湿热者配曲池、下巨虚；水样便配关元、下巨虚。

操作：神阙穴可用灸法，余穴选用合适规格毫针常规针刺，热者行捻转泻法，寒者行平补平泻法。

（2）耳针治疗

取穴：大肠、小肠、腹、胃、脾、神门。

操作：选用 0.5 ～ 1 寸毫针常规刺，或用王不留行籽施耳穴压豆法。

（3）灸法对于寒湿、脾胃虚弱可用隔姜灸、温和灸或温针灸。

取穴：神阙、天枢、关元、足三里、三阴交。

操作：每天选取 3 ～ 5 个穴位，采用悬灸法，每次 20 分钟，以局部皮肤发红为度，每日治疗 1 ～ 2 次。

2. 推拿治疗

治法：健脾化湿，理肠止泻。

处方：摩腹 5 分钟，清补脾经、清补大肠各 200 次，按揉天枢 50 次，推下七节骨 100 次，推上七节骨 200 次，揉龟尾 50 次。寒湿者加推三关 200 次，按揉足三里 50 次；湿热者加退六腑 50 次，清胃经 100 次。

附：对于因频繁腹泻出现脱水及电解质紊乱等现象者，应积极进行综合治疗。治疗期间应注意饮食卫生，必要时可进行对症支持治疗。

五、呕吐

呕吐是指胃失和降，气逆于上，迫使胃内容物从口而出的病证。古人称有声有物谓之呕，有物无声谓之吐，有声无物谓之哕。因呕与吐常常同时出现，故多称呕吐。

1. 针灸治疗

治法：和胃止呕。取足阳明经穴为主。

（1）体针治疗

主穴：中脘、足三里、内关。

配穴：外邪犯胃配外关、合谷；食滞内停配下脘、梁门；肝气犯胃配太冲、期门；痰饮内阻配丰隆、公孙；脾胃虚弱配脾俞、胃俞。

操作：选用相适应规格的毫针，常规刺。虚证可行温针灸。

（2）耳针治疗

取穴：神门、胃、脾、贲门、交感、肝。

操作：选用 0.5～1 寸毫针浅刺，或皮内针埋针、王不留行籽压豆法。

2. 推拿治疗

治法：和胃降逆止呕。

处方：清补脾经 200 次，揉板门 50 次，顺运内八卦 200 次，揉中脘、分腹阴阳各 100 次，按揉足三里 100 次，点按脾俞、胃俞各 50 次。

附：针灸推拿对于患儿呕吐的疗效较好，在排除其他器质性病变后，可作为首选方法。

六、急性腹痛

腹痛是指以胃脘以下、耻骨毛际以上部位发生疼痛为主要表现的病证。引起腹痛的原因很多，例如腹部器质性疾病引起的肠梗阻、肠套叠等；全身性疾病及腹部以外器官疾病产生的腹痛如过敏性紫癜及功能性腹痛等，本章节讨论的腹痛排除外科腹痛。

1. 针灸治疗

治法：通调腑气，缓急止痛。取任脉、足阳明、手阳明经穴为主。

（1）体针治疗

主穴：中脘、天枢、关元、足三里。

配穴：寒证腹痛加灸神阙；食滞腹痛配下脘、内庭；脐周痛配上巨虚；脐下痛配下巨虚；少腹疼痛配曲泉；伴呕吐加内关。

操作：选用相适应规格的毫针，常规刺。寒痛可行温针灸。

（2）耳针治疗

取穴：神门、胃、脾、交感、皮质下、大肠、肝。

操作：选用 0.5～1 寸毫针浅刺，或皮内针埋针、王不留行籽压豆法。

2. 推拿治疗

治法：行气止痛。

NOTE

处方：摩腹 200 次，揉一窝风、揉外劳宫各 100 次，顺运内八卦 200 次，拿肚角 50 次。寒痛加补脾经 100 次，食滞腹痛加清胃经、清大肠 100 次。

附：针灸推拿对于急性腹痛的疗效较好，在针灸治疗的同时，必要时采取其他治疗措施。

主要参考文献

[1] 徐虹，陆铸今，陆国平.儿科急诊 [M].福州：福建科学技术出版社，2007.

[2] 赵祥文.儿科急诊医学 [M].4 版.北京：人民卫生出版社，2015.

[3] 江载芳，申昆玲，沈颖.诸福棠实用儿科学 [M].8 版.北京：人民卫生出版社，2015.

[4]Mohammed El-Naggar.儿童重症医学 [M].3 版.北京：军事医学科学出版社，2015.

[5] 中华医学会儿科学分会神经学组.热性惊厥诊断治疗与管理专家共识（2017 实用版）[J].中华实用儿科临床杂志，2017，32（18）：1379-1382.

[6] 王卫平，孙锟，常立文.儿科学 [M].9 版.北京：人民卫生出版社，2018.

[7] 张伯礼，吴勉华.中医内科学 [M].4 版.北京：中国中医药出版社，2017.

[8] 北京儿童医院.北京儿童医院诊疗常规·内科诊疗常规 [M/OL].2 版.北京：人民卫生出版社，2016.

[9] 罗双红，舒敏，温杨，等.中国 0 至 5 岁儿童病因不明急性发热诊断和处理若干问题循证指南（标准版）[J].中国循证儿科杂志，2016，11（2）：81-96.

[10] 刘清泉.中医急诊学 [M].北京：中国中医药出版社，2013.

[11]Soar J，Donnino MW，Maconochie I，et al.ILCOR Collaborators.2018 International Consensus on Cardiopulmonary Resuscitation and Emergency Cardiovascular Care Science With Treatment Recommendations Summary.Circulation，2018，138（23）:714-730.

[12] 中华医学会儿科学分会呼吸学组，《中华儿科杂志》编辑委员会.儿童支气管哮喘诊断与防治指南 [J].中华儿科杂志，2016，54（3）：167-81.

[13] 中国医师协会急诊医师分会，中国心胸血管麻醉学会急救与复苏分会.中国急性心力衰竭急诊临床实践指南（2017）[J].中华急诊医学杂志，2017，26（12）：1347-1357.

[14] 袁越.实用小儿心电图学 [M].3 版.北京：人民卫生出版社，2018.

[15] 中华医学会感染病学分会肝衰竭与人工肝学组，中华医学会肝病学分会重型肝病与人工肝学组.肝衰竭诊治指南（2018 年版）[J].临床肝胆病杂志，2019（1）：38-44.

[16] 中华医学会血液学分会血栓与止血学组.弥散性血管内凝血诊断中国专家共识（2017 年版）[J].中华血液学杂志，2017，38（5）：361-363.

[17]Weiss SL，Peters MJ，Alhazzani W，et al.Surviving Sepsis Campaign International Guidelines for the Management of Septic Shock and Sepsis-Associated Organ Dysfunction in Children[J].Pediatr Crit Care Med，2020，21（2）:52-106.

[18] 中华医学会儿科学分会内分泌遗传代谢学组，《中华儿科杂志》编辑委员会.儿童糖尿病酮症酸中毒诊疗指南（2009 年版）[J].中华儿科杂志，2009，47（6）：421-425.

[19] 钱素云.小儿急性中毒的特点和诊治进展 [J].中国小儿急救医学，2010，17（4）：289-291.

[20]Franklin RC，Peden AE，Hamilton EB，et al.The burden of unintentional drowning：global，regional and national estimates of mortality from the Global Burden of Disease 2017 Study[J]. injury prevention，2020，26（10）：83-95.

[21] 中华医学会烧伤外科学分会，中国医师协会烧伤科医师分会 . 烧伤康复治疗指南（2013 版）[J]. 中华烧伤杂志，2013，29（6）.

[22] 世界卫生组织 .2014 年全球暴力预防状况报告 [M]. 北京：人民卫生出版社，2017.

[23]Kramer RE，Lin T，Manfredi，et al.GManagement of ingested foreign bodies in children：a clinical report of the NASPGHAN Endoscopy Committee[J].J Pediatr Gastroenterol Nutr，2015，60（4）：562-574.

[24]Megan M.Tschudy,Kristin M.Arcara. 约翰·霍普金斯儿科手册（19 版）[M]. 申昆玲译 . 北京：科学出版社，2017.